U0383540

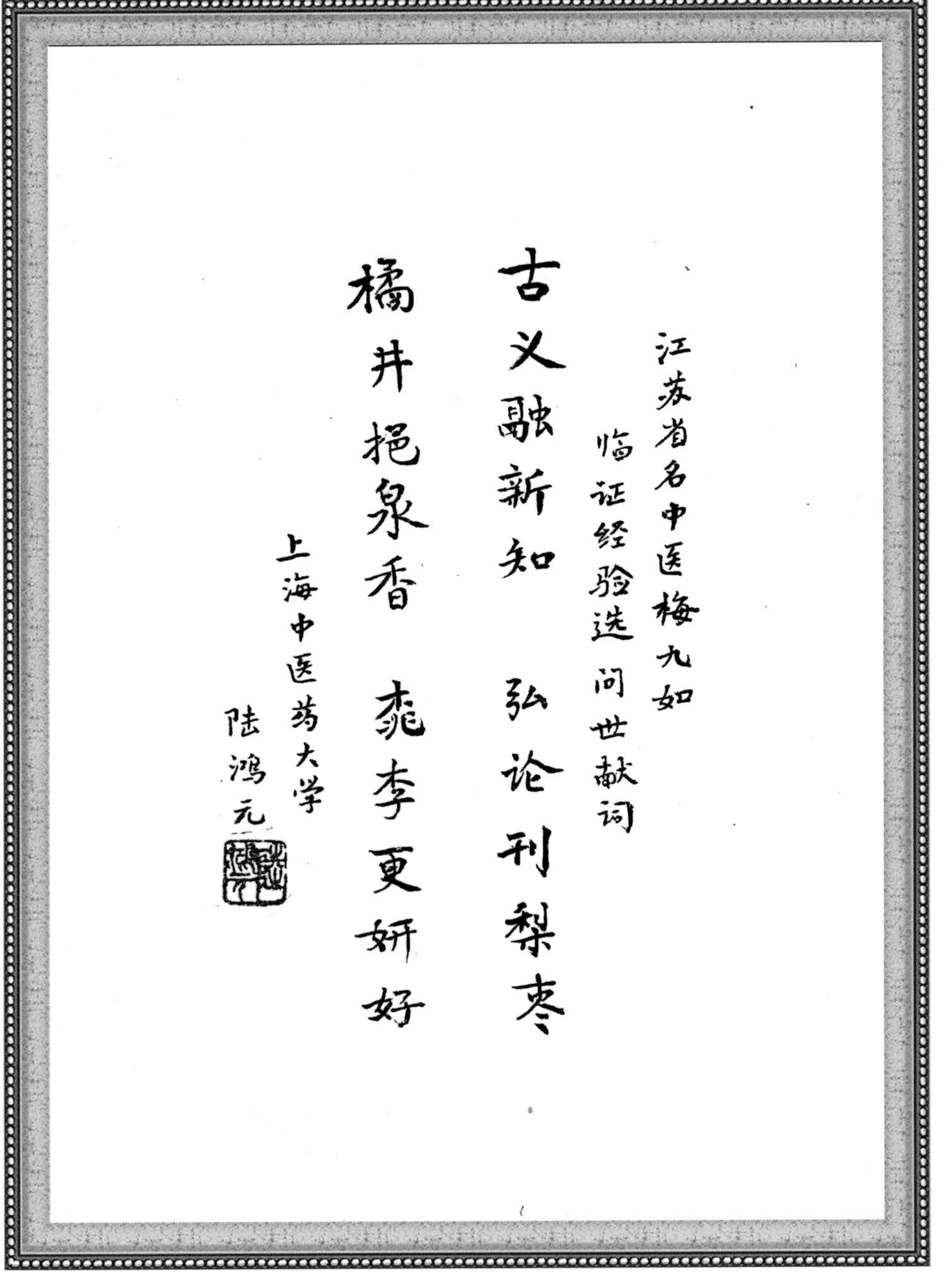

陆鸿元教授题词

（上海市名中医，上海中医药大学中医文献研究所研究员，主任医师）

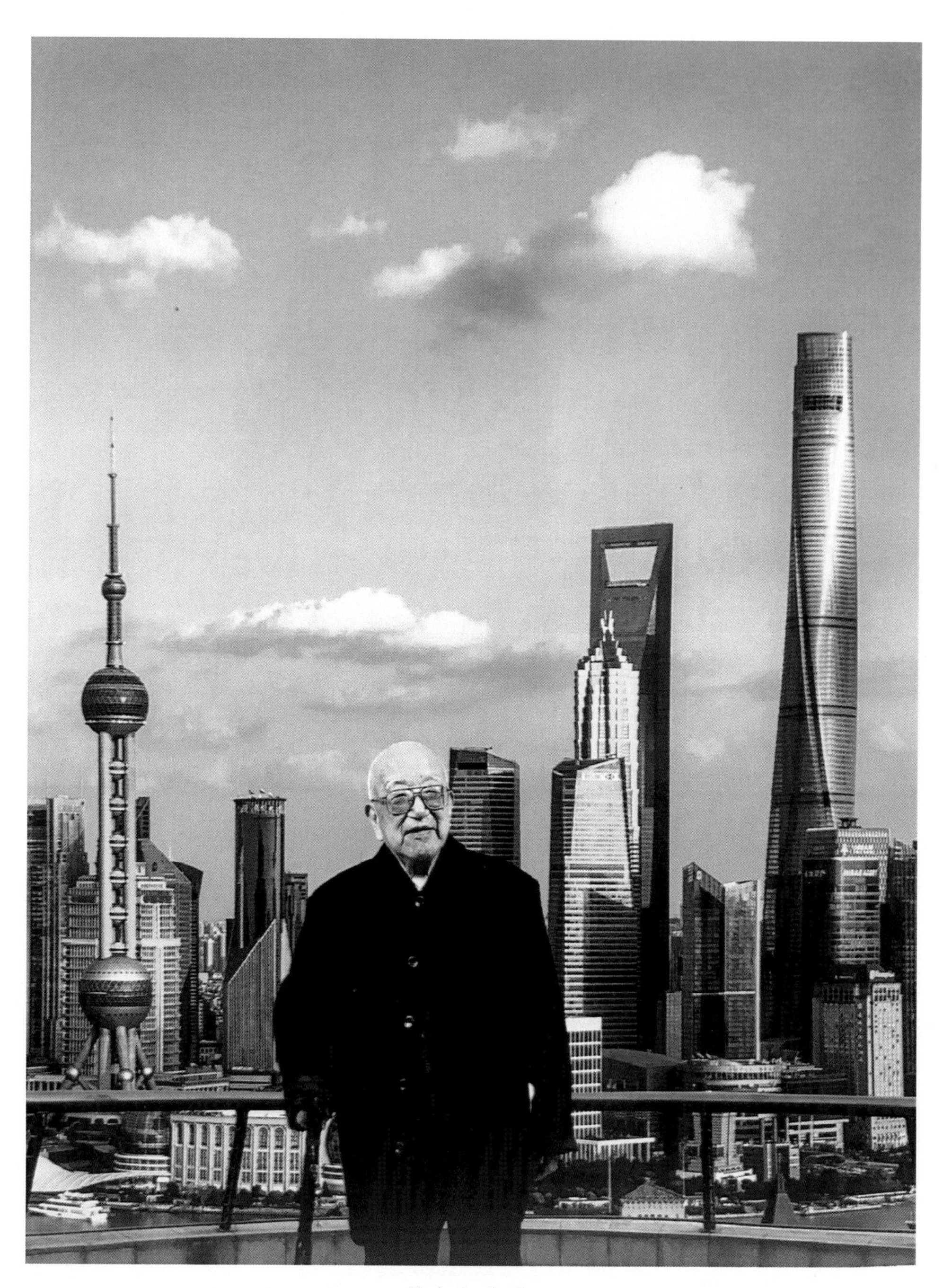

梅九如先生

（摄于2018年11月）

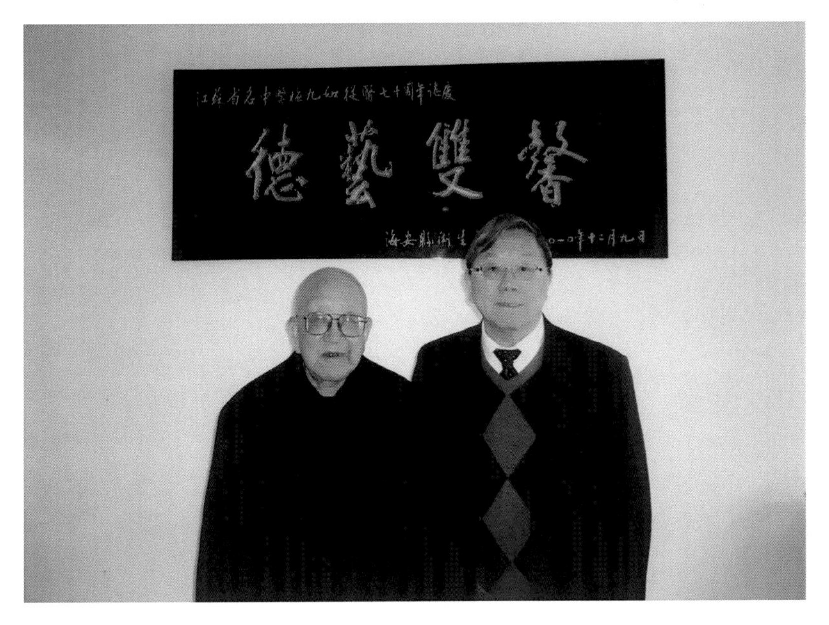

梅九如先生与上海中医药大学施杞教授（右一）合影

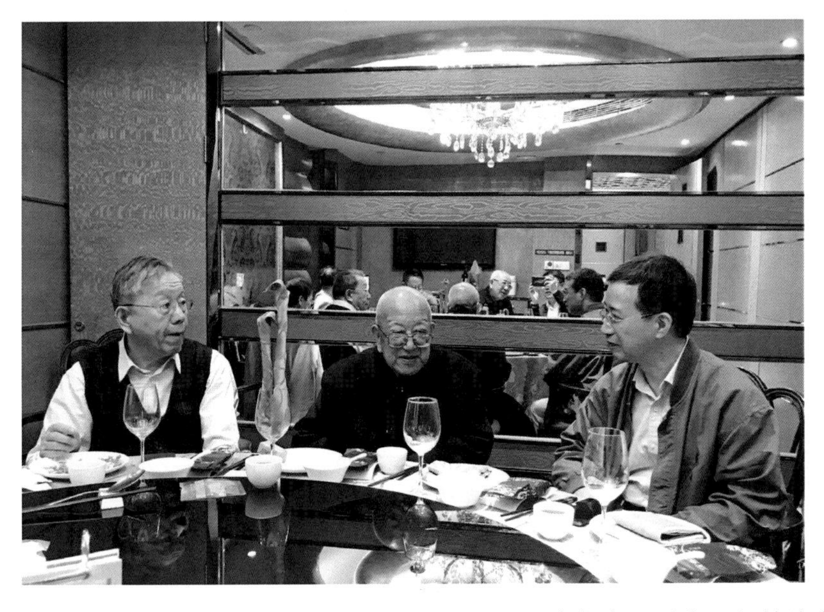

2018 年 10 月，梅九如先生与施杞教授（左一）、陈龙先生（右一）笑谈家常

（施杞教授曾任上海市卫生局副局长、上海中医药大学校长；陈龙先生现任上海市科技党委副书记。施教授祖父施少秋先生、陈书记祖父陈尔山先生均为梅九如先生授业恩师）

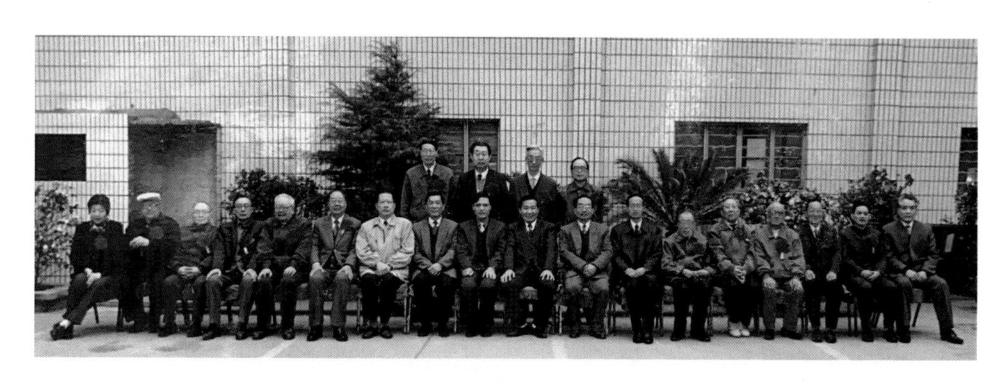

1994 年梅九如先生（右四）等荣获“江苏省名中医”称号时合影

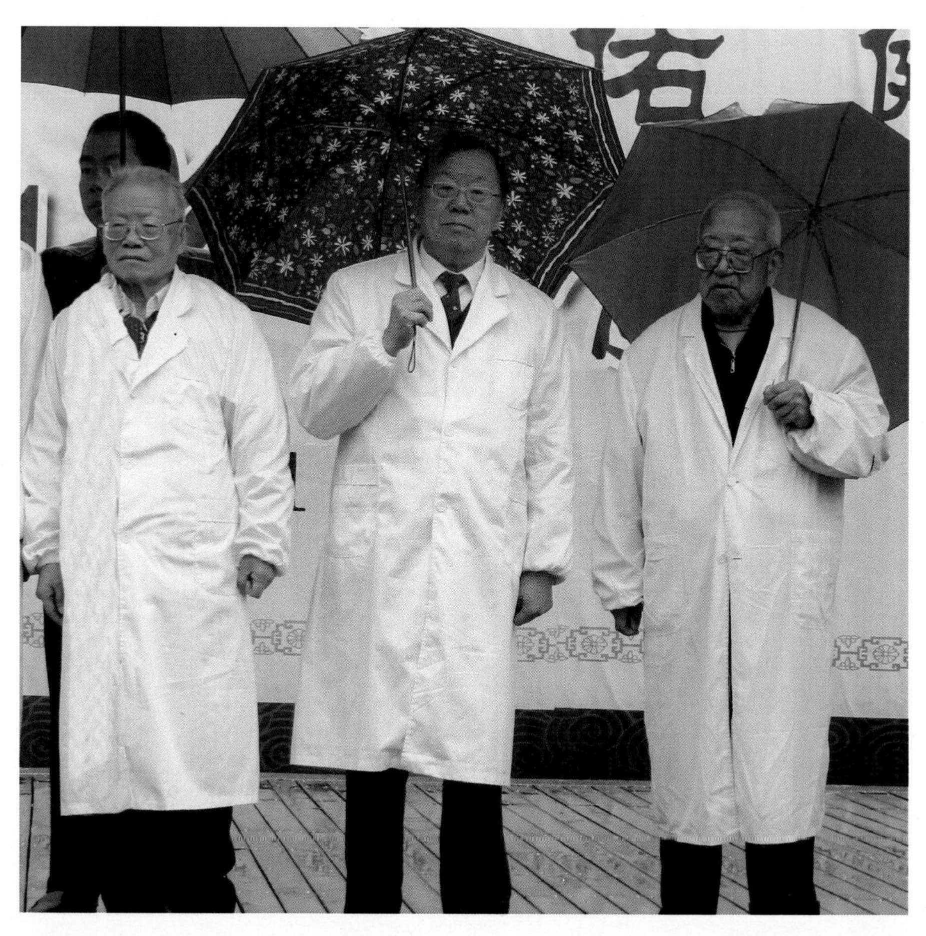

梅九如先生与上海市名中医施杞（左二）、陆鸿元（左一）参加义诊活动留影

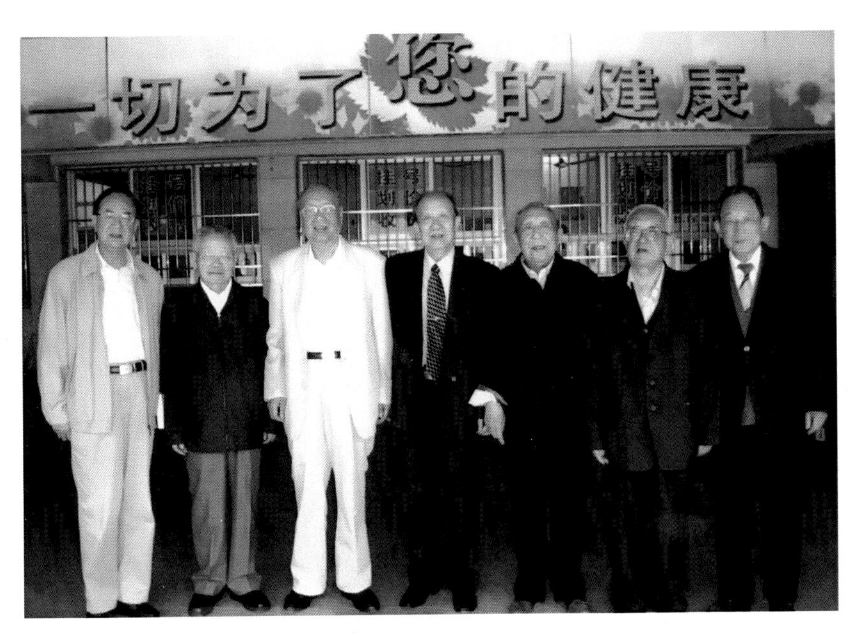

梅九如先生与沪通两地名中医合影

（左起：马贵同、陆鸿元、朱良春、王翘楚、王益谦、梅九如、陈趾麟）

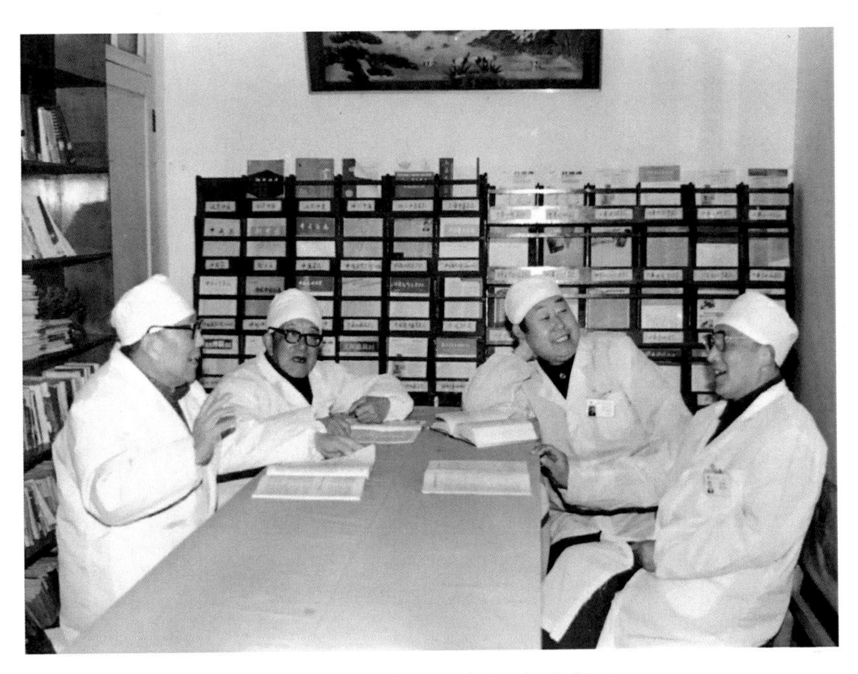

海安市中医院“四老”交流学术

（左起：江苏省名中医王益谦、梅九如、夏治平、陈趾麟）

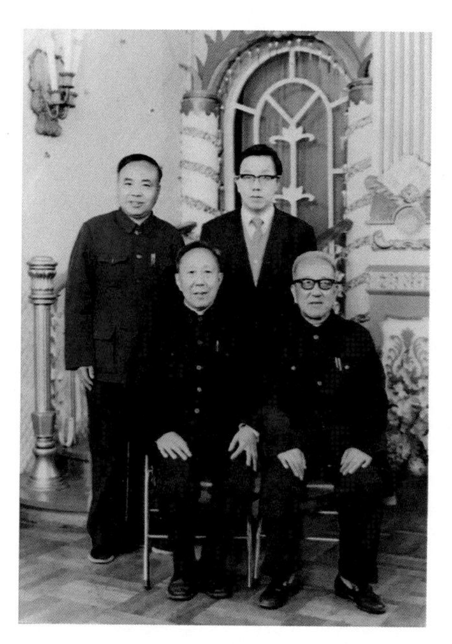

梅九如先生与同道王益谦（前排左一）、章发勤（后排左一）拜访施杞教授（后排右一）

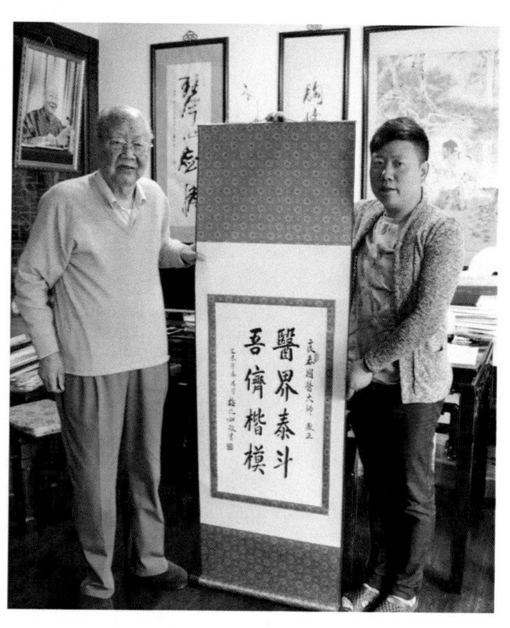

梅九如先生亲笔撰句书贺南通朱良春教授荣获首届“国医大师”称号

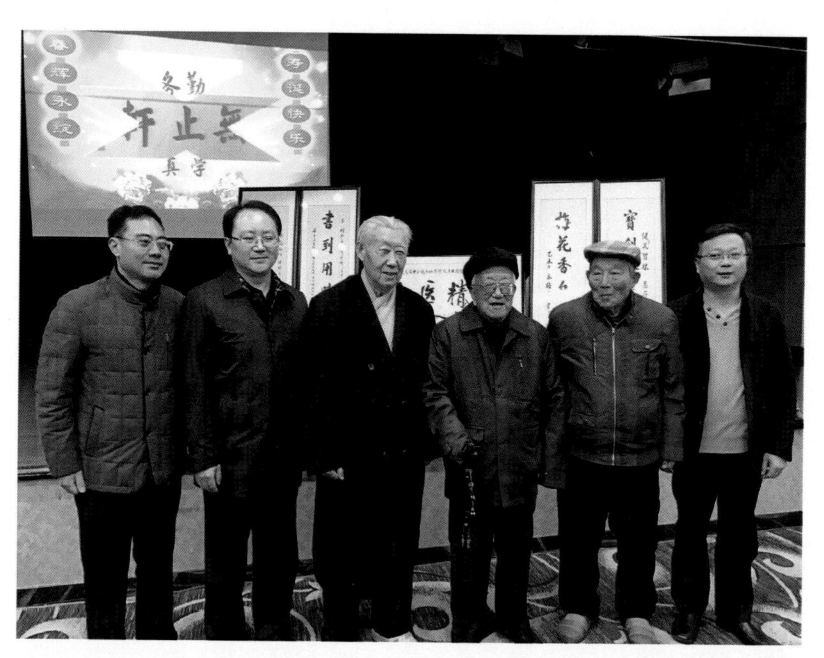

2016 年 12 月 9 日海安市中医院领导及省名中医向梅九如先生拜寿

（左起：刘为民、朱时林、夏治平、梅九如、陈趾麟、季瑜）

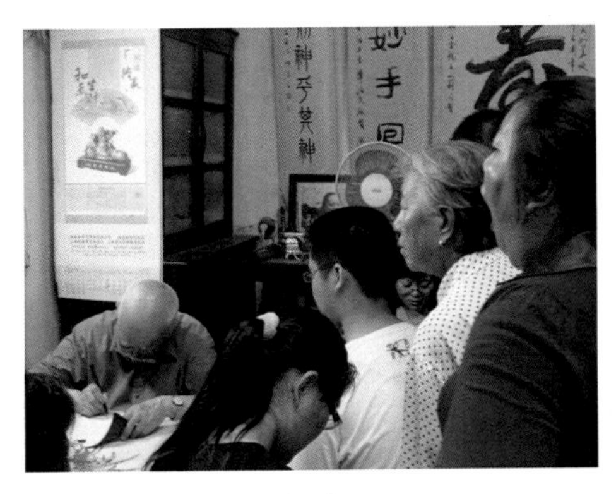

义诊

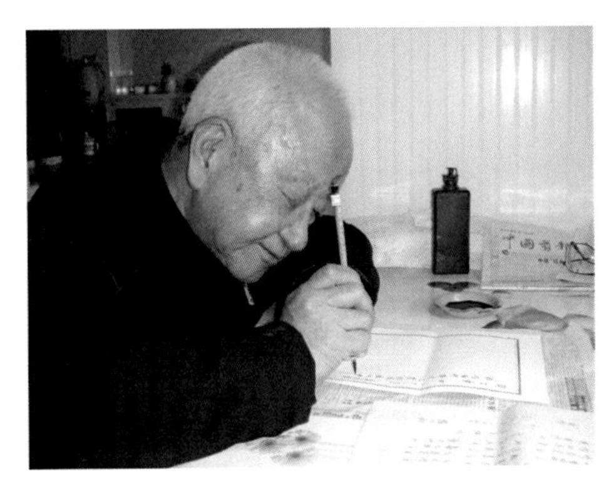

挥毫处方

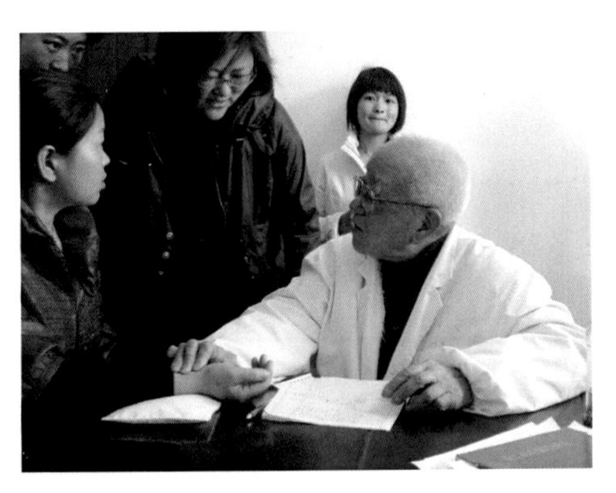

门诊留影（一）

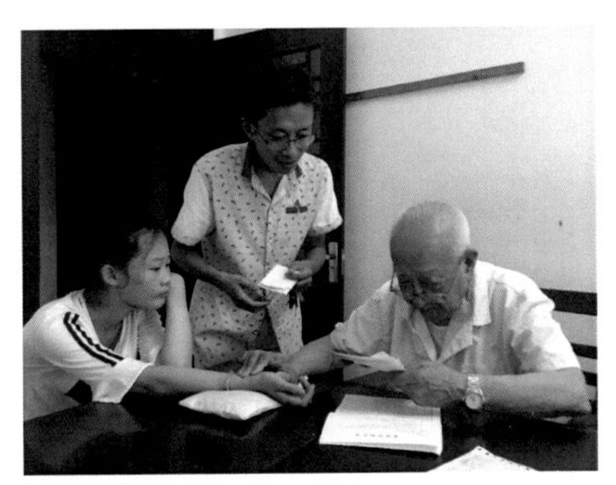

门诊留影（二）

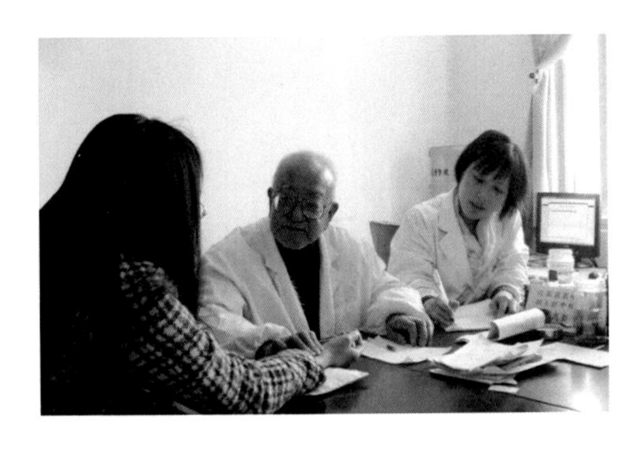

学生王珺侍诊

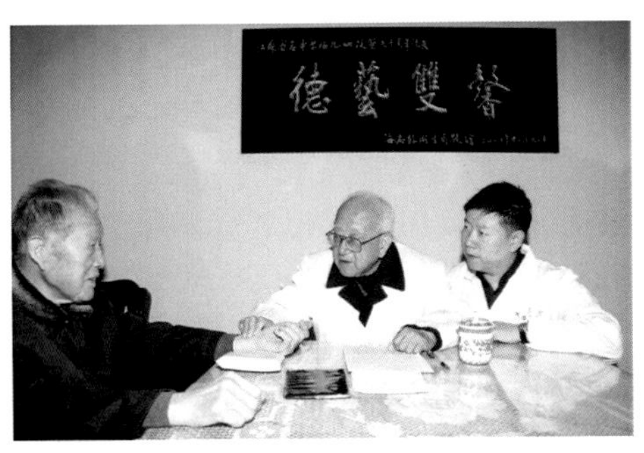

学生刘华骅侍诊

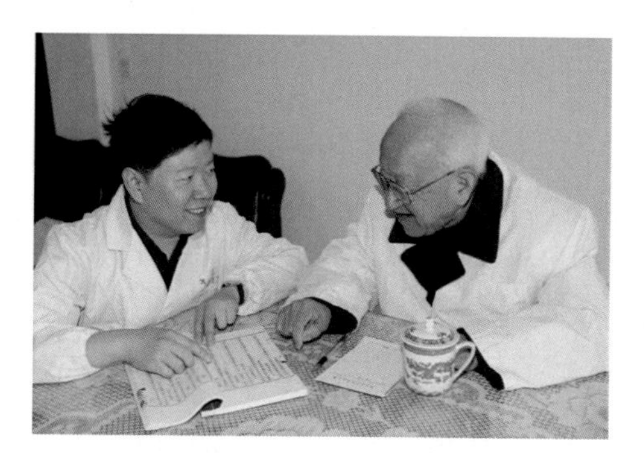

梅九如先生指导学生刘华骅研读
中医古籍

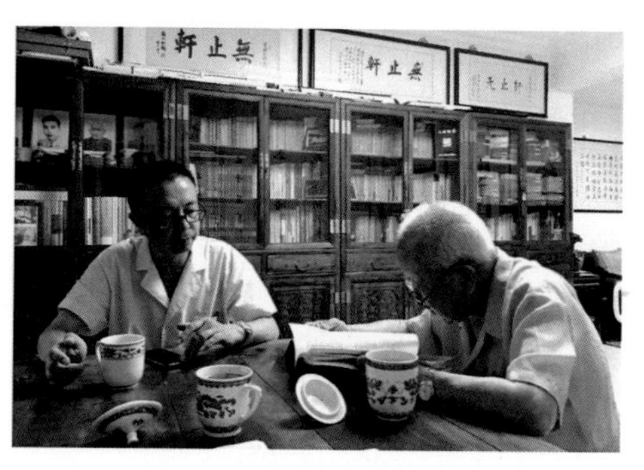

梅九如先生指导学生曹健副教授研读
中医经典

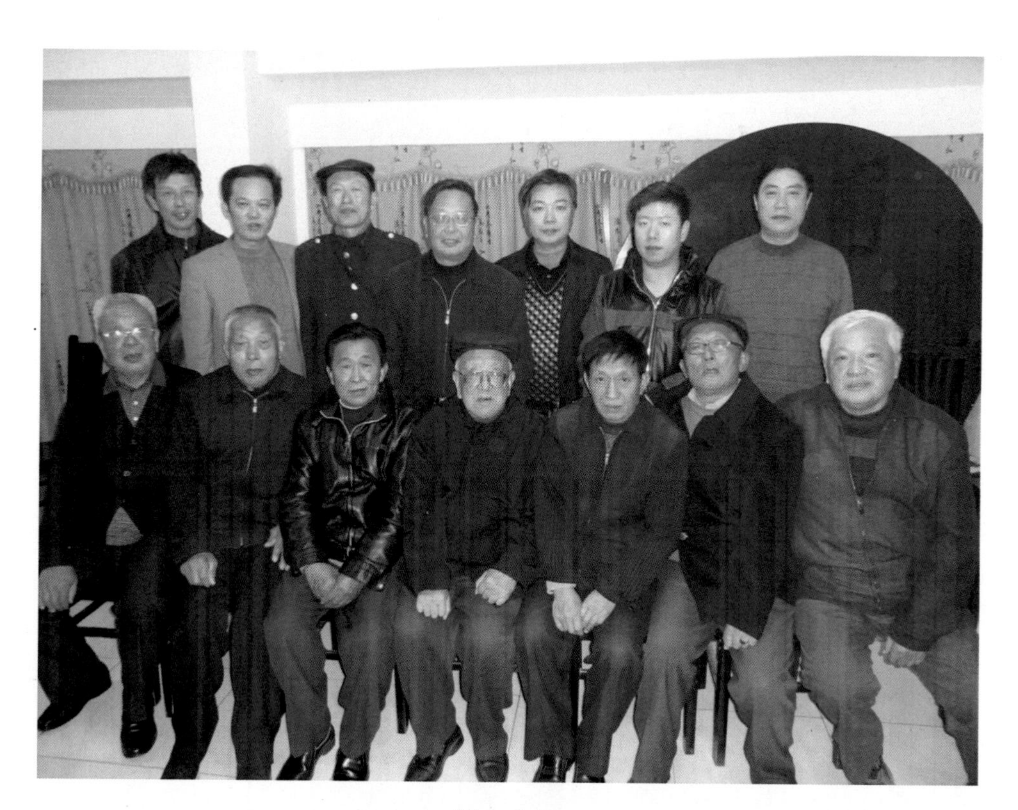

师生合影

（前排左起梅周元、缪祖义、吕正富、梅九如、马世钰、黄龙根、赵正德，
后排左起梅周年、王建民、陈安定、梅周凯、周世春、刘华骅、吴启年）

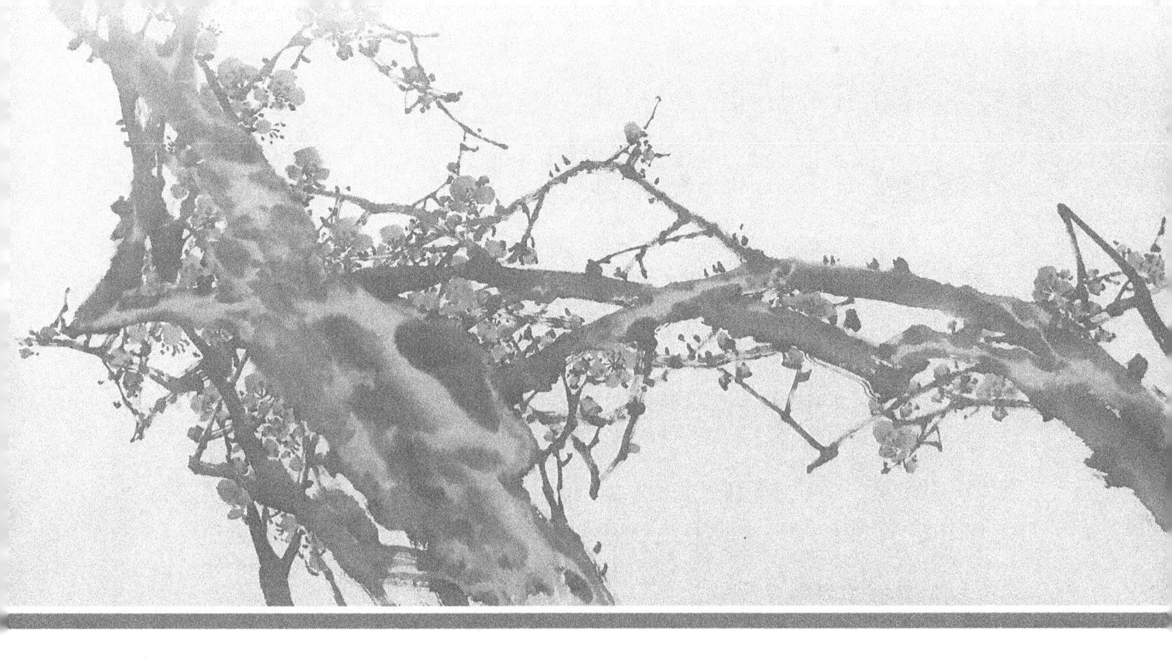

江苏省名中医梅九如临证经验选

梅九如　刘华骅　曹　健　主编

科学出版社

北　京

内 容 简 介

江苏省名中医梅九如先生从医80年，虽已99岁高龄，现仍坚持每周3天门诊。临床擅长内科、妇科疾病，主张辨证与辨病相结合，经方与时方化裁运用，有深厚的中医药学理论基础和丰富的临床经验，尤其对中医妇科经带病（子宫肌瘤、附件囊肿、盆腔炎、痛经、不孕症等）、肝经郁热证（更年期综合征等）有独特见解。他善于运用理气法阐述病机，应变创立新方，解决了不少疑难重症。

全书共分四部分，第一部分为梅九如先生临床医案，涵括女性月经病、带下病、内科杂病等，以及梅九如先生的特色膏方医案。第二部分为梅九如先生近40年的医话。第三部分为学术传承，主要是部分弟子总结梅老的临床经验及跟师体会。第四部分选部分社会人士对梅九如先生的访谈录。最后还有附图，主要是各界友朋所赠书画留影，以及梅九如先生近年来的书法作品留影。

本书可供中医内科、妇科临床医师及相关专业医学生参考使用。

图书在版编目（CIP）数据

江苏省名中医梅九如临证经验选 / 梅九如，刘华骅，曹健主编. —北京：科学出版社，2019.9
ISBN 978-7-03-062326-3

Ⅰ. ①江… Ⅱ. ①梅… ②刘… ③曹… Ⅲ. ①中医临床—经验—中国—现代 Ⅳ. ①R249.7

中国版本图书馆CIP数据核字（2019）第198234号

责任编辑：陆纯燕 / 责任校对：谭宏宇
责任印制：黄晓鸣 / 封面设计：殷 靓

科学出版社 出版
北京东黄城根北街16号
邮政编码：100717
http://www.sciencep.com
南京展望文化发展有限公司排版
广东虎彩云印刷有限公司印刷
科学出版社发行 各地新华书店经销

*

2019年9月第 一 版 开本：B5（720×1000）
2021年2月第二次印刷 印张：13 1/4 插页：8
字数：230 000

定价：80.00元

（如有印装质量问题，我社负责调换）

编辑委员会

主编 梅九如 刘华骅 曹 健

顾问 唐秀涛

编委 （按姓氏笔画排序）

马世钰 王 珺 王建民
刘华骅 赵正德 梅 莉
梅九如 梅周元 曹 健

梅九如简介

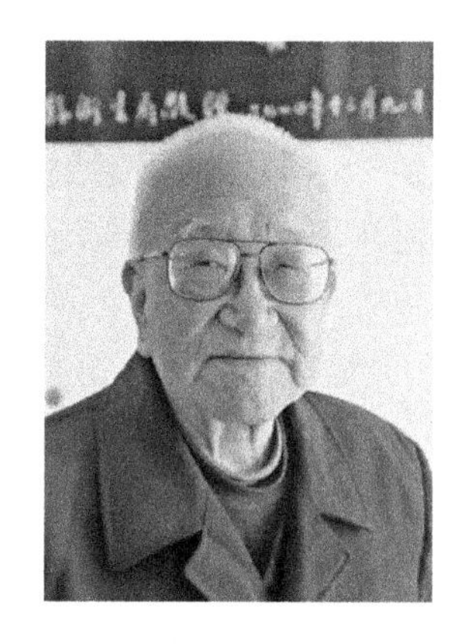

梅九如，男，1921 年 12 月出生于江苏省海安县(2018 年更名为海安市)海安镇。1926 年起在父亲私塾读书 8 年。1933 年师从海安名医施少秋先生学习中医内科、妇科 5 年。1938 年在家开业行医，同年又拜陈尔山先生学习中医外科 3 年。1941 年在家开业行医。1956 年参加组建海安镇卫生院，任副院长。1958 年至南京中医学院师资训练班学习。1959 年毕业后，调海安县人民医院(2018 年更名为海安市人民医院)中医科工作。1983 年调海安县中医院工作，为中医内科副主任医师。1982 年当选县人民代表大会代表；1983 年当选南通市人民代表大会代表，同年当选为南通市第八届人民代表大会常务委员，南通市中医学会理事。还曾任海安县第五、六届政协副主席。

梅九如从医 80 年，擅长中医内科、妇科，有深厚的中医药学理论基础和丰富的临床经验。他主张辨证与辨病相结合，基础理论与临床经验相结合，经方与时方化裁运用。他主治中医内、妇科疑难杂症，诊治肝硬化、胃病、肾病、温热病、妇科病等均有卓效，尤其对中医妇科经带病(子宫肌瘤、附件囊肿、盆腔炎、痛经、不孕症、带下病等)、肝经郁热证(更年期综合征等)有独特见解。他善于运用理气法阐述病机，应变创立新方，解决了不少疑难重症。在临床上梅九如善于从实践中不断总结，如用活血化瘀法治疗久治不愈之崩漏，以清肝疏肝理气法治疗免疫性不孕等疑难杂症卓有成效，深受患者及社会各界的信任和尊重。

长期以来，梅九如勤于笔耕，曾在全国、省级刊物发表论文 45 篇，其中 5 篇获南通市优秀论文奖，如《肝经郁热证的辨证施治》1985 年刊登于《中医杂志》；《大柴胡汤临床运用的体会》1985 年刊登于《江苏中医药》；《自汗、盗汗辨证施治》1986 年刊登于《江苏中医药》；《运用理气法诊治失眠经验简介》1987 年刊登于《上海中医药》等。近年来，自创的“消坎汤”治疗盆腔炎成效卓著，2013 年 8 月刊登于《中国中医药报》“名医名方”专版。研制的“清肝抑冲汤”2014 年被

《江苏中医药》第1期“名医长廊”专版介绍。

梅九如德艺双馨，声誉卓著，乃杏林楷模，海陵泰斗。2013年3月《海安画报》以“良医入世良相心”为题，介绍了他的典型事迹。1982年12月被评为江苏省卫生先进工作者。1994年被江苏省卫生厅、省中医药管理局授予“江苏省名中医”称号。1996年录入《中国当代医药名人》《中国专家学者辞典》。

梅九如在任职期间，为了海安城市建设及古迹保存，与韩忠义同志向省政府要求拨款，拓宽了中坝南路、修复了韩紫石故居及紫公墓。他积极参与筹备和兴办海安县中医院的工作，得到当时杨振东县委书记的批准，按计划如期完成。他积极组织县政协医疗卫生组，每季度下乡巡回义诊，诊治贫困地区的许多疑难病症。他关心老区人民的贫困疾苦，首先向县委县政府提议由老区扶贫促进会主办“三下乡”活动，受到县领导重视。在南通市海安县首先开展的送医下乡活动，为老区患者真诚服务，受到南通市委、市政府表彰。在1982年他受聘兼任南通市中医大专班教学，讲授内、妇科全部课程。为了弘扬发展祖国医学，培养中医接班人，他毫无保留地将宝贵的临床经验传授给学生，历年来带教见习生、实习生、进修生等，先后达百余人，大多成为基层医疗机构骨干，其中十多人已晋升中医高级职称。1999年他受聘当地的老年大学，讲授卫生保健课两个学期。2009年海安县中医院成立中医药研究会，被聘为顾问。他退休后不忘初心，接受返聘，仍在海安县中医院出专家门诊，每周3次，至今坚持勤奋工作，为广大患者服务。

梅九如从医80年，数十年如一日，勤奋工作，在临床、教学、科研等方面，以身作则，身体力行，为弘扬和传承中医药学，为海安中医药事业，作出了卓越的贡献。

（唐秀涛　整理）

施序

梅九如先生乃江苏省名中医，海内外知名中医大家，余之前辈，素为敬重。先生幼承庭训，熟诵蒙学经书，1933年师承家祖父施少秋公，攻读岐黄，侍诊于侧，耳濡目染，尽得薪传。余祖籍江苏省东台市安丰镇，施氏虽为望族，但家业中衰，祖父遂以"不为良相便为良医"之训，砥砺前行，继承医药家传，深谙三坟五典，精研内难伤寒温病，医文融通，立门入道。后移居海安，悬壶济世。海陵濒江临海，沃野万顷，斯谓人杰地灵，于民国抗战之前市井繁荣，商肆物茂，不乏殷实人家，对医药之需求日增，家祖父以行医兼药业，求治者甚众，名闻遐迩。适时九如先生年少志鸿，立雪门下，孜孜以求，焚膏油以继晷，恒兀兀以穷年，每有感悟，必穷原竟委，寻坠绪之茫茫，独旁搜而远绍。其勤奋与聪慧，深得家祖父赏识，赞许有加，遂以数十年之临证经验与学术心典和盘相托。诚所谓医道肇于上古，经论著于往圣，治医设官始于周，良医生生之道达于天下后世，薪火相传，一代名医脱颖而出。

梅九如先生从医已八十载矣，有感中医药学之博大精深，殚精举业，究心经典，功于临床，以内、妇科擅长，执守十三科一理贯之，倡导整体观，辨证与辨病相结合，强调临诊当从天地人阴阳合一处入手，在无形中求之，乃阴阳造化之气，天地人物莫不由之，用之合法，祛病延年，相得益彰。医乃仁术，为身心性命之学，先生念兹在兹，毕生穷尽，每当临床诊病必精察声色，细辨脉理，神存心手之际，意析毫芒之里，虽有泰山崩前，麋鹿兴左，依然心专志一，遂有越人彻视腑脏，洞达膏肓之能，判析病证若网在纲，才智过人，逢疑难疾病皆能妙手回春。读经典做临床乃练就医术之根本。有云："看方三年，无病可治，治病三年，无药可疗。"又曰："世无难治之病，有不善治之医；药无难代之品，有不善代之人。"先生一生治病救人无数，经验宏富，有感于推动中医药事业继承弘扬发展的历史责任和时代使命，乃指导其弟子编就《江苏省名中医梅九如临证经验选》，将先生毕生究研经典之心得与临诊愈病之经验菁华汇集一册，隶分医案、医话、学术传承、访谈录、附录，宏章巨制，于医理补前人之偏而会其全，于医术聚临诊之散而敛于约，深究玄理，广集旧闻，汲取新知，爬罗剔抉，刮垢磨光，诚示"愚者千虑，必有一得”之教化，用心良苦，撰成此帙，可敬可颂。

先生耄耋之年，岁在十秩之寿，精神矍铄，德高望重，昔王安石有《孤桐》诗曰：“天质自森森，孤高几百寻。凌霄不屈己，得地本虚心。岁老根弥壮，阳骄叶更阴。明时思解愠，愿斫五弦琴。”正是先生谦恭为人、乐施好善之写照。继往开来，先生桃李满园，刘华骅医生、曹健医生偕众弟子均为中医新秀，秉承先生医德医术，活法圆通，名传海陵，造福一方。

二十世纪五十年代家祖父尚在世时有交谈每每赞扬九如先生天资聪明，勤奋治学，勉为学习榜样，当时余刚入上海中医学院初涉中医，体验不深，嗣后随着阅历增长，临床深入方感到先生“千里之行始于足下”，数十年如一日，卷不释手，笔耕不辍，视病家为亲人之仁德仁术难能可贵，《江苏省名中医梅九如临证经验选》也正是先生行医为人历程之缩影，嗟夫，高山仰止，景行行止！余捧读之，油然感慨，诚“远上寒山石径斜，白云生处有人家。停车坐爱枫林晚，霜叶红于二月花”。值此剞劂面世，欣以为序。

施　杞

2019 年 5 月

全国第二至六批老中医药专家学术经验继承指导老师

上海市名中医

首届全国中医药高等学校教学名师

上海中医药大学终身教授、博士生导师、博士后指导老师、专家委员会主任委员

曾任上海市卫生局副局长，上海中医药大学校长

夏 序

戊戌岁暮，欣闻《江苏省名中医梅九如临证经验选》一书即将付梓刊行，我有幸拜读，先睹为快。梅老幼承庭训，素怀不为良相则为良医之愿，自幼从父海秋公研读诗文，兼习医书。稍长，即拜当地名医施少秋、陈尔山两位先生为师攻读中医内、妇科等，学成悬壶故里，造福桑梓，迄今已八十年。梅老博采众家之长，尤在妇科临证中独树一帜，屡建奇效，而今已九十九岁高龄，老而弥坚，坚持临诊，仍然奋斗在临床一线，不忘初心，志在传承。本集所选内容涵盖内科、妇科，是梅老行医八十年之经验总结，真是荟萃其大成。

我与梅老相识六十年，常与之谈医论道，获益良多。我长期从事针灸科和男科，故遇妇科疾患者常荐请梅老治疗。梅老诊治疾病，主张辨证与辨病相结合，衷中参西，西为中用，善于以"同病异治、异病同治"理论指导临床实践，审证求因，经方与时方化裁运用。经验选中特出者为其诊治妇人之经验，月经不调、崩漏、带下、不孕、绝经前后诸病，匠心独运，脏腑辨证，首重肝脾，强调妇人以气血为本。调理冲任带脉，疏肝理气为先，以通为用。闭则不专攻伐，崩则不尚固涩。至于内科之心得，如咳嗽哮喘、脾胃肝胆，肢体经络疾病，亦能应付自如，拟方用药，平中有奇，看似平平淡淡，每每药到病除。观梅老于逍遥散、越鞠丸、五磨饮子、柴胡疏肝散等之灵活运用，自创"消坎汤""清渠饮""清肝抑冲汤"等，加减有序，揆度有法，亦足尽其变。

本书之问世，当能为继承与推广梅老学术经验更上层楼，故乐为之序。

夏治平

2019 年 1 月

全国老中医药专家学术经验继承工作指导老师

江苏省名中医

南京中医药大学博士生导师

享受国务院特殊津贴

老而弥坚有所为（自序）

回眸书香家教岁月，对我人生观的形成有着潜移默化的作用。父亲通晓四书五经，创立私塾启蒙幼童，课徒之余，既诵读诗文又研习医籍。我亦随父习之，从而知医者治病救人，善莫大焉。加之，我生于民不聊生时期，亲睹黎民百姓贫病交加，时生怜悯之心，遂志为良医，悬壶济世，乃成初心。

我少年时代拜海安名医施少秋为师，笃志潜心研习岐黄之术。施少秋先生精通内科、妇科，兼从药业，治学严谨，名闻遐迩。我跟师熟读中医经典，侍诊抄方，心无旁骛。出师后又拜中医前辈陈尔山研修中医外科，先后历经六年的艰苦磨砺方始从医生涯。斗转星移，时光易逝。服务百姓，守护健康，迄今已八十个春秋。

古人云："医无医德，不堪为医。"我亦笃信，作为医生必须具有高尚的医德，才能对患者充满爱心，而对患者仁爱则是医德的核心，故医德乃医生立身之本。长期以来，我坚持加强医德修养，时刻提醒自己保持清正的医风，坚持以圣洁的心灵行医，不开大处方，不滥做检查，不以医谋财，医患关系和谐，从未发生医患纠纷，更无医疗事故。作为一名医生，我时刻想到患者以生命相托，人命关天，非同儿戏，应当尽心尽力为之解除疾苦，而不能攫取个人利益，绝不能收取不义之财。

所谓"大医精诚"，除了对患者有足够的爱心和细心，还必须有高超的医术。如没有有效的治疗方案，空谈患者至上也是无济于事。作为医生肩负着患者的生命安危，事关患者全家人的幸福，为医者责任特别重大。为了提高医疗水平，我又于 1958 年考进南京中医学院师资训练班，通过继续学习，增长才干，提升中医药专业知识和诊治水平，并矢志以教我之大师为楷模，做一名名副其实的良医。

作为一名医生，我以一技之长服务患者，守护百姓健康，做出了些许成绩，荣获"江苏省名中医"之称。先后被选为县人民代表大会代表、县政协委员、南通市人民代表大会常务委员，并担任过县第五、六届政协副主席，此番恩情终生难忘，我时刻勉励自己要不断进取，奉献不止。

担任县政协副主席期间，我坚持以坦诚的态度与同志们合作共事，履行"政治协商、民主监督"的职责。我多次组织县政协医疗卫生组进行视察调查，深入基层搞讲座，宣传爱国卫生知识。大力开展“三下乡”活动，登门为农民兄弟义诊，足迹遍及海边老坝港和沙岗、仇湖水乡等边远地区，诊治乡村患者的常见病和疑难杂症，“三下乡”活动为南通市首创，受到社会各界的好评。

古稀之年，我办理了退休手续，本来可以安享晚年之福。但我深怀一颗老骥伏枥的壮心，为了发挥余热，毅然接受医院返聘，迄今仍在海安市中医院名医堂上班，仍然一丝不苟地为患者精心诊治，以辨证与辨病相结合开好每一张处方，时常加班，很晚方能回家。即使休假在家，寻医问治者亦是接踵而至，出于医生的使命担当，总是不厌其烦热忱服务。

看病之余，我一直不辞辛劳，尽量参与一些社会活动。应邀到海安老年大学为离退休老干部讲授保健知识。每届春季，我心系中老年慢性病患者，据其证候特点和身体情况，拟配时令防治膏方，为其健康真诚服务。

此外，我还挤时间撰写临床诊治撷萃，撰写一些具有特色创新的医学论文、医案医话等，并在省和全国级的医学报刊上发表六十余篇（早年部分论文已遗失），亦多次参加国内外的中医药学术经验交流会。在政协会议、医疗卫生界，我一向广交良朋挚友，与上海中医药大学原校长施杞和原南通市政协副主席朱良春等均有深交，不时切磋医术，从中汲取教益应用于临床。

我之所以能有今天这样的成就，完全是在党的教导与培养下，在学术上深受施少秋、陈尔山二位老师的教诲，二老待我师恩如山，情深似海，我平时也能勤奋好学，乐于结交前辈同道，良朋益友，相互交流探讨，理论联系实践。

不忘初心，没有继承就没有创新，作为一名老医生，传承国粹，亦是我之使命担当，义不容辞。多年来，我甘为人梯，年年带教进修生、实习生和本院年轻医生，在传帮带工作中，我倾囊相授，毫不保守，先后带教百余人，大多成为各医疗机构的骨干。

至于总结临证经验，汇编成册乃我多年夙愿，但因自己年近期颐，精力不济，未能早日如愿。幸得多位弟子及良朋挚友鼎力相助，方能了却此愿。其中，刘华骅、曹健等倾心尽力，成年编写医案。特别是 2018 年炎夏酷暑，《海陵中医》编辑唐秀涛不辞恳请，忙中抽暇，整理梅九如简介，校正文句标点，辛劳之至，深表谢忱！

梅九如
2018 年 9 月

目 录

第一章 医 案

第一节 月经病

一、月经先期

月经先期，多指周期提前七天以上，甚至十余天一行者，亦称“经期超前”“经行先期”“经早”。如提前三五天，且无明显的其他症状，则属正常范围；或偶尔超前一次，亦不作月经先期病论。《景岳全书·妇人规》说：“所谓经早者，当以每月大概论……勿以素多不调，而偶见先期为早。”历代医籍中，其与月经后期、月经先后不定期、经期延长、月经过多、月经过少等，均属月经不调的范畴。

本病的病因病机，多以气虚与血热论治。概认为，气能摄血，气虚则统摄无权，冲任失调，血热则流行散溢，以致血海不宁，皆可致月经提前而至。梅老认为，本病气虚所致固然不少，血热亦常见，但其病因，绝非一端，多为复杂错综，多为血热、气虚、肝郁、血瘀等交错而行，各自略有偏重而已。现代社会，饮食失节，劳神过度，思虑紧张，皆可损伤脾气，耗伤心血，而过食肥甘辛燥助阳之品，热流冲任，迫血下行，或社会节奏加快，精神压力增大，气郁血瘀，也是导致本病发生的根本原因。要使治疗无误，梅老认为首先需要诊察之所属，辨证其轻重，而理清疾病发生的根本所在，是辨证及取得远期疗效的关键问题。

每一证型都有各自共同的症状，即月经先期以外，各自有着所特有的临床表现，如血分有实热者，量多色深红；虚热者，经量少色鲜红；气滞者有胸腹乳胁胀痛；气虚者经色淡红神倦；血瘀者腹痛经色暗有瘀块。梅老认为，实践之中，单独出现者少，往往有不同病理同时存在，这需分清主次，根据轻重分而治之。正如《景岳全书·妇人规》中所谓“先期而至者，虽曰有火，若虚而挟火，则所重者在虚，当养营安血为主”。

梅老还认为，治疗月经先期当分清标本缓急，权衡病势轻重，随机灵活用药。不少月经先期者，病势较急，甚者经血沿腿下流，此时应当如治血崩一样，采取止血塞流治标之法，断其红而护其阴为急。梅老对此类变证情况，每善于一方之中，既以求本"澄源"为主导，又寓"塞流"夺标化险情。断红护阴，常用"牛角腮、鹿角霜、藕节、地榆、煅龙骨"等，标本兼治，以求速效。

梅老主张，要求其远期疗效还需从肝、脾、肾入手，盖女子以肝为先天，且又善忿多忧，抑郁良多，故治疗当以肝为主，多以疏肝顺气。经期为气血所化，脾胃者气血生化之源，故养血益气时，不忘健脾。肾者，先天之本，藏精而蛰主封藏，肾气、肾阴与月经关系密切。故调理肝、脾、肾，是取得远期疗效的关键。

案1 陈某，女，42岁。

【初诊】 2014年3月18日，月经先期1年。以往周期尚可，但近一年来，常20天一行，量色可，无明显瘀块，3天净，来潮前见胸胀腹痛。近年面部色斑渐多，大便多溏，带下尚可，舌红，苔白偏腻，脉弦细，末次月经3月3日。此乃脾虚肝郁，气滞化火，拟方疏肝理气，解郁调经。

炒柴胡10 g　制香附10 g　炒白术10 g　生麦芽30 g
当归10 g　赤芍15 g　炒枳实10 g　粉甘草6 g
丹参20 g　炒山栀子10 g　茜草15 g　黄芩10 g
生黄芪30 g　女贞子15 g　墨旱莲10 g

【二诊】 2014年4月4日，上方共进十余剂，自觉诸症缓解，月经3月29日来潮，周期约26天，量色可，现已净5天。此乃肝经郁热未清，仍仿上方进治。

炒柴胡10 g　当归10 g　赤芍15 g　粉甘草6 g
丹参20 g　炒山栀子10 g　茯苓15 g　炒枳实10 g
炒白术20 g　制香附10 g　茜草15 g　莪术10 g
乌药10 g　泽泻10 g

上二方调治一月余，月经恢复正常。

案2 周某，女，45岁。

【初诊】 2009年7月26日，月经先期半年。半年来，月经20天一行，量不多，末次月经7月9日，近日似乎有将潮之势。平时自觉手心作烫，口干舌燥，舌红，少苔，脉弦细。此乃肝经郁热，气滞冲任不和，拟方清肝抑冲。

龙胆草 15 g 嫩黄芩 10 g 炒山栀子 10 g 碧玉散(包)15 g
炒柴胡 10 g 当归 10 g 赤芍 20 g 生地黄 15 g
藿香梗 10 g 地骨皮 20 g 厚朴 10 g 知母 10 g
丹皮 10 g 香附 10 g

【二诊】 2009 年 8 月 12 日,进上方,症情缓解。月经 8 月 4 日来潮,现时手心作烫减轻,口干渴已不明显,舌淡红,苔少,脉弦细。此乃肝郁气滞夹湿,仍仿上方调治。

丹皮 10 g 炒山栀子 10 g 香附 10 g 嫩黄芩 10 g
生地黄 15 g 炒柴胡 10 g 当归 10 g 赤芍 20 g
生麦芽 30 g 泽泻 10 g 夏枯草 10 g 黄连 3 g
麦冬 20 g 生薏苡仁 20 g 生甘草 8 g

【三诊】 2009 年 9 月 14 日,进上方半月余,末次月经 9 月 1 日,月经周期基本正常,继以上方加减巩固疗效。

上方,去夏枯草、黄连,加地骨皮 20 g,知母 10 g。

案 3 张某,女,23 岁。

【初诊】 2013 年 6 月 14 日,月经不调 3 个月。诉近三个月来,月经不调,周期常提前 1 周左右,且每次经期也较长,十余天方净。末次已经 6 月 1 日,淋漓至今 10 天仍未净,带下不多,结婚 2 年,生育一子(18 个月),计划近日孕育二胎,舌红,苔白腻,脉弦弱。此乃素有肝经郁热,拟方清肝抑冲。

炒柴胡 10 g 香附 10 g 泽兰 10 g 丹参 20 g
当归 15 g 生白芍 15 g 川芎 10 g 生地黄 15 g
仙鹤草 30 g 女贞子 15 g 墨旱莲 15 g 刘寄奴 15 g
茜草炭 15 g 侧柏叶 10 g 贯众炭 10 g

上方共服 10 剂,血止,停药后,月经周期已复正常,现准备停药怀孕二胎。

案 4 黄某,女,39 岁。

【初诊】 2012 年 5 月 11 日,月经周期提前 1 年。一年来,月经 20 天一行,量中等,7 天净,平时手心作烫,面色少华,盗汗,久立劳累右下腹痛,腰酸,带下偏黄,量不多,纳食可,B 超提示附件囊肿,舌淡,苔薄白,脉细。此乃肝经湿热下注,拟方清肝抑冲。

炒柴胡 10 g 制香附 10 g 炒苍术 10 g 茯苓 15 g

当归 10 g　生白芍 15 g　黄芩 10 g　生地黄 15 g
丹皮 15 g　炒山栀子 10 g　茜草 15 g　碧玉散(包)15 g
生薏苡仁 20 g　败酱草 30 g

【二诊】 2012 年 7 月 1 日,现月经周期提前六七天以上,量少,色可,七八天净,来潮前无明显的经前反应,带下不多,末次月经 6 月 2 日,近日有将潮之势,舌淡红,苔白偏腻,脉弦细。此乃月经先期,功能紊乱。拟方清肝解郁。

炒柴胡 10 g　制香附 10 g　泽兰 10 g　丹参 15 g
当归 15 g　赤芍 20 g　川芎 10 g　熟地黄 15 g
茜草 15 g　桂枝 10 g　茯苓 15 g　桃仁 10 g
炒苍术 10 g　乌药 10 g　沉香(后)3 g

【三诊】 进上方,症情缓解,目前周期已趋正常,原方继进巩固。

案 5 冯某,女,15 岁。

【初诊】 2012 年 8 月 14 日,月经不调 2 年。13 岁初潮,初潮以来,月经周期常有提前,量色可,1 周净,末次月经 7 月 18 日,8 月 1 日军训,淋漓至今十余天仍未净,现时量不多,无腹痛及腰酸,纳食、二便可,舌红,苔白中偏腻,脉弦细数。此乃肝经郁热,迫血妄行无度,拟方清肝抑冲。

仙鹤草 30 g　女贞子 15 g　墨旱莲 15 g　茜草 15 g
牛角腮 30 g　当归 10 g　赤芍 20 g　生地黄 15 g
地榆炭 10 g　侧柏炭 10 g　血余炭 10 g　贯众炭 10 g
丹参 15 g　蒲黄炭 10 g　藕节炭 15 g

【二诊】 2012 年 8 月 18 日,上方 3 剂后血止。此乃素有肝经郁热,拟方清肝抑冲。

炒柴胡 10 g　香附 10 g　泽兰 10 g　丹皮 10 g
当归 15 g　赤芍 20 g　川芎 10 g　生地黄 15 g
仙鹤草 30 g　女贞子 15 g　墨旱莲 15 g　刘寄奴 15 g
茜草 15 g　侧柏叶 10 g　贯众炭 10 g

上二方反复加减三十余剂,月经逐渐恢复正常。

案 6 谢某,女,31 岁。

【初诊】 2012 年 6 月 30 日,月经先期,20 天一行,且量多,有瘀块,淋漓八九天方净,末次月经 6 月 14 日来潮,神疲乏力,头晕,夜寐多梦,腰酸腰痛,近来脱发明显增多，带下不多，但外阴常有瘙痒，大便溏不成形，现月经已净 8 天，舌淡，苔白腻，脉细弦。此乃素有肝经郁热，拟方清肝抑冲、凉血养阴。

仙鹤草 30 g	女贞子 15 g	墨旱莲 15 g	茜草 15 g
当归 10 g	生白芍 15 g	生地黄 15 g	艾叶 10 g
炒柴胡 10 g	黄芩 10 g	炒山栀子 10 g	碧玉散(包)15 g
龙胆草 10 g	黄连 5 g	法半夏 10 g	

【三诊】 2012 年 8 月 5 日，月经 7 月 9 日来潮后，7 月 25 日又见来潮，近日有将潮之像。以前有类似病史经治缓解，虽无明显口干口渴，但手心作烫，舌淡，苔白偏腻，脉弦弱略数。此乃肝经郁热，冲任失和，拟方清肝抑冲。

丹皮 10 g	炒山栀子 10 g	黄芩 10 g	炒柴胡 10 g
当归 10 g	赤芍 20 g	生地黄 15 g	炒枳实 10 g
茜草 15 g	女贞子 15 g	墨旱莲 15 g	碧玉散(包)15 g
土茯苓 30 g	苍术 10 g	香附 10 g	

【六诊】 前方加减两月余，目前月经近于正常，原方继进巩固。

原方去碧玉散，加夏枯草 10 g。

案 7 倪某，女，22 岁。

【初诊】 2013 年 9 月 10 日，月经先期，半月一行，已 4 个月。主诉近四个月来，月经一月两行，每次量不多，无明显经前反应，有时腰酸，带下不多，末次月经 8 月 29 日，7 天净，现已净 6 天，体瘦，口干口渴，自觉内热，纳食、二便可，舌尖红，苔白，舌体瘦，脉细数。此乃肝经郁热，冲脉失控，拟方先予清肝抑冲兼以凉血。

炒柴胡 10 g	黄芩 10 g	炒山栀子 10 g	丹皮 10 g
当归 10 g	赤芍 10 g	生地黄 15 g	侧柏叶 15 g
茜草 15 g	女贞子 15 g	墨旱莲 15 g	生甘草 8 g
黄柏 10 g	泽泻 15 g	龙胆草 10 g	

【二诊】 2013 年 10 月 3 日，进上方，症情缓解，月经以往 1 月两行，本月唯经中期少量血性分泌物，大便偏溏，夜寐不佳，舌淡红，苔白偏腻。此乃肝郁气滞，冲任失和，拟方疏肝理气，和冲任。

炒柴胡 10 g	制香附 10 g	炒白术 20 g	茯苓 20 g
当归 15 g	炒白芍 20 g	川芎 10 g	炒枳壳 10 g
丹参 15 g	炒山栀子 10 g	茜草 15 g	粉甘草 8 g
紫苏梗 10 g	鲜生姜 3 片		

上二方加减调治四十余剂，现时月经基本正常。

案8 邓某，女，46岁。

【初诊】 2014年4月28日，月经先期量少3年。诉三年来，月经常20天左右一行，量少色暗，有少量瘀块，来潮前腰酸，平时胸胀，腹常有冷感，带下不多，末次月经4月24日，舌尖红，苔薄腻，舌体瘦，脉弦。此乃肝郁气滞，冲任失和，拟方清肝抑冲任，调整阴阳。

炒柴胡10 g　当归10 g　炒白芍20 g　粉甘草6 g
丹参15 g　炒山栀子10 g　制香附10 g　茯苓20 g
炒白术20 g　茜草10 g　女贞子15 g　墨旱莲15 g
杜仲20 g　续断15 g

【二诊】 2014年5月28日，月经5月16日左右有见少量来潮，淋漓至5月24日方逐渐停止。无明显的经前反应，放置节育环有多年，以前无类似症状，舌红，苔少，脉弦。此乃肝郁气滞，冲任失和，月经紊乱，拟方疏肝解郁化滞以和冲任。

炒柴胡10 g　制香附10 g　炒白术20 g　茯苓20 g
当归10 g　赤芍20 g　熟地黄15 g　川芎10 g
桂枝10 g　桃仁10 g　红花10 g　丹参15 g
茜草炭15 g　乌药10 g　生麦芽30 g

【三诊】 2014年6月12日，上方共服二十余剂，症情缓解，月经周期现时基本正常，今仍从养肝阴，和冲任进治，巩固疗效。

炒柴胡10 g　当归10 g　赤芍20 g　黄芩15 g
丹参20 g　炒山栀子10 g　制香附10 g　茯苓15 g
炒白术10 g　茜草10 g　女贞子15 g　墨旱莲15 g
粉甘草6 g

案9 梅某，女，26岁。

【初诊】 2003年7月1日，月经先期3个月。患者三个月来经事紊乱，半个月一潮，量少，色暗，伴小腹疼痛不适，纳少，舌淡，苔薄白，脉平。此乃肝郁气滞血瘀，拟方理气行滞。

炒柴胡8 g　制香附10 g　炒白术20 g　茯苓15 g
丹皮10 g　丹参15 g　泽兰10 g　川芎10 g

当归 10 g　　白芍 20 g　　生地黄 10 g　　失笑散(包)20 g
粉甘草 6 g　　炒枳壳 10 g　　茜草根 10 g

【二诊】 2003 年 8 月 2 日,末次月经 7 月 29 日,本次周期约 23 天,现刻尚未干净,伴面部痤疮,瘙痒,带下量多,色白,无味,内热口干,脉弦,苔薄,舌红。此乃肝经有湿热相搏,拟方清肝泻火祛湿。

炒柴胡 8 g　　淡黄芩 10 g　　炒山栀子 10 g　　茯苓 15 g
当归身 10 g　　赤芍 10 g　　白芍 10 g　　川芎 8 g
生地黄 15 g　　生地榆 15 g　　侧柏炭 10 g　　茜草根 10 g
丹皮 10 g　　丹参 15 g

【三诊】 2003 年 9 月 5 日,末次月经 8 月 25 日,周期已经趋于正常。平时头眩神疲,面色无华,内热口干减轻,带下较多,经前无明显胸闷乳胀现象。此乃肝郁气滞湿蕴,继拟方清肝理气调经。

炒柴胡 8 g　　制香附 10 g　　台乌药 10 g　　炒枳实 10 g
全当归 10 g　　赤白芍(各)10 g　　粉甘草 6 g　　茯苓 15 g
炒白术 20 g　　大丹参 15 g　　藿香梗 10 g　　沉香(后)2 g

上几方调治半年,月经周期正常,面部痤疮已不明显,带下减少,随访 1 年,未见复发。

案 10 谢某,女,35 岁。

【初诊】 2003 年 9 月 15 日,月经先期,每提前 10 天而至,来潮后拖延十余天才净,全身乏力,末次月经 8 月 27 日,平时带下较多,下腹疼痛,苔薄腻,舌红,脉细弦。此乃肝郁气滞,湿蕴不化,拟方理气解郁。

制香附 10 g　　炒苍术 10 g　　川芎 8 g　　炒山栀子 10 g
丹皮 10 g　　丹参 15 g　　全当归 10 g　　白芍 10 g
茯苓 30 g　　炒延胡索 10 g　　柴胡梗 8 g　　甘草 6 g
藿香梗 10 g　　炒川楝子 10 g

上方加减两月余,月经周期恢复正常。

案 11 张某,女,25 岁。

【初诊】 2013 年 8 月 11 日,月经周期紊乱,一月甚至两次,末次月经 8 月 4 日,8 月 9 日干净,平时带下不多,性情易于激动,苔薄黄,舌红,脉细。此乃肝阳相火偏旺,冲任不和,拟方清肝泄相,调和冲任。

柴胡梗 8 g	制香附 10 g	生白术 20 g	生山栀子 10 g
丹皮 10 g	紫丹参 15 g	全当归 10 g	赤芍 20 g
生地黄 15 g	炒枳实 10 g	川芎 8 g	淡黄芩 10 g
粉甘草 6 g	茯苓 15 g	泽泻 10 g	

【二诊】 2013 年 8 月 28 日，进上方，近几天头眩胸闷，两乳房胀，似有月经将潮之象，内热口干，喜温饮，大小便尚可，夜间小便较频，腰酸，苔薄黄腻，舌红，脉弦。此乃湿郁气滞化热，拟方清肝理气解郁。

生白术 20 g	制香附 10 g	炒山栀子 10 g	丹皮 10 g
丹参 15 g	全当归 15 g	赤芍 20 g	川芎 8 g
炒神曲 10 g	柴胡梗 8 g	茯苓 15 g	六一散(包)15 g
紫苏梗 10 g	台乌药 10 g	沉香(后)2 g	

【三诊】 2013 年 9 月 11 日，末次月经 8 月 30 日，月经周期基本正常，但带下仍偏多，仍然内热口干，苔薄，舌红，脉细数。此乃肝经郁热未清，拟方先予清肝祛湿，巩固疗效。

制香附 10 g	生白术 20 g	炒山栀子 10 g	炒神曲 10 g
全当归 10 g	川芎 8 g	赤芍 20 g	六一散(包)15 g
紫苏梗 10 g	法半夏 10 g	川厚朴 10 g	泽泻 10 g
柴胡梗 10 g			

（曹　健　整理）

二、月经后期

月经后期是指月经周期延后七天以上，甚至三五个月一行者，亦称“经行后期”“月经延后”“月经落后”“经迟”等。如仅延后三五天，且无其他不适，不作为月经后期病论。若偶尔见一次延期，下次仍然如期来潮，或青春期初潮后数月内或于更年期月经时有延后，无其他证候，一般不作病论。

现代医学称之为“月经稀发”，或归属为“月经不调”。近年来该病发病率较高，属于妇科临床的常见病、多发病之一。随着现代人们生活节奏的加快，工作压力的增加，在临床上发现因多种原因引起生殖功能异常而发生月经后期的患者呈增加的趋势，且趋于年轻化，使广大女性患者受到了严重的困扰。月经后期如伴月经量过少常可发展为闭经。对育龄期的患者而言，长期月经失调，内分泌紊乱除影响其生育功能外，还会使某些患者出现面部痤疮、焦虑不安、性情改变、体重增加等症状，给患者带来一定的身心痛苦，从而影响妇女的健康、工作及家庭生活质量。

本病首见于汉代,《金匮要略·妇人杂病脉症并治》谓"至期不来";唐代《备急千金要方·妇人方下》中有"隔月不来""两月三月一来"的记载。历代医家对于月经后期的病因病机的认识各有已见。《丹溪心法·妇人》中记载有"血虚""血热""痰多"均可导致月经后期的发生。《圣济总录·妇人血气门》曰:"凡月水不利,有因风冷伤于经络,血气得冷则涩而不利者;有因心气抑滞,血气郁结,不能宣流者。"宋代《妇人大全良方·调经门》中引用王子亨所言:"过于阴则后时而至。"认为月经后期为阴盛血寒所致。《普济本事方·妇人诸疾》谓:"阴气乘阳则胞寒气冷,血不运行,故令乍少而在月后。"书中指出了外寒伤阳,胞寒气冷,血不运行可致月经后期。寒邪与血液相搏结,血被寒凝,流行不畅,冲任滞涩,血海不能按时满盈,胞宫不能及时施泄,故致经行错后。故本病病因不外虚实两端,虚者精血不足,冲任不充,血海不能按时满溢而经迟;实者多因血寒、气滞等导致血行不畅,冲任受阻,血海不能如期满盈,可致使月经后期。

中医学"肾—天癸—冲任—胞宫"系统与现代医学"下丘脑—垂体—卵巢—子宫"调节轴的相似作用被越来越多的人所接受。梅老认为,月经后期患者从症状分布来看,总以虚证为主。大多数患者兼有虚实夹杂。他认为女性生理活动均以肾为基础、核心、动力,肝为调节枢纽,肾、肝、脾三脏功能失调在本病的发生中起重要作用。肝者,体阴而用阳,阴中之阳脏,内藏精血,主调达之用;肾者,封藏之本,五脏之根。虚者,精血不足,冲任不充,血海不能按时满盈而经迟,实者多由气滞、血寒,血行不畅。梅老根据月经产生的机制认为月经后期主要与肾虚有关,即《傅青主女科》谓"经水出诸肾""经水本于肾"。而中年妇女郁证居多,正如叶天士曾提出的"肝为女子之先天"。也有因为"虚",女性生理上以精为本,以血为用,肾虚、血虚兼肝郁致精血不足,或气血不充,冲任不调,血海不能按时满溢而使经不能如期而潮。

梅老运用中药调肝滋肾的同时结合周期疗法,即结合现代医学月经周期中卵巢功能变化的规律,模仿妇女月经周期,以补肾调周期、疏肝活血调经为主,调整月经周期中肾阴阳消长、气血盈亏规律性变化而达到调经或促孕的目的。根据这一规律在临床中治疗月经后期采用分期(卵泡期、排卵期、经前期、月经期)用药常能取得较好的疗效。配合运用中药人工周期的方法,经期温经活血祛瘀,祛其旧以促新生;经后期,冲任空虚,每当以滋阴疏肝,益气养血为先,调整肝、脾、肾三脏,疏肝郁、补肾精、调脾气,以使气血生化有源,冲任满盈后,方溢泄有度;经间期则当活血化瘀通络,以促排卵和合阴阳,阳化阴成;经前期冲任实满,则适当温补肾阳同时，配合行气活血，以备祛菀陈莝，冲任开决。少量月经后期患者还与痰湿阻滞有关。这些患者往往形体肥胖，头身困重，多毛，神疲乏力，食后腹胀，白带多而质黏，舌暗胖大，苔白腻，脉弦滑。证属痰湿阻滞，壅塞冲任，气机不行，梅老每多以化痰湿行气而调之，仿《广嗣纪要》之苍附导痰丸配合运动减肥，每获良效。

月经后期除了与体质等有关，还与心理因素、社会环境生活环境等有关。因此，临证时注重汤、丸、膏并用，以及用言语开导患者，使经调自能受孕，取得很好的疗效。

案1 徐某，女，44岁。

【初诊】 2007年2月27日，月经延期五十余天未潮。以往月经周期尚可，末次月经1月6日，量色可，3天净，至今未再潮，2月23日见少量血性分泌物。舌淡，苔白偏腻，脉细弦沉。此乃肝失调达，气滞郁结，拟方疏肝理气化滞。

全当归 10 g　赤芍 10 g　川芎 10 g　熟地黄 15 g
炒柴胡 10 g　制香附 10 g　泽兰 10 g　刘寄奴 15 g
炒苍术 10 g　益母草 30 g　桃仁 10 g　红花 10 g
台乌药 10 g　沉香(后)3 g　失笑散(包)20 g

【二诊】 2007年3月16日，上方共服14剂，月经3月10日来潮，来潮前无明显不适反应。舌淡，苔偏腻，脉细弦。此乃肝郁气滞血瘀，拟方继与理气活血调经。

全当归 10 g　赤芍 10 g　熟地黄 15 g　桃仁 10 g
杜红花 10 g　炒柴胡 10 g　制香附 10 g　丹参 20 g
炒莪术 15 g　刘寄奴 15 g　泽兰 10 g　益母草 30 g
生白术 20 g　茯苓 15 g

【三诊】 2007年4月20日，上方连服21剂，月经4月12日来潮，量色可，刻下刚净3天，时有腰酸腰痛。舌淡，苔薄，脉细弦。拟方疏肝化滞，攻补结合，巩固疗效。

全当归 10 g　炒白芍 10 g　熟地黄 15 g　丹参 20 g
炒柴胡 10 g　制香附 10 g　炒莪术 15 g　红花 6 g
枸杞子 20 g　桑寄生 15 g　补骨脂 10 g　桂枝 10 g
炙甘草 6 g　女贞子 20 g　墨旱莲 15 g

上方间断服用两月余，月经周期恢复正常，量色均可。

案2 姜某,女,26岁。

【初诊】 2006年3月7日,月经延期一年余。一年来,月经一直延期,常37~40日一行,末次月经2月3日,量色可,无明显经前反应,现已逾期4天,近来胸闷,腰酸,带下增多。舌红,苔薄腻,脉沉。此乃气滞血瘀,拟方疏肝理气,活血化瘀。

全当归15 g　赤芍10 g　川芎10 g　丹参15 g
炒柴胡10 g　制香附10 g　泽兰10 g　益母草30 g
桃仁10 g　红花10 g　莪术15 g　失笑散(包)20 g
乌药10 g　沉香(后)3 g

【二诊】 2006年5月18日,进上方5天,月经3月11日来潮,停药后月经于4月13日来潮,现又逾期5天未潮。舌淡红,苔薄,脉细弦。此乃肝郁气滞血瘀,再拟方疏肝理气,活血调经。

全当归10 g　赤芍10 g　川芎10 g　生地黄15 g
炒柴胡10 g　制香附10 g　泽兰10 g　丹参15 g
生卷柏10 g　益母草30 g　桃仁10 g　红花10 g
乌药10 g　沉香(后)3 g　失笑散(包)20 g

【三诊】 2006年6月30日,进服上方3天后月经来潮,量多,色鲜红,夹血块,5天干净。继服上方二十余剂,月经6月23日来潮,刻下刚净3天。此乃肝经郁热未清,冲任失和,拟方理气化滞,活血养血巩固之。

全当归10 g　炒白芍10 g　熟地黄15 g　丹参20 g
生白术20 g　茯苓15 g　女贞子20 g　墨旱莲10 g
刘寄奴15 g　莪术15 g　炒柴胡10 g　益母草30 g
制香附10 g　红花6 g　炙甘草6 g

上方断续服用3个月,月经周期恢复32天左右来潮,亦无明显不适反应。

案3 蒋某,女,19岁。

【初诊】 2007年5月12日,月经愆期3个月未潮。患者自2007年2月22日月经来潮后,一直未再潮,现腰酸,白带多,无明显的口干口渴,无明显胸胀与小腹不适,纳食、二便可。舌红,苔少,脉沉细弦。此乃肝郁气滞,脾虚痰湿蕴结,冲任受阻,拟方疏肝理气,燥湿化滞通经。

炒苍术10 g　制香附10 g　炒枳实10 g　胆南星10 g
炒柴胡10 g　制厚朴10 g　赤芍10 g　当归10 g

乌药 10 g　　沉香(后)3 g　　三棱 10 g　　莪术 10 g
王不留行 20 g

【二诊】 2007 年 6 月 26 日，进上方，月经 5 月 25 日来潮，来潮时伴腹痛、腰酸、胸胀。现已届期，无明显口干、口渴，纳食、二便可，舌淡红，苔白偏腻，边有齿痕，脉弦。此乃肝郁气滞，脾虚湿盛，冲任失和，拟方继与疏肝理气，健脾活血调经。

炒柴胡 10 g　　制香附 10 g　　炒苍术 10 g　　炒白术 15 g
茯苓 15 g　　当归 10 g　　赤芍 10 g　　生地黄 15 g
川芎 10 g　　桃仁 10 g　　红花 10 g　　乌药 10 g
沉香(后)3 g　　失笑散(包)20 g

【三诊】 2007 年 7 月 10 日，进上方 4 天，月经 6 月 30 日来潮，腹痛亦有减轻，5 天干净。此乃肝经郁热渐清，拟方佐以滋阴养血。

中药原方去川芎、桃仁、红花、赤芍、失笑散，加炒白芍 15 g，女贞子 20 g，炙甘草 6 g，益母草 15 g。

药后前法加减服用 3 个月，月经周期恢复正常，33 天左右一潮。

案 4　徐某，女，28 岁。

【初诊】 2010 年 6 月 7 日，月经后期 5 个月。患者近五个月来，每次月经愆期四五天左右，量少，色暗红，5 天净，经前胸胀，性情易于激动，口干，口苦，手足心炕热，末次月经 5 月 23 日，现值月经中期，带下不多。2008 年 11 月因宫外孕行左侧输卵管切除术，纳可，大便偏干难行，计划近期怀孕，舌红，苔薄，脉细弦。此乃肝郁气滞化火，冲任不和，治拟清肝理气，化滞调经。

炒柴胡 10 g　　制香附 10 g　　炒白术 10 g　　茯苓 15 g
当归 10 g　　生白芍 10 g　　粉甘草 6 g　　炒枳实 10 g
生地黄 15 g　　丹皮 10 g　　丹参 15 g　　炒山栀子 10 g
乌药 10 g　　沉香(后)3 g

【二诊】 2010 年 6 月 17 日，药后自觉内热减轻，口干好转，大便每日易行，白带不多，舌尖红，苔微腻，脉弦细。此乃郁火渐解，拟方继与疏肝理气，活血调经。

炒柴胡 10 g　　香附 10 g　　泽兰 10 g　　丹参 15 g
当归 15 g　　赤芍 10 g　　川芎 10 g　　生地黄 15 g
桃仁 10 g　　红花 10 g　　莪术 10 g　　刘寄奴 15 g

乌药 10 g　　沉香(后)3 g　　失笑散(包)20 g

【三诊】 2010 年 6 月 27 日,服药 5 天,月经于 6 月 22 日来潮,量多,夹血块,小腹隐隐不适,刻下月经将净,余无明显不适。此乃肝经郁热已解,气血亦调,拟方继与滋阴益气养血。

继以上法调理两月余,月经正常来潮,并于 2010 年 9 月怀孕。

案 5　苏某,女,46 岁。

【初诊】 2008 年 6 月 20 日,月经不调 2 个月。患者今年 5 月开始月经延期,每次推迟 1 周左右,5 月 3 日服“黄体酮”后,月经来潮,至今已有四十余天未再潮,近来晨起口干,口苦,自觉胸闷,身热,白带不多,舌红,苔薄,脉弦细数。此乃肝郁气滞,拟方疏肝理气,化滞调经。

当归 10 g　　赤芍 10 g　　生地黄 15 g　　川芎 10 g
炒柴胡 10 g　　制香附 10 g　　泽兰 10 g　　丹参 15 g
莪术 10 g　　刘寄奴 15 g　　桃仁 10 g　　红花 10 g
乌药 10 g　　沉香(后)3 g　　失笑散(包)20 g

药后月经 6 月 25 日来潮,继服上方三月余,月经逐渐恢复正常。

案 6　金某,女,27 岁。

【初诊】 2006 年 8 月 5 日,月经不调三四年。三四年来,月经后期,常 40 天或两月一行,来潮前无明显经前反应,末次月经 7 月 7 日,平时经常胸闷气短,白带偏多,夜寐不佳,大便 2 天一行,不成形,舌淡,苔薄白偏腻,脉弦弱。此乃时值盛夏,暑湿内蕴,肝郁气滞,拟方疏肝理气,祛暑化湿。

紫苏梗 10 g　　藿香梗 10 g　　制半夏 10 g　　炒苍术 10 g
厚朴 10 g　　制香附 10 g　　炒柴胡 10 g　　鸡苏散(包)15 g
丹皮 10 g　　炒山栀子 10 g　　茜草 15 g　　赤芍 10 g
当归 10 g　　乌药 10 g　　沉香(后)2 g

【二诊】 2006 年 8 月 26 日,月经仍然后期,月经 8 月 18 日来潮,量不多,色淡红,来潮前腹胀,4 天干净,大便 2 天一行,较前成形,体胖,舌淡红,苔薄白,脉沉弦。此乃暑湿蕴久难化,拟方祛暑化湿,以适时宜。

紫苏梗 10 g　　藿香梗 10 g　　厚朴 10 g　　制半夏 10 g
制香附 10 g　　炒苍术 10 g　　炒白术 15 g　　陈皮 10 g
炒枳壳 10 g　　茯苓 15 g　　木香 10 g　　砂仁(后)4 g

柴胡 10 g	丹参 15 g	鸡苏散(包)15 g	

【三诊】 2006年9月21日,上方连服二十余剂,配合运动减肥,月经于9月20日来潮,量不多,色淡,仍有腹胀,舌淡红,苔薄,脉细弦。此乃湿阻胞宫,气滞血瘀,拟方佐以活血化瘀。

中药原方去紫苏梗、藿香梗、鸡苏散、白术,加当归10 g,桃仁10 g,红花10 g。继进前法巩固治疗4个月,月经周期基本正常,33天左右一潮。

案7 王某,女,28岁。

【初诊】 2004年8月4日,月经后期三四年。患者三四年来,月经后期,每2个月一潮,经量不多,经前有胸胀、腰酸等反应,末次月经7月28日来潮,现已经干净2天。平时白带偏多,黄白相兼,无异味,无瘙痒,舌淡红,苔薄白,脉弦。此乃素体脾虚湿盛,蕴阻胞宫,兼之夏令湿热下注,拟方祛暑化湿,和冲任。

紫苏梗 10 g	藿香梗 10 g	厚朴 10 g	制半夏 10 g
茯苓 15 g	制香附 10 g	炒苍术 10 g	陈皮 10 g
茜草 15 g	乌药 10 g	沉香(后)3 g	败酱草 30 g
鸡苏散(包)15 g			

【二诊】 2004年8月25日,药后白带明显减少,近日胸胀较明显,似有来潮之征,舌淡红偏暗,苔白偏腻,脉细弦。此乃肝郁气滞,拟方理气化滞,活血调经。

炒柴胡 10 g	当归 10 g	赤芍 10 g	制香附 10 g
炒苍术 10 g	川芎 10 g	生地黄 15 g	刘寄奴 15 g
紫苏梗 10 g	厚朴 10 g	益母草 30 g	乌药 10 g
桃仁 10 g	红花 10 g	粉甘草 8 g	

【三诊】 2004年9月6日,9月1日月经来潮,量中等,色鲜红,夹血块暗红,此刻尚未完全干净,小腹隐痛不适,舌淡红,苔白偏腻,脉弦滑。此乃肝经郁热未清,再拟方清肝化滞,以和冲任。

炒柴胡 10 g	制香附 10 g	川芎 10 g	泽兰 10 g
当归 10 g	赤芍 10 g	白芍 10 g	丹参 15 g
紫苏梗 10 g	茯苓 15 g	苍术 10 g	白术 15 g
桂枝 10 g	鸡苏散(包)15 g		

上法加减共服五月余,月经逐渐恢复正常,34天左右一潮。

案8 沈某，女，39岁。

【初诊】 2008年7月2日，月经不调一年多。一年多来，月经延期，常数月一行，月经周期现已逾期8天未至，平时小腹常有坠痛感，曾B超提示双卵巢内数枚细小卵泡、盆腔积液，舌淡红，苔薄白中偏腻，脉细弦。此乃肝郁气滞胞宫，气血运行不畅，拟方疏肝理气化滞。

全当归15 g　赤芍10 g　川芎10 g　熟地黄15 g
炒柴胡10 g　制香附10 g　泽兰10 g　刘寄奴15 g
炒三棱10 g　炒莪术10 g　桃仁10 g　红花10 g
乌药10 g　沉香(后)3 g　王不留行20 g

【二诊】 2008年8月10日，上药服后，月经7月5日来潮，经前胸胀明显，夜寐不佳，偶有便秘，现月经届期未潮，小腹隐痛，舌红，苔薄黄，脉弦。此乃肝郁气滞血瘀，拟方疏肝化滞，活血调经。

炒柴胡10 g　香附10 g　当归15 g　赤芍10 g
茯苓15 g　粉甘草6 g　桃仁10 g　红花10 g
三棱10 g　莪术10 g　刘寄奴15 g　益母草30 g
乌药10 g　沉香(后)3 g　失笑散(包)20 g

【三诊】 2008年8月17日，进上方，月经8月13日来潮，量不多，色暗红，夹血块，尚未干净，偶有腰酸，伴面部痤疮，舌淡红有紫斑，苔白，脉弦。此乃肝郁气滞，冲任失和，拟方疏肝理气，化滞调经。

炒柴胡10 g　制香附10 g　炒苍术10 g　丹参15 g
当归15 g　赤芍10 g　白芍10 g　川芎10 g
刘寄奴15 g　益母草30 g　桃仁10 g　红花10 g
三棱10 g　莪术10 g　乌药10 g　沉香(后)3 g
鸡血藤20 g

上法前后调理2个月，月经均在35天左右来潮。

案9 曹某，女，46岁。

【初诊】 2012年6月22日，自2011年下半年开始，月经愆期，服“黄体酮”后，症情缓解。2012年初又见愆期，偶有提前，经期延长，十余天方净，量少，平时白带正常，末次月经6月12日，量少，色暗红，至今10天仍未净，来潮前无明显的反应，查B超示子宫肌瘤，舌淡，苔少，脉弦滑。此乃肝郁气滞，血行不畅，拟方疏肝理气解郁。

炒柴胡 10 g	制香附 10 g	泽兰 10 g	丹参 15 g
当归 15 g	赤芍 10 g	川芎 10 g	熟地黄 15 g
莪术 10 g	桃仁 10 g	红花 10 g	刘寄奴 15 g
乌药 10 g	沉香(后)3 g	失笑散(包)20 g	

【二诊】 2012 年 7 月 25 日,月经 7 月 20 日来潮,色暗,量少淋漓,伴面部常有烘热,汗出阵作,心烦,夜寐不佳,纳食、二便可,舌红,苔薄偏腻,脉弦细。此乃停经日久,肝郁气滞,冲任受阻,仍以理气化滞调经。

当归 15 g	赤芍 10 g	川芎 10 g	丹参 15 g
炒柴胡 10 g	制香附 10 g	桃仁 10 g	红花 10 g
三棱 10 g	莪术 10 g	乌药 10 g	沉香 3 g
王不留行 20 g			

上方服后出血增多 2 天,血块多,继之完全干净。

案 10 陈某,女,21 岁。

【初诊】 2005 年 6 月 24 日,月经不调五六年。诉自从初潮以来,月经一直延期,常四十余天到 2 个月不等,来潮时量多,五六天干净,经前带下略多,末次月经 6 月 12 日,刚净六七天,有时口干、口渴,纳食可,大便 2 天一行,舌淡红,苔白厚腻,脉弦实。此乃肝郁气滞湿蕴,拟方疏肝理气,调理冲任。

炒柴胡 10 g	制香附 10 g	炒苍术 10 g	炒白术 15 g
茯苓 15 g	紫苏梗 10 g	佩叶梗 10 g	炒枳实 10 g
当归 10 g	白芍 10 g	川芎 10 g	熟地黄 15 g
乌药 10 g	沉香(后)3 g	败酱草 30 g	

【二诊】 2005 年 8 月 1 日,月经 7 月中旬来潮,量少,色暗,三四天净,无明显的经前反应。现时白带略多,色黄,无明显的异味及瘙痒,时有口干、口苦,面部痤疮较多,纳食、二便可,夜寐不佳,舌淡,苔少,脉弦。此乃肝郁脾虚,气湿内蕴,冲任失和,拟方疏肝解郁,运脾化湿,以和冲任。

炒柴胡 10 g	制香附 10 g	炒苍术 10 g	茯苓 15 g
泽泻 15 g	当归 15 g	白芍 10 g	粉甘草 6 g
生地黄 15 g	丹皮 10 g	丹参 15 g	桂枝 10 g
生黄芪 20 g	党参 15 g	川芎 10 g	

上两方共服两月余,月经恢复正常。

案11 周某，女，24岁。

【初诊】 2008年6月12日，月经不调2年。主诉近两年来，月经不调，常四五十天一行，经量也时多时少，量多时，须服止血药，来潮前小腹疼痛，曾经B超检查无明显异常发现。末次月经5月28日，淋漓至今十余天仍未干净，有时口渴，白带不多，纳可，夜寐不佳，舌尖红，苔白腻，脉弦。此乃气滞血瘀蕴结于胞宫，拟方疏肝理气化滞，佐以活血祛瘀。

炒柴胡 10 g 制香附 10 g 丹参 15 g 当归 15 g
赤芍 10 g 白芍 10 g 川芎 10 g 生地黄 15 g
桃仁 10 g 红花 10 g 莪术 10 g 刘寄奴 15 g
乌药 10 g 沉香(后)3 g 失笑散(包)20 g

【二诊】 2008年8月5日，月经7月2日来潮，量色可，无经前反应，无口干口渴，白带不多，纳食、二便可，舌淡红，苔薄白，脉弦。此乃经行延期，气滞湿蕴，冲任受阻，拟方理气化滞通经。

当归 10 g 赤芍 10 g 川芎 10 g 熟地黄 15 g
炒柴胡 10 g 制香附 10 g 卷柏 10 g 丹参 15 g
桃仁 10 g 红花 10 g 莪术 10 g 刘寄奴 15 g
乌药 10 g 沉香(后)3 g 失笑散(包)20 g

【三诊】 2008年9月3日，月经8月9日来潮，量中等，经前胸部胀痛，小腹部亦有胀痛不适，白带不多，舌尖红，苔薄白偏腻，脉弦细。此乃肝郁气滞，仍拟方疏肝化滞，调冲任。

当归 10 g 赤芍 10 g 粉甘草 6 g 茯苓 15 g
炒柴胡 10 g 制香附 10 g 苍术 10 g 紫苏梗 10 g
丹皮 10 g 丹参 15 g 炒山栀子 10 g 厚朴 10 g
青皮 10 g 陈皮 10 g 木香 10 g

【四诊】 2008年10月7日，月经9月9日来潮，本次周期约31天，已近正常，量不多，白带不多，今日B超提示子宫内膜1.6 cm，舌淡红，苔薄白，脉弦细。此乃肝经郁热渐清，继拟方疏肝理气，活血调经。

当归 10 g 赤芍 10 g 川芎 10 g 熟地黄 15 g
炒柴胡 10 g 制香附 10 g 泽兰 10 g 丹参 15 g
莪术 10 g 乌药 10 g 沉香(后)3 g 茯苓 15 g
苏梗 10 g 苍术 10 g 粉甘草 6 g

药后月经10月10日来潮，周期恢复正常，继以上法调理月余，于2008年11月怀孕。

案12 徐某，女，39岁。

【初诊】 2004年7月28日，月经不调一年余。一年来，月经延期，常两三月一行，每次量少，色淡，末次月经4月20日左右，至今一直未再来潮。血性激素六项检查示雌二醇偏低。平时时有胸闷叹气，夜寐不佳，寐则多梦，醒后不易入睡，白带基本没有，纳食可，二便调，舌淡，苔薄白，舌体偏瘦，脉弦细。此乃肝郁气滞，脾肾不足，拟方疏肝理气，兼以补肾调经。

当归15 g　炒白芍10 g　川芎10 g　熟地黄15 g
炒柴胡10 g　制香附10 g　茯苓10 g　丹参15 g
炒白术15 g　益母草30 g　巴戟天10 g　肉苁蓉10 g
肉桂5 g　乌药10 g　沉香(后)3 g

【二诊】 2004年10月4日，前方连服21天，月经8月24日来潮，量不多，色淡红，5天干净，继之迄今未潮，纳食、二便可。今日B超检查示盆腔积液5.1 cm×1.4 cm，余无明显异常发现，血HCG(-)。舌红，苔白偏腻，脉弦。此乃水湿潴留，冲任失和，拟方理气活血，化滞行水。

桂枝10 g　茯苓15 g　泽泻15 g　生白术10 g
猪苓15 g　石韦30 g　石见穿15 g　滑石(包)15 g
生甘草6 g　莪术10 g　当归10 g　赤芍10 g
桃仁10 g　乌药10 g　沉香(后)3 g

上方服用5天月经来潮，继以前法加减服用3个月，月经周期35天左右，复查B超示盆腔积液亦已消失。

案13 何某，女，24岁。

【初诊】 2011年9月24日，月经不调近十年。14岁初潮，自从初潮以来，月经一直延期，常数月一行，多用“黄体酮”后，来潮每次量多，淋漓十余天方净，曾服中药治疗，效果不明显。末次月经4月13日，量少，色暗，10天干净，纳食、二便可，舌偏红，苔白微腻，脉弦细。此乃肝郁气滞，冲任失和，拟方清肝解郁，和冲任。

炒柴胡10 g　制香附10 g　苍术10 g　炒枳壳10 g
炒山栀子10 g　龙胆草10 g　黄芩10 g　生甘草6 g
丹皮10 g　郁金10 g　当归10 g　赤芍10 g
茯苓15 g　乌药10 g　沉香(后)3 g

【二诊】 2011年10月22日，服用上方后月经10月6日来潮，量多，有少量瘀块，来潮前胸胀，腰酸，腹有下坠感，平时小腹亦常有作胀，往有宫颈糜烂病史。舌红，苔白偏腻，脉细弦。此乃素体肝郁气滞，湿热下注，再拟方清肝理气化滞，兼利湿热。

龙胆草 10 g　炒柴胡 10 g　当归 10 g　白芍 10 g
丹皮 10 g　丹参 15 g　炒山栀子 10 g　黄芩 10 g
茯苓 15 g　泽泻 15 g　炒苍术 10 g　黄柏 10 g
炒枳实 10 g　茜草 15 g　碧玉散(包)15 g

【三诊】 2011 年 12 月 8 日，月经 11 月 15 日来潮，量色可，7 天左右净，白带不多，纳食、二便可，舌红，苔白偏腻，边有齿痕，脉弦细。此乃肝郁气滞，冲任失调，拟方疏肝理气，化滞活血调经。

炒柴胡 10 g　制香附 10 g　炒苍术 10 g　茯苓 15 g
当归 15 g　赤芍 10 g　泽兰 10 g　丹参 15 g
桂枝 10 g　益母草 30 g　桃仁 10 g　红花 10 g
刘寄奴 15 g　乌药 10 g　沉香(后)3 g

药后月经于 12 月 18 日来潮，量可，色鲜红，7 天干净，小腹隐隐作痛，余无明显不适，继之调理 5 个月，月经周期 32~35 天。

案 14 陆某，女，23 岁。

【初诊】 2014 年 5 月 26 日，月经不调三四年。诉初潮以来，月经一直延期，服中药治疗，症情有所缓解，但三四年来，一两月一行，末次月经 2 月 15 日，至今三月余未再潮，以往来潮前小腹隐痛，并有痤疮起伏，纳食、二便可，舌尖红，苔薄白偏腻，脉弦弱。此乃肝郁气滞，冲任不和，故月经后期，拟方疏肝理气，活血调经。

全当归 10 g　赤芍 10 g　川芎 10 g　熟地黄 15 g
炒柴胡 10 g　制香附 10 g　泽兰 10 g　丹参 15 g
刘寄奴 15 g　益母草 30 g　桃仁 10 g　红花 10 g
莪术 10 g　乌药 10 g　沉香(后)3 g

【二诊】 2014 年 6 月 6 日，月经仍未来潮，亦无明显不适，白带不多，纳食可，夜寐欠佳，舌淡红，苔白厚腻，脉弦细。此乃肝郁气滞，经行延期，拟方疏肝理气化滞，活血通经。

炒柴胡 10 g　当归 10 g　炒苍术 10 g　茯苓 15 g
泽泻 15 g　香附 10 g　赤芍 10 g　炒枳实 10 g

川芎 10 g	三棱 10 g	莪术 10 g	丹参 15 g
沉香(后)3 g	乌药 10 g	地鳖虫 10 g	失笑散(包)20 g

【三诊】 2014 年 6 月 27 日,月经 6 月 11 日来潮,量中等,色鲜红,夹血块暗红,无明显腰腹痛,7 天干净,舌淡红,苔薄白,脉弦细。此乃肝郁渐解,气血渐复,再方拟疏肝化滞,使冲任有度。

炒柴胡 10 g	当归 10 g	白芍 10 g	炒枳实 10 g
制香附 10 g	炒白术 10 g	茯苓 15 g	泽泻 15 g
桂枝 10 g	丹皮 10 g	桃仁 10 g	红花 10 g
莪术 10 g	乌药 10 g	沉香(后)3 g	

上方服后末次月经 7 月 10 日来潮,量可,色鲜红,血块已少,1 周干净。

(刘华骅　整理)

三、月经先后无定期

月经周期时或提前时或延后七天以上者,称为"先后不定期"或"经水先后无定期"。

早在宋代《圣济总录》即有"经水前后无定"之说,明代万密斋《万氏女科》称为"经行或前或后",并指出"悉从虚治,加减八物汤主之"。《景岳全书·妇人规》则称为"经乱",分"血虚经乱""肾虚经乱"等,较详细地论述了病因病机、治则方药及预后调养方法等,为临床治疗提出了法则,很受后世推崇。

梅老认为,本病的发生总属于气血失调而血海蓄溢失常,其病因多由肝气郁结或肾气虚衰所致。现代社会,人们生活节奏的加快,工作压力的增加,肝气郁结,气机不畅,血为气滞,久则气血隔绝不能充养冲任,冲任不能按时充盈,经期或前或后;或年少肾精不足,久病失养,多产多劳,流产避孕,戗耗过多,消耗肾精肾气。两者之中,又以肝郁更为多见,肝郁疏泄失度,疏泄不及,月经多为后期;疏泄太过,月经为先期,遂致经期先后不定。肾虚者,藏泻失司,冲任失调或损伤奇经,血海盈溢失度,以致月经周期紊乱。

梅老认为,本病辨证应结合月经的量、色泽及脉证综合分析,一般属肝者,量或多或少,色暗红,或有血块,伴腹胀及胸胀,脉弦;属肾者,月经量少,色淡质清,腰部酸痛,舌淡,脉细弱。临床以这两类为多,故治疗以疏肝、补肾、调冲任为原则,肝肾开合有度,以和为要。

盖"女子以肝为先天",肝气郁滞,为经乱的主要原因。故经乱者,多从肝入手,疏肝理气,条畅情怀,月经自可如期而至,但妇女经、孕、产、乳,皆屡伤精血,血虚不能养肝、柔肝，又可加重肝气之郁，且疏泄之品，其性常偏温偏燥，过用则克伐精血，反过来又加重肝气之郁。因此，梅老强调，疏肝理气同时注意不要过用香燥，并且考虑肝肾同源，精血互生，益精则血生，养血以柔肝，通补兼施为原则。但补肾调冲时也应注意，不可过用补阴或补阳之品，不可波及患者自身阴阳平衡，应当遵循阳生阴长、阴阳互根的特点，用药总以肾精充足、阴阳平衡为原则，月经方可如期而至。

但梅老认为，本病治疗固然以调理肝、肾功能为主，但其病因多复杂错综，病机复杂，多为多脏同病或多器官受累。肝病常可及脾，肝、肾同为一源，肝虽主疏泄而调节情志，但心主神明，为神五脏六腑之大主；肾主奇经，又为五脏之本也，因此本病多为虚实寒热气血等交错而行，各自略有偏重而已。

案1 葛某，女，24岁。

【初诊】 2014年5月20日，月经不调五六年。诉近五六年来，月经周期一直先后不调，或两月一行，或一月两行，但以后期多见，量色可，经期延长，常8~10天方净，无明显的经前反应，带下色白偏多，一年前血性激素六项示睾酮偏高，曾服“达英35”，远期效果一般。带下偏多，常伴瘙痒，末次月经5月8日，纳食、二便可，舌淡红，苔薄白偏腻，脉弦滑。此乃气滞郁结，拟方疏肝理气化滞。

炒柴胡10 g　制香附10 g　泽兰10 g　丹参15 g
当归10 g　生白芍15 g　生地黄15 g　川芎10 g
刘寄奴15 g　益母草30 g　桃仁10 g　失笑散(包)20 g
莪术10 g　乌药10 g　苏木10 g

【二诊】 2014年6月18日，上方共服二十余剂，月经6月上旬来潮，延期十余天，舌淡红，苔白偏腻，脉弦滑。此乃肝郁气滞血瘀，再拟方疏肝理气，活血调经。

炒柴胡10 g　制香附10 g　苍术10 g　丹参15 g
当归10 g　赤芍20 g　熟地黄15 g　川芎10 g
刘寄奴15 g　益母草30 g　桃仁10 g　失笑散(包)20 g
莪术10 g　乌药10 g　沉香(后)3 g

【三诊】 2014年7月30日，月经7月16日来潮，色泽量尚可，本次周期尚可，带下不多，偶有外阴瘙痒，舌淡红，苔黄白，边有齿痕，脉弦细偏弱。此乃冲任失和，经行功能紊乱，再拟方疏肝理气化滞，和冲任。

炒柴胡 10 g	制香附 10 g	泽兰 10 g	丹参 15 g
全当归 10 g	赤芍 20 g	川芎 10 g	熟地黄 15 g
刘寄奴 15 g	益母草 30 g	桃仁 10 g	莪术 10 g
鸡血藤 20 g	乌药 10 g	苏木 10 g	

上方再服三十余剂,月经逐渐恢复正常。

案2 倪某,女,25 岁。

【初诊】 2014 年 6 月 23 日,月经先后不定期半年。诉半年来,月经周期先后不定,经量也时多时少,经期延长,常十余天方净,来潮前胸胀腹痛、腰酸,带下不多,手心常有作烫,纳食可。生育 1 子,已 27 个月。末次月经 6 月 19 日,现 4 天仍未净,舌淡红,苔薄白,脉弦弱。此乃肝郁气滞,拟方理气解郁。

炒柴胡 10 g	制香附 10 g	泽兰 10 g	丹参 15 g
当归 10 g	赤芍 20 g	熟地黄 15 g	川芎 10 g
刘寄奴 15 g	益母草 30 g	月季花 10 g	莪术 10 g
乌药 10 g	沉香(后)3 g		

【二诊】 2014 年 8 月 5 日,月经 7 月 28 日来潮,本次量多,经期长,约八九天方净,无明显经前反应,现已净 5 天,带下不多,舌淡红,苔白偏腻,脉弦细。此乃肝经气滞化热,再拟方清肝理气,和冲任。

炒柴胡 10 g	当归 10 g	赤芍 20 g	粉甘草 6 g
丹皮 10 g	炒山栀子 10 g	制香附 10 g	茯苓 15 g
炒苍术 10 g	茜草 15 g	生薏苡仁 20 g	黄芩 10 g
紫苏梗 10 g	厚朴 10 g		

【三诊】 2014 年 9 月 2 日,月经 8 月 24 日来潮,现周期基本正常,症情去之大半,原意继进巩固疗效。

上方,去紫苏梗、藿香梗、茜草、生薏苡仁,加六一散 20 g。

案3 任某,女,48 岁。

【初诊】 2013 年 3 月 13 日,月经不调一年多。诉以往月经提前为主,一年多来,月经周期先后不定,来潮前腹痛明显,平时腹也常有痛感,小便次多,阵发性烘热,心烦,纳可,大便偏溏次多,B 超示附件囊肿、宫颈囊肿、盆腔积液。末次月经 3 月 10 日,现刚净 3 天,舌淡,苔薄白,脉弦细数。此乃气滞血瘀,湿阻胞宫,拟方疏肝理气,化湿调经。

炒柴胡10 g　制香附10 g　炒苍术10 g　三棱15 g
当归10 g　赤芍20 g　炒枳实10 g　泽泻15 g
鸡苏散(包)15 g　丹参15 g　石见穿15 g　小石韦30 g
乌药10 g　沉香(后)3 g　茯苓30 g

【二诊】 2013年3月26日，病史如上，月经3月10日来潮，近日届期，以往周期先后不定，量少，4天净，带下或多或少，夜寐不佳，寐而不沉，常有头痛，舌淡红，苔薄白，脉弦细。此乃肝郁气滞，诸恙蜂起，拟方疏肝理气，解郁调经为先。

炒柴胡10 g　制香附10 g　炒苍术10 g　茯苓15 g
当归15 g　赤芍20 g　川芎10 g　炒山栀子10 g
丹参15 g　粉甘草6 g　炒枳实10 g　黄芩10 g
乌药10 g　泽泻15 g

【三诊】 2013年4月16日，进上方，月经4月10日来潮，本次量有所增多，经期较以往延长，6天净，平时常有腰痛、腹痛，常感寒热，手心作烫，纳食可，带下偏多。3月20日取节育环后，症情有所缓解，舌红，苔偏腻而干，脉弦，复查B超示“盆腔积液明显减少”。此乃气湿渐化，再拟方仍从疏肝理气，解郁化湿。

炒柴胡10 g　制香附10 g　紫苏梗10 g　陈皮10 g
当归15 g　赤芍20 g　川芎10 g　粉甘草6 g
丹皮10 g　炒山栀子10 g　茯苓15 g　炒苍术10 g
莪术10 g　泽泻20 g　三棱10 g

【四诊】 2013年5月15日，上方共服二十余剂，月经5月7日来潮，周期基本正常，原方继进巩固疗效。

案4　崔某，女，26岁。

【初诊】 2012年3月12日，月经不调三四年。诉月经周期不调，先后无定，以后期多见，常三四十天一行，月经来潮前稍有腹痛，平时面色不华，手心作烫，末次月经2月27日来潮，量色可，7天净，带下不多，舌尖红体瘦，苔薄白，脉弦细。结婚一年未孕。此乃肝郁气滞，拟方疏肝理气，化滞解郁，调经和冲任。

炒柴胡10 g　制香附10 g　炒白术20 g　茯苓15 g
全当归10 g　炒白芍15 g　粉甘草6 g　桂枝10 g
丹参15 g　桃仁10 g　红花10 g　益母草30 g
刘寄奴15 g　莪术10 g　乌药10 g　枳实10 g

【三诊】 2012年4月26日，进上方三十余剂，月经3月22日来潮后，4月两行，量偏多，有瘀块，现仍有少量暗褐色未净，舌淡红，苔白偏腻，脉沉细，有时头昏。此乃气滞血瘀，拟方活血调经，取通因通用之道。

炒柴胡 10 g　制香附 10 g　泽兰 10 g　川芎 10 g
丹参 15 g　当归 10 g　赤芍 20 g　熟地黄 15 g
刘寄奴 15 g　益母草 30 g　三棱 10 g　苏木 10 g
桃仁 10 g　红花 10 g　失笑散(包)20 g　茜草 10 g

上方服后，经止，继进二十余剂，月经逐渐恢复正常。

案5　刘某，女，16岁。

【初诊】 2003年7月15日，月经不调近两年。患儿14岁月经初潮，先后无定期，有时一月两次，有时两三月一次，末次月经6月22日来潮后推迟至今尚未来潮。苔薄，舌红，脉细弦。此乃肝经郁热，冲任不和，拟方清热调经。

柴胡梗 8 g　全当归 10 g　赤芍 20 g　炒苍术 10 g
制香附 10 g　炒山栀子 10 g　泽兰 10 g　茯苓 15 g
粉丹皮 10 g　紫丹参 15 g　茺蔚子 10 g　桃仁泥 10 g
粉甘草 6 g　川芎 8 g　炒山楂 10 g　炒神曲 10 g

【三诊】 2003年8月20日，7月月经提前4天来潮，昨日方净，经前无明显不适反应。苔薄，舌淡红，脉细。症情去之大半，拟方疏肝理气，解郁调经，佐清肝热，巩固疗效。

炒柴胡梗 8 g　制香附 10 g　炒枳壳 10 g　炒白术 20 g
台乌药 10 g　全当归 10 g　炒山栀子 10 g　川芎 8 g
炒白芍 20 g　茯苓 15 g　甘草 6 g　丹皮 10 g
紫丹参 15 g

（曹　健　整理）

四、月经量多

月经量较以往明显增多，而周期基本正常，称为“月经量多”，亦称“月经过多”“经水过多”。

关于月经过多，早在《金匮要略》温经汤方下即有“月水来过多”的记载，其后，宋代《圣济总录·论室女经候不调》文中有记载“室女经水过多，连绵不绝”，清代《傅青主女科》始将“经水过多”作为一个病症来单独论述，为后世开创

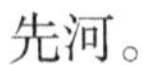

先河。

梅老认为，其病因病机大体与月经先期相同，主要是气虚统摄无权，或血热流行散溢，使得冲任不固，血随经泄所致。此外，亦有瘀血内阻，新血不生，新血不能按时归经而外泄者。青春期患者，多由禀赋不足，肾气未充，肾藏泻失度，以致冲任无度。气虚者，多由体质虚弱，或后天饮食劳倦、久病伤脾，脾虚统摄无权，经行之际，气随血泄，其虚益甚，日久及肾，肾气亦虚，气虚不能摄血固冲，以致经血量多。血热者，由于素体阴虚，或七情过激，五志化火，或外感热邪，使血分伏热，扰动血海，因而经量增多。

梅老认为，月经量多的病因，错综复杂，绝非一端，血热、肾虚、气虚、血瘀之间常存在相互影响、相互兼夹的复杂情况，应注意辨别，但肾与冲、任脉，为本病治疗的根本。青春期月经量多，多为女性生殖器官的发育时期，肾气未充，治疗以补肾调周，重在滋阴养精。月经量多患者的经后期，常常较长时间停留在经后初期，或者经后中期，阴精不能持续滋长，不能重阴转阳。梅老认为经后初期用归芍地黄汤合二至汤，随着周期的后移，经后中、末期加入补阳的药物，如菟丝子、肉苁蓉、紫河车等。经后中、末期的滋阴补阳方药中加入当归、川芎、桃红、刘寄奴等活血破瘀之类，以促经期到来。脾虚者，重用党参、白术，止血较佳；黄芪、茯苓应在止血后使用，生化气血较优；对脾虚湿聚，郁久化热者要结合燥湿利湿，或清热渗湿，药如陈皮、谷芽、麦芽、焦山楂、薏苡仁、碧玉散、煨木香等。阴虚热瘀证，治当滋阴清热，化瘀止血。标本兼顾，通涩并施。方选固经汤、四草汤、加味失笑散等。

如同崩漏，许多月经量多者，常多兼癥瘕疾患，即合并子宫肌瘤，梅老提出子宫肌瘤多从血瘀论治，每用破气逐瘀之类，通因通用，每获良效。

案1 仲某，女，26岁。

【初诊】 2004年7月15日，月经量多伴痛经十余年。诉初潮来，一直月经量多，1周净，伴痛经，痛有下坠感，腹有冷感。末次月经7月11日，白带不多，纳食、二便可，面色少华，舌淡，苔白腻，脉弦紧。已婚育一子3岁。此乃肝郁气滞，冲任失和，拟方清肝抑冲。

当归 10 g　赤芍 10 g　川芎 10 g　生地黄 15 g
炒柴胡 10 g　制香附 10 g　泽兰 10 g　丹参 20 g
太子参 15 g　炒苍术 10 g　茯苓 15 g　茜草 15 g
女贞子 15 g　墨旱莲 15 g

【二诊】 2004 年 8 月 18 日，上方进二十余剂，月经 8 月 6 日来潮，本次量不多，1 周净，且无明显的经前反应。以往月经常有延期，每次量多，偶有排卵期出血。现带下较多，舌淡红，苔薄白，脉弦细略数。此乃肝经湿热下注于阴，拟方疏肝理气，化湿热。

炒柴胡 10 g　　制香附 10 g　　茯苓 15 g　　泽泻 15 g
当归 10 g　　白芍 10 g　　粉甘草 6 g　　炒枳实 10 g
丹皮 10 g　　茜草 15 g　　生薏苡仁 20 g　　败酱草 30 g
炒苍术 10 g　　黄柏 10 g

【三诊】 2004 年 9 月 10 日，月经 9 月 4 日来潮，量色可，无明显的经前反应，白带不多，刻下尚未完全干净，舌淡，苔白腻，脉弦。此乃肝郁气滞，冲任失和，再拟方清肝抑冲。

炒柴胡 10 g　　制香附 10 g　　当归 10 g　　赤芍 10 g
生地黄 15 g　　丹参 20 g　　炒苍术 10 g　　茯苓 15 g
女贞子 15 g　　墨旱莲 15 g　　茜草 15 g　　乌贼骨 15 g
泽兰 10 g　　生甘草 8 g

药服 2 天，月经已止，亦无明显不适，继以清肝抑冲法调理 2 个月，经量基本恢复正常，一般五六天干净。

案 2　张某，女，40 岁。

【初诊】 2006 年 4 月 22 日，月经不调一年余。以往周期也有提前，自从 1 年前放置“节育环”后，月经提前四五天，且量多，淋漓八九天方净，无明显的经前反应，末次月经 4 月 11 日，白带不多，舌淡红，苔黄白偏腻，脉弦细数。此乃肝郁气滞，冲任失和，拟方清肝化滞，和冲任。

桂枝 10 g　　茯苓 15 g　　白芍 10 g　　丹皮 10 g
当归 10 g　　炒枳实 10 g　　炒柴胡 10 g　　粉甘草 8 g
茺蔚子 10 g　　桃仁 10 g　　生地黄 15 g　　炒山栀子 10 g
炒苍术 10 g　　制香附 10 g　　黄芩 10 g

【二诊】 2006 年 5 月 19 日，月经 5 月 8 日来潮，月经量仍多，但较以往明显减少，夹瘀块，1 周净，来潮前有腹痛，现已净 4 天，白带不多，现 B 超示子宫肌瘤约 1.2 cm×1.4 cm，舌淡，苔薄白而嫩，脉弦细。此乃肝郁气滞血瘀，拟方疏肝化滞消癥。

炒柴胡 10 g　　香附 10 g　　炒白术 10 g　　茯苓 15 g

当归 10 g　赤芍 10 g　川芎 10 g　生地黄 15 g
丹皮 10 g　乌药 10 g　沉香(后)3 g　碧玉散(包)15 g
三棱 10 g　莪术 10 g　石见穿 10 g　卷柏 10 g

上方共进二十余剂,月经逐渐恢复正常。

案 3　于某,女,14 岁。

【初诊】 2008 年 8 月 25 日,月经量多经期延长 1 年。主诉自 13 岁初潮以来,月经周期一直先后不定,以先期多见,量多,常淋漓二十多天方净,末次月经 8 月 11 日,刻下尚未完全干净,舌淡,苔白偏腻,脉弦细。此乃肝郁气滞化火,迫血妄行无度,拟方清肝解郁,凉血止血。

炒柴胡 10 g　当归 10 g　赤芍 10 g　白芍 10 g
生甘草 6 g　丹皮 10 g　丹参 15 g　炒山栀子 10 g
女贞子 15 g　墨旱莲 15 g　侧柏叶 10 g　茜草 15 g
茯苓 15 g　生白术 10 g　藿香梗 10 g

【二诊】 2008 年 9 月 8 日,月经 9 月 3 日,量多有血块,来潮前稍见腹胀,至今 5 天仍未净,本次周期 24 天,以往排卵期有时会出血,白带不多,舌淡红,苔白腻,脉弦。此乃肝郁气滞,冲任失和,拟方疏肝理气,调理冲任,以促再生。

当归 15 g　赤芍 10 g　白芍 10 g　川芎 10 g
炒柴胡 10 g　制香附 10 g　卷柏 10 g　丹参 20 g
刘寄奴 15 g　熟地黄 15 g　桃仁 10 g　莪术 10 g
鹿含草 15 g　乌药 10 g　沉香(后)3 g

【三诊】 2008 年 10 月 13 日,月经 10 月 1 日来潮,量较以往明显减少,1 周净,现已净 5 天。此乃肝经郁热渐清,再拟方清肝化滞,和冲任。

丹皮 10 g　丹参 15 g　炒山栀子 10 g　炒柴胡 10 g
当归 10 g　生地黄 15 g　白芍 10 g　生白术 10 g
生甘草 6 g　茯苓 15 g　泽泻 15 g　茜草 15 g
女贞子 15 g　墨旱莲 15 g

2009 年 5 月因痛经前来就诊,自诉去年调理 3 个月后,月经量明显减少,一般六七天干净,排卵期亦无出血。

案 4　陈某,女,38 岁。

【初诊】 2003 年 7 月 31 日,月经量多一年余。患者一年多来月经周期正常，唯月经量多，血块亦多，色暗红，近十天方净，末次月经7月10日。平时小腹隐隐坠疼，伴腰酸，白带量多，往有子宫肌瘤病史，纳可夜寐安，大便干结，舌红，苔薄腻，脉沉。此乃肝郁脾虚，气滞湿阻，拟方疏肝理气，运脾化湿。

炒柴胡梗 10 g	制香附 10 g	炒苍术 10 g	制厚朴 8 g
全当归 10 g	白芍 10 g	炒枳壳 10 g	粉甘草 6 g
茯苓 15 g	炒山栀子 10 g	紫苏梗 10 g	丹皮 10 g
丹参 15 g	红藤 20 g	败酱草 20 g	

【二诊】 2003年8月7日，药后白带显减，腹痛亦除，大便每日易行，近来时有胸部胀痛，舌红，苔薄，脉细弦。经期将届。此乃肝郁气滞血瘀，拟方理气活血，化瘀调经。

柴胡梗 8 g	制香附 10 g	泽兰 10 g	紫丹参 15 g
全当归 10 g	赤芍 10 g	川芎 8 g	熟地黄 15 g
桃仁 10 g	红花 10 g	茜草 15 g	茺蔚子 10 g
台乌药 10 g	沉香(后)3 g	失笑散(包)20 g	

【三诊】 2003年9月1日，月经8月9日来潮，血块多，量较以往明显减少，色亦鲜红，小腹隐痛，7天净。此乃肝气得舒，瘀血亦清，再拟方佐以养血调经。

中药原方去茺蔚子，加益母草30 g。

继以上法调理2个月经周期，一般30天左右一潮，经量恢复以往，血块不多，六七天干净。

（刘华骅　整理）

五、月经量少

月经周期基本正常，但经量明显减少，甚则点滴即净，或经期缩短3天，经量亦少者，称为“月经量少”，亦称“经水涩少”。

本病在《诸病源候论·月经不调候》中有“月经……乍少”的记载，历代医家如刘河间、朱丹溪、万全、李梴、王肯堂等，多从治法、方药、病因病理等方面提出新的见解，丰富新的内容。如《万氏女科》中有“瘦人经水来少者，责其血虚少也，四物加人参汤主之，……肥人经水来少者，责其痰凝经隧也，用二陈加芎归汤主之”。《女科证治约旨》中有“如因形瘦多火，消烁津液，以致经水衰少之候，宜加味少营煎主之”。

梅老认为，月经量少的病因病机，有虚有实。虚者由素体血虚，或大病久病，营血亏虚，或饮食劳倦，思虑伤脾，气血化源不足，以致血海不充而使月经量减少；亦可由先天禀赋不足，或少年肾气、肾精未充，或多产、流产、房劳伤肾，以致肾精不足，精血不充，血海不盈而月经量过少。实者可由感受寒邪，寒客胞宫，血为寒凝；或气滞血瘀，阻碍胞脉，使血行不畅，月经量减少；或素体痰湿，湿阻痰聚，痰阻经脉，血行不畅，月经量减少。

梅老认为气血亏虚、肾虚，以及血寒、血瘀、痰湿之间，常相互影响，常出现相互兼夹的复杂情况，临床单一病症少见，多由单一因素引起，然后相互影响，前期多实，后期多虚。后期由实转虚，而新血不生，新血不能归经，瘀血内停，气血运行不畅，又可由虚转实。

关于其治疗，中医认为经水出于肾，故补肾是调理月经的基本方法，补肾法以填补精血为主。脾的功能是化生血液，补脾胃可以充足身体的血源，扶脾之法，健脾升阳亦为常用之道。但梅老认为肝为血之藏，魂之处，血之宗，内藏阴血而主疏泄，为女子之先天，女科之证多从肝入手。且女子多气而少血，常有心情压抑，情绪烦恼，或抑郁或恚怒，均致气机郁滞，血行不畅，冲任气血运行受阻，妇科诸恙而生，故疏肝理气是治疗月经量少的常用之法，疏肝理气的目的则在于条畅气机，疏通气血，如果气血调和，则月经自然通调。当然疏肝法亦须掌握郁结之主症。

总之，月经量少治疗总以调理气血，濡养精血为要，但注意，即使瘀滞亦多伴气血有伤，慎不可肆意攻破，以免重伤气血，使经血难复，月经量少者，常伴后期，发展为闭经，则更难治愈。

案1 李某，女，25岁。

【初诊】 2017年3月13日，月经量少半年。述月经周期尚可，偶尔有提前，但月经量少，3天净，有少量血块，无明显经前反应。带下不多，舌淡白，苔白偏腻，脉沉细。末次月经2月26日。此乃肝郁气滞，运行不畅，拟方疏肝理气，运脾化湿。

炒柴胡10 g　全当归10 g　赤芍20 g　粉甘草10 g
炒白术20 g　制香附10 g　茯苓15 g　紫苏梗10 g
丹参15 g　炒山栀子10 g　广陈皮10 g　厚朴10 g
乌药10 g　沉香(后)3 g

上方共服二十余剂，月经量明显增多，周期也恢复正常。

案2 周某，女，27岁。

【初诊】 2017年2月20日，月经量少色暗1年。述症起于一年前的人工流产。月经周期尚可，来潮前胸胀痛明显，或有提前两三天来潮前腹痛，带下不多，人工流产3次，月经2月10日来潮，少量暗褐色出血，3天净。现经后期。此乃气血两虚，拟方益气养血，滋养胞宫。

太子参30 g　生白术15 g　茯苓15 g　粉甘草10 g
全当归10 g　赤芍20 g　川芎10 g　熟地黄15 g
生黄芪30 g　川桂枝10 g　桃仁10 g　制香附10 g
益母草30 g　乌药10 g

【二诊】 2017年3月3日，上方进7天，病史如前，细询得知1年前因流产行刮宫术后，恢复不佳，故此月经量少，舌淡红，苔白偏腻，脉弦细数。月经2月10日来潮，近日届期。此乃气虚血瘀胞宫，拟方活血化瘀。

炒柴胡10 g　制香附10 g　泽兰10 g　丹参15 g
当归10 g　赤芍20 g　川芎10 g　熟地黄15 g
失笑散(包)20 g　益母草30 g　桃仁10 g　刘寄奴15 g
莪术10 g　太子参20 g　鸡血藤30 g

上两方共服三十余剂，月经恢复正常，经量明显增多。

案3 沈某，女，45岁。

【初诊】 2009年5月30日，月经量少、经期延长3个月。诉以往月经量可，但近三个月来，量减少，淋漓半月方净，周期亦有提前，常二十一二天一行，带下偏多，经净后出现水样带。平时纳食、二便可，神疲乏力，易疲劳。末次月经5月22日，现量少，仍未净。舌红，苔白薄而嫩，脉弦。此乃肝郁气滞，冲任失和，拟方疏肝理气，化滞以和冲任。

苍术10 g　制香附10 g　生卷柏10 g　丹参15 g
失笑散(包)20 g　赤芍20 g　川芎10 g　生地黄15 g
莪术10 g　乌药10 g　枳实10 g　当归10 g
益母草30 g　桃仁10 g　刘寄奴15 g

上方共服二十余剂，月经恢复正常。

案4 任某，女，24岁。

【初诊】 2014年6月14日，月经量少1年。主诉月经周期尚可，月经偶有延期，但每次量少，色暗，有少量血块，5 天净，来潮前稍见腹痛反应，纳食可，夜寐不佳，带下不多。末次月经 5 月 28 日。舌淡红，苔白腻，脉弦细数。此乃肝郁气滞，拟方疏肝理气解郁，以和冲任。

炒柴胡 10 g	制香附 10 g	泽兰 10 g	丹参 15 g
当归 10 g	赤芍 10 g	川芎 10 g	生地黄 15 g
失笑散(包)20 g	益母草 30 g	桃仁 10 g	刘寄奴 15 g
乌药 10 g	茯苓 20 g	生姜 3 片	

【二诊】 2014 年 6 月 28 日，月经 5 月 28 日来潮，量少，有时有瘀块，现月经届期而未潮，有痛经史，舌淡红，苔薄白，脉弦细。此乃肝郁气滞，血瘀胞宫，再拟方疏肝理气，活血调经。

当归 10 g	赤芍 20 g	川芎 10 g	丹参 15 g
炒柴胡 10 g	制香附 10 g	泽兰 10 g	刘寄奴 15 g
失笑散(包)20 g	益母草 30 g	桃仁 10 g	莪术 10 g
台乌药 10 g	红花 10 g		

【三诊】 2014 年 7 月 11 日，病史如前，月经 6 月 30 日来潮，量色可，有少量瘀块，稍有腹痛，现已净 5 天，原意继进。

当归 10 g	赤芍 10 g	川芎 10 g	丹参 15 g
生黄芪 30 g	制香附 10 g	泽兰 10 g	刘寄奴 15 g
失笑散(包)20 g	益母草 30 g	桃仁 10 g	莪术 10 g
台乌药 10 g	苏木 10 g		

上方又进半月，回访月经基本恢复正常。

案 5 丁某，女，37 岁。

【初诊】 2014 年 1 月 15 日，月经量少 2 年。诉月经量少，B 超检查无明显异常，血性激素六项检查示孕酮偏低，平时神疲乏力，夜寐不佳，二便可，带下不多。末次昨日来潮。舌淡，苔白厚腻，脉弦弱，黑眼圈明显。此乃肝郁气滞，冲任不和，拟方疏肝理气化滞，以和冲任，稍佐补益。

炒柴胡 10 g	制香附 10 g	泽兰 10 g	丹参 20 g
当归 10 g	白芍 15 g	川芎 10 g	熟地黄 15 g
刘寄奴 15 g	益母草 30 g	桃仁 10 g	莪术 15 g
失笑散(包)20 g	桑寄生 20 g	菟丝子 15 g	

【二诊】 2014 年 3 月 20 日，病史如前，进上方二十余剂，月经 3 月 12 日来

潮，本次周期正常，量较以往明显增加，色可，无明显的瘀块，4天净，来潮前见胸胀及腰酸，带下不多，纳食、二便可，久坐腰酸，舌淡红，苔白偏腻，脉弦细。此乃肝郁气滞，脾肾不足，再拟方疏肝理气，调冲任。

炒柴胡10 g　制香附10 g　炒白术20 g　茯苓15 g
当归15 g　炒白芍20 g　川芎10 g　炒枳实10 g
丹参15 g　炒山栀子10 g　粉甘草6 g　炒神曲10 g
沙苑子20 g　杜仲20 g

上方又服半月，回访现月经恢复正常。

案6　位某，女，33岁。

【初诊】　2016年7月14日，月经量少半年。诉半年来，月经量少，周期也多提前，每次23天左右，量少，色暗，有少量瘀块，3天净，来潮前腰酸，带下色白量偏多，曾B超提示宫颈囊肿，末次月经7月17日，舌红，苔薄白，脉弦滑。生育一胎已6岁。此乃肝经郁热夹湿，拟方清肝解郁，和冲任。

炒柴胡10 g　当归10 g　赤芍20 g　生地黄15 g
制香附10 g　紫苏梗10 g　厚朴10 g　制半夏10 g
黄连5 g　茯苓15 g　苍术10 g　炒山栀子10 g
丹参15 g　鸡苏散(包)15 g

【二诊】　2016年8月23日，月经8月11日来潮，量有所增加，色不鲜，有异味，3天净，现已净8天。平时带下不多，劳累则小腹常有坠痛，纳食、二便可，口干、口苦、口渴。舌红，苔白腻，脉弦细。一年前怀孕，但胎停育而流产。此乃肝郁脾虚，气滞湿阻，再拟方疏肝理气化滞，以和冲任。

当归15 g　赤芍20 g　熟地黄15 g　川芎10 g
炒柴胡10 g　制香附10 g　泽兰10 g　丹参15 g
紫苏梗10 g　厚朴10 g　茯苓15 g　制半夏10 g
鸡苏散(包)15 g　苍术10 g　陈皮10 g

上二方加减一月余，月经恢复正常。

案7　苏某，女，36岁。

【初诊】　2013年7月4日，月经量少、经期延长1年。诉月经周期尚可，但量少，色暗，有瘀块，常淋漓十余天方净，来潮前腹痛、腰酸明显，带下色黄，量不多，末次月经6月27日。平时也有时腹痛，腹常有冷感，纳食、二便可，B超示子宫肌瘤、卵巢囊肿。舌淡红,苔白偏腻,边有齿痕,脉细弦。此乃肝郁气滞,冲任失和。拟方疏肝理气,兼以滋阴养血。

当归 10 g	白芍 20 g	川芎 10 g	熟地黄 15 g
炒柴胡 10 g	制香附 10 g	泽兰 10 g	丹参 15 g
茜草 15 g	女贞子 15 g	墨旱莲 15 g	茯苓 15 g
仙鹤草 30 g	炒白术 20 g	莪术 10 g	桂枝 10 g

【二诊】 2013 年 8 月 7 日,进上方,症情缓解,月经 7 月 25 日来潮,月经量少,1 周净,周期尚可,8 月 5 日 B 超示子宫内膜 0.5 cm,子宫肌瘤,自觉体虚,易疲劳,容易汗出,舌淡红偏暗,苔白厚腻,脉弦细弱。此乃气滞湿阻胞宫,再拟方疏肝理气化滞,消癥结。

桂枝 10 g	猪苓 15 g	泽泻 15 g	白术 20 g
炒柴胡 10 g	制香附 10 g	枳实 10 g	鸡苏散(包)15 g
炒石韦 30 g	石见穿 15 g	紫苏梗 10 g	莪术 10 g
乌药 10 g	沉香(后)3 g		

上二方加减共服一月余,回访月经基本正常。

案 8 颜某,女,27 岁。

【初诊】 2014 年 8 月 12 日,月经量少八九个月。主诉自 2014 年初取节育环以来,逐渐月经量减少,现 3 天净,来潮前腰痛,腹胀,胸胀,偶见偏头痛,带下不多,纳食、二便可。育一子 5 岁,流产 1 次。舌淡红偏暗,苔白偏腻,脉沉细弦。末次月经 8 月 6 日,现已届期,已有胸胀腰酸感觉。此乃气滞血瘀湿阻,拟方因势利导,疏肝理气,化滞调经。

当归 15 g	赤芍 20 g	川芎 10 g	熟地黄 15 g
炒柴胡 10 g	制香附 10 g	泽兰 10 g	丹参 15 g
失笑散(包)20 g	益母草 30 g	桃仁 10 g	刘寄奴 15 g
莪术 10 g	乌药 10 g	枳实 10 g	

【二诊】 2014 年 8 月 20 日,症如上诉,月经 8 月 9 日来潮,量少,但经期有所延长,1 周净。近日届期,现有来潮之象,神疲乏力,纳食可,大便时溏,舌淡苔白,脉弦。此乃肝郁气滞,兼有脾虚夹湿,拟方疏肝理气,活血调经,以促祛瘀生新。

桂枝 10 g	茯苓 15 g	当归 15 g	赤芍 20 g
炒柴胡 10 g	制香附 10 g	生卷柏 10 g	刘寄奴 15 g

丹参 15 g　　桃仁 10 g　　失笑散(包)20 g　　生地黄 15 g
益母草 30 g　　莪术 10 g

上二方加减共服两月余,回访反应月经量较以往明显增加。

案9　谢某,女,45 岁。

【初诊】 2012 年 4 月 26 日,月经不调 7 个月。近七个月来,初时周期尚可,但量极少,2 天净,来潮前胸胀明显。末次月经 4 月 13 日,至今未再潮,但有周期性胸胀与腹痛。纳食、二便可,带下不多,舌淡胖,苔白腻,脉弦滑。此乃肝郁气滞血瘀,拟方疏肝理气,活血调经。

当归 15 g　　赤芍 20 g　　川芎 10 g　　熟地黄 15 g
炒柴胡 10 g　　制香附 10 g　　生卷柏 10 g　　丹参 15 g
莪术 15 g　　益母草 30 g　　桃仁 10 g　　刘寄奴 15 g
枳实 10 g　　炒白术 20 g

【二诊】 2012 年 5 月 19 日,症如上诉,月经 5 月 8 日来潮,周期正常,但来潮时量仍不多,色可,1 周净,来潮前腰痛明显,带下不多,舌淡红,苔薄白,脉细弦弱。此乃肝经郁热,再拟方清肝解郁,和冲任。

炒柴胡 10 g　　当归 10 g　　赤芍 20 g　　粉甘草 6 g
丹皮 10 g　　炒山栀子 10 g　　制香附 10 g　　炒枳实 10 g
白术 20 g　　黄柏 10 g　　茜草 15 g　　茯苓 15 g
陈皮 10 g　　紫苏梗 10 g

上方又复半月,月经量较以往明显增加。

案10　王某,女,45 岁。

【初诊】 2012 年 9 月 17 日,月经不调 2 个月。以往月经周期尚可,但 6 月 3 日来潮后,7、8 月未再潮,某人民医院血性激素六项检查示雌二醇偏低,8 月服中药后,月经 9 月 8 日来潮,至今仍未净。舌红,苔薄白,脉弦滑。此乃肝郁气滞,冲任不和,拟方疏肝理气,化滞调冲任。

当归 15 g　　赤芍 20 g　　川芎 10 g　　熟地黄 15 g
炒柴胡 10 g　　制香附 10 g　　泽兰 10 g　　丹参 15 g
莪术 10 g　　益母草 30 g　　桃仁 10 g　　刘寄奴 15 g
失笑散(包)20 g　　乌药 10 g　　枳实 10 g

【二诊】 2012 年 9 月 25 日,月经 9 月 20 日来潮,但量仍少,无明显的经前反应,舌淡红,苔白偏腻,边有齿痕,脉弦弱,近两年来,面部色斑明显增多。此乃肝郁脾虚失湿,再拟方清肝解郁,和冲任。

炒柴胡 10 g　　制香附 10 g　　苍术 10 g　　茯苓 15 g
丹皮 10 g　　炒山栀子 10 g　　紫苏梗 10 g　　鸡苏散(包)15 g
黄芩 10 g　　炒枳壳 10 g　　当归 10 g　　赤芍 10 g
白芷 10 g

上两方加减半年,月经周期基本正常,量较以往明显增加。

案 11　张某,女,25 岁。

【初诊】 2013 年 9 月 11 日,月经量少色暗半年。主诉月经周期多见延期,常 35 天左右一行,偶有痛经,来潮前胸胀,近来已经量少,色暗,2013 年 4 月自然流产 1 次,带下不多。末次月经 8 月 26 日。夜寐不佳。舌尖红,苔薄白,脉细弱。此乃肝失调达,经量少后期,拟方疏肝理气,化滞和冲任。

炒柴胡 10 g　　制香附 10 g　　白术 20 g　　茯苓 15 g
当归 15 g　　白芍 20 g　　粉甘草 8 g　　茜草 15 g
木香 10 g　　青皮 10 g　　丹参 15 g　　炒山栀子 10 g

【二诊】 2013 年 10 月 22 日,半年来,月经量逐渐减少,色暗,四五天不等,有时有少量瘀块,周期也逐渐推迟,来潮前腹痛。月经 10 月 1 日来潮,上方加减近一月,现量较以往明显增加,舌淡红,苔薄白偏腻,脉弦细。此乃肝郁脾虚,气滞血瘀,再拟方疏肝运脾、理气化滞。

炒柴胡 10 g　　制香附 10 g　　炒白术 20 g　　茯苓 15 g
当归 15 g　　白芍 20 g　　粉甘草 6 g　　桃仁 10 g
丹参 15 g　　桂枝 10 g　　炒枳壳 10 g　　乌药 10 g
青皮 10 g　　生姜 3 片

上方加减服 1 个月,回访月经量色逐渐恢复正常。

案 12　刘某,女,36 岁。

【初诊】 2013 年 4 月 26 日,月经量少 1 年。主诉以往月经量也不多,近两年来,量少更加明显,常 2 天净,来潮前无明显反应,周期 45 天左右,带下不多,末次月经 4 月 15 日,舌淡红,苔白偏腻,脉弦细数。曾手术治疗卵巢囊肿。此乃肝经郁热气滞,带下黄白相兼,溲黄,便秘,拟方清肝解郁。

炒柴胡 10 g　　当归 10 g　　赤芍 20 g　　粉甘草 8 g

枳实 10 g	黄芩 10 g	炒山栀子 10 g	夏枯草 10 g
黄连 5 g	法半夏 10 g	女贞子 15 g	墨旱莲 15 g
丹皮 15 g			

上方共服二十余剂，月经逐渐恢复正常。

案13 李某，女，30 岁。

【初诊】 2003 年 7 月 14 日，月经量少两三年。患者近三年来月经量少，两三天即净，周期尚准，25 天一潮，经色暗红，血块不多，无痛经。末次月经 6 月 25 日左右，平时手足烘热，带下较多，头晕神疲乏力。脉沉，苔薄腻，舌红。此乃肝经郁热，拟方清肝经郁热。

炒柴胡梗 8 g	全当归 10 g	赤芍 20 g	炒枳实 10 g
制香附 10 g	苍术 10 g	炒山栀子 10 g	茯苓 15 g
丹皮 10 g	丹参 15 g	鸡苏散(包)15 g	紫苏梗 10 g
嫩黄芩 10 g			

【二诊】 2003 年 9 月 12 日，进上方，月经 8 月 26 日来潮，量色有所好转，但仍时有口干，手足心炕热。苔薄，舌红，脉细。此乃肝经郁热未清，再拟方清肝解郁。

柴胡梗 15 g	当归 10 g	赤芍 15 g	炒枳壳 10 g
制香附 15 g	苍术 10 g	川芎 10 g	炒山栀子 10 g
丹皮 10 g	丹参 15 g	紫苏梗 15 g	泽兰 10 g
茯苓 15 g	鸡血藤 20 g	生甘草 8 g	

上方加减一月余，回访月经逐渐正常。

（曹　健　整理）

六、经期延长

月经周期基本正常，行经时间超过 7 天以上，甚或淋漓半月方净者，一般经量不多，以经前、经后淋漓数日为主，但有时也可见到经量过多或过少。称为“经期延长”，亦称“月水不断”“月水不绝”“经事延长”等，若终月不净者，则称为“漏下”。现代医学中“有排卵型功血”之一的“黄体萎缩不全”及“子宫内膜炎”等，其临床表现与本病有相似之处。

本病最早见于《诸病源候论》，称为“月水不断”。指出其病是劳伤冲任经脉，冲任之气虚损，不能制约经血所致。《沈氏女科辑要笺正 · 淋漓不断》提出本病的转归"须知淋漓之延长即崩漏之先机"。《女科证治约旨·经候门》认为本病乃因"气虚血热妄行不摄"所致。《校注妇人良方》谓:"或因劳损气血而伤冲任,或因经行而合阴阳,以致外邪客于胞内,滞于血海故也。"指出本病有虚有实,为后世治疗本病提示了原则。

梅老认为本病的病机有虚有实,实者多因气滞瘀血阻滞冲任,新血不能归经,血不循经而肆虐妄行所致;虚者多由气虚冲任失约,或阴虚内热,虚热扰动冲任,血海不宁以致经期延长等。

梅老强调治疗应当辨病与辨证结合,结合物理化学检查,注重吸收现代科学的诊断方法,确定有无器质性病变,明确诊断。如子宫内膜炎而致经期延长,还应当从湿热邪毒内侵入手,治疗以清热除湿止血为主;又如黄体萎缩不全而致经期延长,多为肾阴虚,精血不足,虚热内生,热扰冲任,血海不宁所致,治疗以滋肾养阴,清热止血为主。

经期延长,许多人往往强调以止血为主,但止血为治标之策,应用不当,不仅达不到治疗经期延长的目的,相反还可因瘀血停滞体内,影响气血运行,从而引起漏下,甚或崩中等证。关于止血的方法,梅老强调止血并不单纯是收涩止血,而是采取辨证求因、审因论治的方法,特别是活血化瘀止血法,吾师应用较多,范围较广,疗效也较好。梅老经常强调,瘀血不去,则新血不生,血不能归经,出血则永不得宁,因此,梅老在临床上,通因通用,化瘀攻伐之法常用于经期延长,但梅老也强调其应用指征是经来不畅,点滴而下,色暗红夹血块,舌紫暗或有瘀点,脉弦涩,不必全验,具一二症即可。

案1 夏某,女,27岁。

【初诊】 2008年6月4日,月经不调十余年。诉自从初潮以来,月经一直延期,常四十余天一行,来潮时量色可,但腹痛明显,白带色黄量偏多,无瘙痒。末次月经4月24日,至今已有40天,夜寐多梦,结婚1年未孕。舌红,苔白偏腻,脉弦细数。此乃湿热内蕴,冲任失和,拟方疏肝化滞调经,佐清湿热。

当归 10 g　赤芍 10 g　川芎 10 g　生地黄 15 g
炒柴胡 10 g　枳实 10 g　粉甘草 6 g　丹皮 10 g
制香附 10 g　炒山栀子 10 g　桃仁 10 g　红花 10 g
生薏苡仁 30 g　败酱草 30 g　卷柏 10 g

【二诊】 2008年7月13日,症如上诉,月经6月30日来潮,至今十余天仍未净,现时量仍多,色鲜,有瘀块,去年有类似病史,后行刮宫治疗。舌淡红,苔白偏腻，脉细弦沉。此乃肝经郁热，迫血妄行无度，拟方清肝抑冲任。

仙鹤草 30 g	女贞子 15 g	墨旱莲 15 g	茜草 15 g
当归 15 g	赤芍 10 g	白芍 10 g	生地黄 15 g
血余炭 10 g	蒲黄炭 10 g	地榆炭 15 g	贯众炭 10 g
丹皮 10 g	丹参 15 g	制大黄 8 g	

【三诊】 2008 年 8 月 5 日，症如上诉，月经 7 月 30 日来潮，至今已五余天，仍未净，量仍多，有瘀块，来前有胸胀。平时白带不多。舌淡红，苔白偏腻，脉弦细。此乃肝郁气滞血瘀，拟方疏肝理气，活血化瘀。

当归 10 g	赤芍 10 g	白芍 10 g	川芎 10 g
熟地黄 15 g	炒柴胡 10 g	制香附 10 g	泽兰 10 g
丹参 15 g	刘寄奴 15 g	桃仁 10 g	失笑散(包)20 g
台乌药 10 g	沉香(后)3 g		

【四诊】 2008 年 9 月 28 日，月经 9 月 2 日来潮，周期尚可，量不多，有少量瘀块，来潮前 1 天腰酸，但经期仍偏长，8 天净，近日将潮。平时白带不多，B 超示子宫内膜增厚，舌淡红，苔白偏腻，脉弦。此乃素体肝郁气滞血瘀，拟方理气活血化瘀。

炒柴胡 10 g	制香附 10 g	泽兰 10 g	丹参 15 g
当归 10 g	赤芍 10 g	川芎 10 g	益母草 30 g
刘寄奴 10 g	桃仁 10 g	王不留行 20 g	三棱 10 g
莪术 10 g	乌药 10 g	沉香(后)3 g	

2008 年 12 月底因妊娠呕吐频繁来诊，主诉 9 月服药后，月经 10 月 4 日来潮，量多夹血块，色鲜红，小腹隐痛，余无明显不适，经期亦未拖延，6 天净。继之月经未潮，半月前呕吐频繁，自测尿人绒毛膜促性腺激素(HCG)发现怀孕。

案 2 刘某，女，21 岁。

【初诊】 2012 年 5 月 12 日，月经不调七八年。诉初潮以来，一直月经不调，延期常四五十天一行，量少，淋漓近 20 天方净，服黄体酮、达英 35 等，症情有所缓解，末次月经 4 月 8 日，至今未再潮，白带缺如，面有痤疮。舌淡红，苔白腻，脉弦细。此乃肝郁气滞，冲任失和，拟方疏肝理气，化滞调经。

当归 10 g	赤芍 10 g	川芎 10 g	熟地黄 15 g
炒柴胡 10 g	制香附 10 g	卷柏 10 g	桃仁 10 g
刘寄奴 15 g	益母草 30 g	三棱 10 g	莪术 10 g

台乌药 10 g　　沉香(后)3 g　　失笑散(包)20 g

【二诊】 2012 年 5 月 28 日,进上方后,月经 5 月 15 日来潮,量较以往有所增加,淋漓 9 天净,以往常持续二十余天,亦无明显经前反应。舌淡白,苔白偏腻,脉弦细略数。此乃肝经郁热渐清,拟方疏肝理气,和冲任。

炒柴胡 10 g　　香附 10 g　　泽兰 10 g　　丹皮 10 g
丹参 15 g　　当归 15 g　　白芍 10 g　　生地黄 15 g
仙鹤草 30 g　　女贞子 15 g　　墨旱莲 15 g　　茜草 15 g
失笑散(包)20 g

前法加减调理三月余,月经周期恢复正常,35 天左右一潮,经期亦恢复正常,六七天干净。

案 3　陈某,女,38 岁。

【初诊】 2003 年 6 月 25 日,经期延长半年。患者以往月经周期尚属正常,近半年来月经量多,经期延长,十余天方净,末次月经 6 月 10 日。平时小腹隐隐坠疼,伴腰酸,白带量多,纳可夜寐安,大便干结,往有子宫肌瘤病史,脉沉,苔薄腻,舌红。此乃肝郁脾虚,气滞湿蕴,拟方疏肝理气,运脾化湿。

炒柴胡梗 10 g　　制香附 10 g　　炒苍术 10 g　　制根朴 8 g
全当归 10 g　　白芍 10 g　　炒枳壳 10 g　　粉甘草 6 g
茯苓 15 g　　泽泻 15 g　　炒山栀子 10 g　　紫苏梗 10 g
丹皮 10 g　　丹参 15 g　　车前子(包)15 g

【二诊】 2003 年 7 月 5 日,腰酸、带下明显减少,大便每日易行,近日小腹隐痛,胸部胀痛。舌红,苔薄,脉细弦。此乃湿邪渐化,肝郁气滞血瘀,拟方理气活血化瘀。

炒柴胡 10 g　　制香附 10 g　　炒枳壳 10 g　　刘寄奴 10 g
当归 10 g　　赤芍 10 g　　川芎 10 g　　益母草 30 g
桃仁 10 g　　红花 10 g　　三棱 10 g　　莪术 10 g
乌药 10 g　　沉香(后)3 g　　失笑散(包)20 g

2003 年 8 月 2 日来述上方服后,月经 7 月 11 日来潮,量多夹血块,色鲜红,6 天即净。

案 4　梅某,女,26 岁。

【初诊】 2003 年 8 月 10 日,月经来潮拖延时长,十余天方净。此次来潮已有8天,尚未干净,量不多,腹不痛,色暗红,苔薄,舌红,脉细弦。此乃肝经郁热化火,拟方清肝抑冲,以养血归经。

全当归 10 g　赤芍 10 g　白芍 10 g　川芎 8 g
生地黄 15 g　仙鹤草 20 g　茜草根 15 g　泽兰 10 g
制香附 10 g　生地榆 15 g　侧柏炭 10 g　炒丹皮 10 g
丹参 15 g　贯众炭 10 g

【二诊】 2003年8月17日,药服3天,出血已止,偶尔腰酸,余无明显不适,苔薄,舌淡红,脉细。此乃气血未复,拟方益气养血。

全当归 10 g　炒白芍 10 g　熟地黄 15 g　女贞子 15 g
仙鹤草 20 g　茜草根 15 g　墨旱莲 15 g　制香附 10 g
党参 10 g　茯苓 15 g　炒丹皮 10 g　丹参 15 g
炒白术 15 g　续断 15 g

【三诊】 2003年8月28日,近来轻微胀胸,纳可,眠佳,二便自调,苔薄,舌红,脉弦。经期将届。此乃素体肝郁气滞血瘀,拟方理气活血调经。

炒柴胡 10 g　制香附 10 g　炒枳壳 10 g　刘寄奴 10 g
当归 10 g　赤芍 10 g　川芎 10 g　益母草 30 g
桃仁 10 g　红花 10 g　生地黄 10 g　乌药 10 g
沉香(后)3 g　失笑散(包)20 g

【四诊】 2003年9月14日,月经9月2日来潮,第1天小腹痛,下几块暗红色血块后痛止,量多,7天即净。此乃肝郁渐解,气血渐复,继以上法调理两月余恢复正常。

案5 许某,女,32岁。

【初诊】 2004年6月2日,月经来潮十余天方净。患者近年来月经来潮拖延时长,末次月经5月21日,刻下尚未干净,量不多,少许血块,少腹隐痛,两侧少腹压痛,头眩胸闷,内热口干,小便黄,大便秘,两三日一行,苔黄腻,舌红,脉弦数。此乃肝郁气滞化火,拟方清肝抑冲解郁。

炒柴胡 10 g　当归 10 g　川芎 10 g　赤芍 10 g
制香附 10 g　泽兰 10 g　丹参 10 g　失笑散(包)15 g
生地黄 15 g　茺蔚子 10 g　桃仁 10 g　红花 10 g
茜草根 15 g　炒枳实 10 g　瓜蒌仁 15 g

【二诊】 2004年6月9日,前药口服3天后月经已净,大便通畅,日一行,口干亦有减轻，苔薄黄，舌红，脉细弦。此乃素体肝火偏旺，拟方继予清肝抑冲。

炒柴胡 10 g　当归 10 g　生白芍 15 g　制香附 10 g
泽兰 10 g　丹参 10 g　生地黄 15 g　益母草 30 g
茜草根 15 g　炒枳实 10 g　瓜蒌仁 15 g　女贞子 15 g
墨旱莲 15 g　龙胆草 8 g

【三诊】 2004 年 6 月 25 日，月经前天来潮，量不多，小腹隐痛，余无明显不适，苔薄，舌红，脉弦。此乃肝郁气滞血瘀。拟方继与理气活血化瘀。

炒柴胡 10 g　当归 10 g　川芎 10 g　赤芍 10 g
制香附 10 g　泽兰 10 g　丹参 10 g　失笑散(包)15 g
生地黄 15 g　茺蔚子 10 g　桃仁 10 g　红花 10 g
茜草根 15 g　三棱 10 g　莪术 10 g

【四诊】 2004 年 7 月 18 日，月经 6 月 23 日来潮，初起不多，上方服后突然增多两三天，继之 2 天即净。刻下经期将届，带下黄白相间，头眩、胸闷、腹胀，内热口干，脉弦，苔薄腻，舌红。此乃肝郁气滞，冲任失和，拟方继与理气清肝，以和冲任。

柴胡梗 10 g　当归 10 g　川芎 10 g　生甘草 6 g
炒枳实 10 g　赤芍 15 g　粉丹皮 10 g　大丹参 15 g
炒苍术 10 g　制香附 10 g　茯苓 15 g　台乌药 10 g
桃仁 10 g　红花 10 g　沉香(后)2 g

药后月经 7 月 22 日来潮，量中等，色鲜红，少许血块，7 天即净。继以前法调理两月而愈。

（刘华骅　整理）

七、经间期出血

在两次月经次中间，即氤氲乐育之时，出现周期性的阴道出血，或者赤带带下，称为“经间期出血”。中医学文献中未设专论，仅散见于月经先期、月经量少、经漏、赤带有关记载中。本病对应于现代医学称之为“排卵期出血”，亦属功能性子宫出血。据临床观察，多在月经周期的第 10～16 天，即经净后 7 天左右少量阴道出血，多发生在大龄未婚青年。

本病病因病机传统多认为是由排卵期元精充实，阳气内动，加之肾阴不足，湿热内蕴或瘀血内留等因素动血，便可引致阴道出血。

梅老认为，这一时期的出血也与排卵不顺有关系。若因禀赋不足，天癸不充，或房劳多产，或思虑操劳等，以致肾阴不足，精血减少，阳气内动，阴阳不接，兼之子宫冲任欠藏，是以出血；也有阴虚及阳，阳气偏虚，难以统摄，出血反复延续，或经后出血；或未婚女子，积想，或急躁易怒，心肝气郁化火，在阴阳转化时，阳气内动，郁火更甚，内扰胞脉胞络，动乎血海，是以出血；或因外湿入侵，蕴阻于胞络冲任之间，继而生热；或心肝气郁，克伐脾胃，不能化水谷之精微以生精血，反聚而生湿，下趋任、带二脉，蕴而生热；或体质不足，经产留瘀，瘀阻胞络，或因七情内伤，气滞冲任，久而成瘀，氤氲之时，阳气内动，血瘀与之搏结，胞络伤损，以致出血。

梅老认为，本病的辨证着重出血时间及色质的辨别。一般经间中期与经间前期出血均与肾阴虚有关，具体结合苔、脉，询问病史细辨证型差异。此外，还要辨别湿热与血瘀两个兼型。湿热的辨证着重在赤白下，相兼而下，舌苔厚腻；血瘀的辨证，重在少腹作痛，出血的色紫暗及有血块等证候。

治疗上由于本病出血量较少，故应以滋肾养血为主，佐以利湿化瘀，但必须注意到本证的病理特点及其阴阳互根的依赖性，所以补阴不忘阳，选择适当的补阳药物，也是非常重要的，但如阴虚及阳，阳虚为主者，亦要考虑在补阳的同时补阴，以保持"阴精"这一基础。梅老强调治疗经间期出血的重要意义并不在出血本身，而是在于促进阳化阴成的顺利变化，诱导顺利排卵，使月经周期质量有所提高。

案1　陈某，女，21岁。

【初诊】 2016年3月21日，月经间期出血半年。半年以来，月经间期常有出血，本月月经周期为7～12日，现已净8天，现时带下少许血性分泌物，余无其他不适，结婚1年未孕。此乃素体肝气郁结化火，迫血妄行，拟方疏和进治。

炒柴胡 10 g　制香附 10 g　炒苍术 10 g　茯苓 15 g
当归 10 g　赤芍 20 g　生地黄 15 g　枳实 10 g
丹参 15 g　炒山栀子 10 g　茜草 15 g　女贞子 15 g
墨旱莲 15 g　乌贼骨 10 g　沙苑子 20 g

【二诊】 2016年4月5日，3天前月经来潮，经量略多，无明显经前反应，4月排卵期出血有所减少，经前数日有褐色分泌物，舌红，苔薄白，脉弦。此乃肝经郁热未清，气滞血瘀，拟方理气活血调经。

当归 10 g　赤芍 20 g　川芎 10 g　熟地黄 15 g

炒柴胡 10 g　　制香附 10 g　　泽兰 10 g　　丹参 15 g
失笑散(包)20 g　　益母草 30 g　　桃仁 10 g　　生卷柏 10 g
莪术 10 g

【三诊】　2016 年 4 月 30 日,症如上述,4 月 13 日又有少量血性分泌物。肝经郁热,迫血妄行无度,气阴两伤,拟方柔肝益肾,固本养阴。

山茱萸 15 g　　熟地黄 15 g　　怀山药 15 g　　煅龙骨(先)30 g
紫石英(先)30 g　　巴戟天 10 g　　肉苁蓉 10 g　　茯苓 15 g
丹参 15 g　　沙苑子 15 g　　菟丝子 15 g　　覆盆子 15 g
当归 10 g　　白芍 10 g

上几方加减两月余,回访月经规则,至今经间期出血未出现。

案 2　杨某,女,17 岁。

【初诊】　2012 年 8 月 11 日,排卵期出血三四月。诉月经期量色可,但每于经前十余天,出现咖啡色分泌物,持续三四天,曾服止血药,症情有所缓解,平时纳食、二便可,带下不多。舌红,苔薄白,脉弦细略数。刻下月经刚潮 3 天,仍未净。此乃肝郁气滞,冲任不和,拟方疏肝理气化滞。

炒柴胡 10 g　　制香附 10 g　　泽兰 10 g　　丹参 15 g
当归 10 g　　白芍 20 g　　川芎 10 g　　生地黄 15 g
刘寄奴 15 g　　益母草 30 g　　桃仁 10 g　　茜草 15 g
生白术 20 g　　乌贼骨 10 g

上方共服三十余剂,月经逐渐恢复正常。

案 3　王某,女,28 岁。

【初诊】　2014 年 3 月 28 日,排卵期出血 3 个月。近三个月来,排卵期少量出血,约 3 天,月经尚可,量不多,无明显经前反应,末次月经 3 月 10 日,现仍未净,舌淡,苔白腻,脉弦。此乃气滞血瘀胞宫,拟方清肝抑冲任。

炒柴胡 10 g　　制香附 10 g　　泽兰 10 g　　丹参 15 g
当归 10 g　　白芍 20 g　　生地黄 15 g　　川芎 10 g
刘寄奴 15 g　　益母草 30 g　　桃仁 10 g　　茜草 15 g
女贞子 15 g　　墨旱莲 15 g　　丹皮 10 g

【二诊】　2014 年 4 月 11 日,病史如上,数月来,排卵期出血,月经 4 月 8 日来潮,今天为第 3 天,未净,生育 1 子(现 28 个月),舌淡红,苔薄白,脉缓。此乃气滞运行不畅，再拟方疏肝理气，和阴阳。

炒柴胡 10 g　制香附 10 g　白术 20 g　茯苓 15 g
当归 10 g　白芍 20 g　熟地黄 15 g　川芎 10 g
刘寄奴 15 g　益母草 30 g　桃仁 10 g　丹参 15 g
莪术 10 g　女贞子 20 g　墨旱莲 10 g

上方共进一月余，回访经间期出血未再出现。

（曹　健　整理）

八、痛经

痛经指女性月经期前后或在经期间，出现下腹部周期性、痉挛性疼痛，常痛引腰骶，痛剧昏厥，或者行经末期经净后短时期内小腹坠痛隐痛，影响日常生活者。其中经过详细妇科临床检查，未发生器质性异常者，称为原发性痛经，亦谓之功能性痛经。

痛经是青春期妇女中最常见的妇科疾患之一。发病率达 30%～50%，其中 10%左右的患者由于月经的疼痛，难以正常工作和生活，因而诊治原发性痛经对改善女性个体健康，提高工作效率、生活质量有着重要的意义。

痛经之症，前人称"行经腹痛"，最早记载见汉代《金匮要略方论·妇人杂病脉证并治》，其曰"带下，经水不利，少腹满痛"；至宋代《妇人良方大全·调经门·月水行止腹痛》列出治疗痛经方温经汤，并责之"风冷之气客于胞络，损伤冲任之脉"所致。后来《丹溪心法·妇人》指出痛经有经行作痛、经后作痛分辨虚实。直至明清时期，《景岳全书·妇人规·经期腹痛》对本病辨证做了较系统的论述，接着《宋氏女科秘书》《傅青主女科》《医宗金鉴·妇科心法要诀》等对本病治法及方药做了大量的探索。梅老纵贯前人对本病发生的认识，结合现代医学，认为先天赋禀不足，后天风冷、寒湿、气滞瘀阻胞宫致使经行腹痛的主要原因。

有关痛经的病因病机，梅老认为，本病起于初潮后，起初即痛经或行经一两年后出现严重症状，按照《黄帝内经》中女性生长发育的阶段特点，此时正应是肾气盛、天癸至的时期，若经行疼痛势必首先要考虑肾与天癸系统的功能。初行经时，天癸刚至，心肾离坎之间尚未达到正常的调剂水平，寒凝胞脉，致使气血失畅，发为腹痛。究其原因，多由禀赋不足、素体薄弱、肾气欠盛、子宫发育不良、宫颈管狭窄，以致经血排泄困难，不通则痛。又若成年后，因久居阴湿之地，或初行经不慎感寒淋雨，贪凉饮冷；或迁居寒冷之地，寒湿伤于下焦,客于胞宫,以致寒凝经血,血行失畅,不通则痛。前人论痛经多责之风冷客于胞络冲任。寒气客于血室,血凝不行,绪积血为气所冲,新血与故血相搏所以发痛。

气血的运行不畅所致"不通则痛",治疗痛经着眼于"通则不痛",但是梅老注意到发生疼痛剧烈,除不通则痛外,还与心、肝因素有关。《素问·病机十九条》说"诸痛疮疡,皆属于心"。这说明一切疼痛均与心脑神明有关。梅老临床亦常告诫我们,痛经者脉多弦,尤其是疼痛剧烈者出现弦脉,或者弦紧脉,或者弦而不畅。弦脉者,一般属于肝脉,说明疼痛与肝有关,由此可见气血不通失畅,脉络包括子宫虽收缩不伸,甚则痉挛状收缩,再加上心、肝因素的影响,从而发生疼痛,甚则晕厥。目前临床上常有青春发育期女子,由于工作学习紧张、精神负担重,常招致心情压抑,情绪烦恼,或抑郁或恚怒,均致气机郁滞,血行不畅,冲任气血运行受阻,经血难以正常下泄发而为痛。又或若平素气血不足,或母体妊育之时,营养欠缺,虚弱体质,抑或幼年大病、重病,气血亏损,冲任胞脉失养,不荣而痛也。

所以梅老认为,导致以上诸种病变关键还在于肾虚与肝郁,而且痛经发作有一定顽固性。

本病治疗以止痛为核心,因其病理机转的虚实两端,实则不通则痛,采用温通法,得温则行,寒得温则散,瘀得温则化,所以温通为治痛经常用大法,其次是止痛。梅老认为,其一宜温,血得温则行,得寒则凝,欲其通也,必须温之,首选之药如肉桂、艾叶、制附片、炮姜、吴茱萸、小茴香、川芎等。其二止痛,凡活血化瘀药,三棱、莪术、桃仁、三七、血竭、石见穿等均属此类;再是理气止痛,如乳香、没药、延胡索、五灵脂、石见穿、景天三七等止痛之品。其三镇静,前人曾有"诸痛疮疡,皆属于心"之说,认为疼痛与心神关系极为密切。凡心情紧张、恐惧,对疼痛敏感者,其痛必剧,因此安定心神,药用镇静,亦为重要,如钩藤、紫贝齿、青龙齿、琥珀、延胡索等重剂皆有此效,宜加入痛经方中。

虚证性痛经,就临床来看,主要两个方面:一是阴血亏虚,脉络失养,宜重用当归、白芍,加少量甘草;二是阳虚气弱,出现气虚壅而不畅,在温阳补气的前提下加木香、小茴香、吴茱萸、延胡索即可;如属气虚下陷之坠痛者,黄芪、党参必须重用,稍稍加入柴胡、升麻之类。

治疗痛经,梅老认为服药时间颇为重要。经间排卵期及行经前期颇为重要,适时用药,收效较好。尤其是经间排卵期服补肾调气血药极为重要,如能使功能恢复正常,将大大减轻行经期的腹痛。

案1 高某,女,18岁。

【初诊】 2003年8月15日,痛经4年。患者14岁时月经初潮,每届经期痛经,今日月经来潮,量不多,少腹疼痛阵发,拒按,舌红,苔薄,脉细弦。此乃气滞血瘀胞宫,拟方理气活血,化瘀通经。

柴胡梗8 g 制香附10 g 泽兰10 g 紫丹参15 g
全当归10 g 赤芍10 g 川芎8 g 生地黄15 g
茺蔚子10 g 桃仁10 g 红花10 g 茜草根15 g
台乌药10 g 失笑散(包)20 g

【二诊】 2005年10月9日,前年中药调理后腹痛明显好转,近两年基本不疼,此次月经来潮2天,腹痛难耐,以小腹隐疼为主,经色暗红,夹血块,时欲用手捧腹,或贴"暖宝宝"略有缓解,舌淡,苔薄,脉细。此乃寒凝气滞血瘀胞宫,拟方温经活血止痛。

小茴香4 g 全当归10 g 川芎8 g 赤芍10 g
吴茱萸3 g 制香附10 g 台乌药10 g 泽兰15 g
熟地黄15 g 紫丹参15 g 淡干姜5 g 茺蔚子10 g
桃仁10 g 红花10 g 失笑散(包)20 g

药后腹痛显减。此例患者初诊时因腹痛拒按,经来不畅,故用活血化瘀获效。2年后因痛经再作,但腹痛隐隐,喜按,得温则缓以虚寒表现为主,故改用温经活血,起效明显。同一患者,同一疾病,不同治则,体现了中医同病异治的特色,也体现了梅老临床深厚的实践经验,不拘泥一方一药,灵活变化!

案2 包某,女,38岁。

【初诊】 2008年3月16日,痛经三四月。以往有类似病史,经治疗好转,但三四月来,每遇月经第2天小腹疼痛明显,两三天后缓解,月经量多,瘀块不明显,7天左右净,月经周期25天左右,白带呈豆腐渣样,伴瘙痒,末次月经3月4日,现已净3天,舌淡红,苔白偏腻,脉弦细。此乃肝经郁热,气滞不利,拟方清肝解郁,利湿热。

黄连5 g 嫩黄芩10 g 鸡苏散(包)15 g 粉葛根15 g
粉丹皮10 g 赤芍10 g 生地黄15 g 茯苓15 g
炒山栀子10 g 泽泻15 g 黄柏10 g 炒柴胡10 g
金银花10 g 连翘10 g 茜草15 g

【二诊】 2008年4月12日,进上方,白带减少,月经4月2日来潮,本次经行腹痛已不明显,症情好转,原意继进。

案3 卢某,女,23岁。

【初诊】 2007年6月18日,痛经六七年。诉月经量色可,但每遇来潮第一两天腹痛明显,痛伴下坠感,月经有少量瘀块,6天净。查B超卵巢囊肿,5月25日人工流产,纳食、夜寐可,舌淡红,苔白腻。此乃气滞血瘀,拟方理气活血化瘀,以和冲任。

当归10 g 赤芍15 g 川芎10 g 失笑散(包)20 g
柴胡10 g 制香附10 g 泽兰10 g 紫丹参15 g
刘寄奴15 g 益母草30 g 桃仁10 g 红花10 g
茜草15 g 乌药10 g 沉香(后)3 g

【二诊】 2007年7月14日,进上方半月,6月月经来潮时,腹痛明显减轻。继以上方加减调理3个月,痛经基本控制。

案4 谭某,女,29岁。

【初诊】 2004年8月2日,痛经两三年。曾中药治疗,症情有所缓解,月经7月18日来潮,量不多,3天净,来潮前有腹痛,平时急躁易怒,白带不多,舌偏暗,苔白薄偏嫩,脉弦滑。此乃肝郁气滞化火兼有暑湿内蕴,拟方疏肝理气,佐以祛暑化湿。

紫苏梗10 g 藿香梗10 g 厚朴10 g 法半夏10 g
茯苓15 g 泽泻15 g 炒苍术10 g 陈皮10 g
炒柴胡10 g 嫩黄芩10 g 木香10 g 黄连4 g
炒枳壳10 g 桔梗10 g 鸡苏散(包)15 g

【二诊】 2004年8月30日,月经8月16日来潮,来潮前腹痛较以往有所减轻,经量不多,3天净,进上方,排卵期白带有所增加,舌淡红,苔薄白,脉弦细。此乃肝经郁热气滞,与湿热相杂而下,拟方疏肝理气化滞,佐清湿热。

炒柴胡10 g 香附10 g 炒山栀子10 g 茯苓15 g
当归15 g 白芍10 g 鸡苏散(包)15 g 黄芩10 g
炒白术15 g 厚朴10 g 法半夏10 g 丹皮10 g
丹参15 g 乌药10 g 沉香(后)3 g

上两方加减又服一月余,痛经明显好转。

案5 顾某,女,27岁。

【初诊】 2004年8月16日,痛经1年。一年来,每遇月经第1天,小腹作痛,伴恶心呕吐、腹泻,曾中药治疗,无明显好转,月经周期正常,量色可,1周净,白带不多,末次月经7月21日,现已净,舌淡红,苔白偏腻,脉弦细。此乃暑湿蕴于胞宫,拟方祛暑化湿。

紫苏梗10 g　藿香梗10 g　厚朴10 g　法半夏10 g
茯苓15 g　泽泻15 g　炒苍术10 g　陈皮10 g
炒枳壳10 g　桔梗10 g　白芷10 g　神曲10 g
鸡苏散(包)15 g　木香10 g　黄连4 g

【二诊】 2004年9月20日,症情如前,每遇月经第1天,小腹作痛,冷食后尤甚,月经8月24日来潮,本次来潮时腹痛减而未除,近日又将届期,面有痤疮起伏,纳食、二便可,白带不多,舌淡,苔白腻而嫩,脉弦。此乃气滞血瘀,拟方理气活血调经。

当归10 g　赤芍10 g　白芍10 g　川芎10 g
炒柴胡10 g　制香附10 g　泽兰10 g　紫丹参15 g
三棱10 g　莪术10 g　刘寄奴15 g　桃仁10 g
红花10 g　小茴香5 g　乌药10 g　沉香(后)3 g

上方服后腹痛显减,原意出入调理两三个月,痛经基本控制。

案6 储某,女,21岁。

【初诊】 2006年7月21日,痛经2年。主诉每遇月经第1天腹痛明显,偶伴恶心呕吐,月经周期尚可,量不多,曾中药治疗效果不明显,舌淡红,苔白偏腻,脉弦。此乃气滞郁结,经行不畅,拟方疏肝理气化滞。

当归10 g　赤芍15 g　白芍15 g　川芎10 g
柴胡10 g　川楝子10 g　泽兰10 g　制香附10 g
紫丹参15 g　益母草30 g　刘寄奴15 g　桃仁10 g
红花10 g　乌药10 g　沉香(后)3 g

【二诊】 2006年8月24日,末次月经周期7月27日至8月8日,经前小腹痛隐隐,较以往减轻。平时手心作烫,冬日手脚冰凉,月经周期尚可,近日届期,舌尖红,苔白偏腻,脉弦滑。拟方疏肝化滞,活血调经。

炒柴胡10 g　香附10 g　当归15 g　赤芍15 g
川芎10 g　泽兰10 g　丹参15 g　刘寄奴15 g

桃仁 10 g	红花 10 g	莪术 10 g	王不留行 20 g
乌药 10 g	沉香(后)3 g	生姜 3 片	

以后每届月经前三五天服用上方调理 2 个月,来潮时偶有腹部隐痛不适。

案 7 王某,女,25 岁。

【初诊】 2008 年 9 月 10 日,痛经多年。诉自初潮以来,一直经前腹痛,痛伴下坠感,曾服中药症情缓解,月经周期量色尚可,白带不多,末次月经周期 8 月 13~18 日,纳食、二便可,有时经前有腹泻,脉弦,苔薄腻,舌红。此乃肝郁气滞,冲任失和,拟方疏肝理气化滞,和冲任。

炒柴胡 10 g	香附 10 g	泽兰 10 g	丹参 15 g
当归 15 g	赤芍 15 g	川芎 10 g	厚朴 10 g
炒苍术 10 g	甘草 6 g	青皮 10 g	陈皮 10 g
茯苓 15 g	紫苏梗 10 g	藿香梗 10 g	

上方后,痛经减轻。

案 8 陈某,女,21 岁。

【初诊】 2012 年 8 月 8 日,痛经 3 年。诉三年来,每遇月经来潮时腹痛明显,伴肛门坠胀感,冷食后明显,月经周期尚可,量色可,有瘀块,白带不多,末次月经 7 月 10 日左右,纳食、二便可,手足汗多,舌红,苔黄而润,脉弦。此乃肝失调达,经行不畅,拟方疏肝行气化滞。

炒柴胡 10 g	制香附 10 g	泽兰 10 g	丹参 15 g
当归 10 g	赤芍 10 g	川芎 10 g	茯苓 15 g
炒枳壳 10 g	苍术 10 g	粉甘草 6 g	制厚朴 10 g
紫苏梗 10 g	藿香梗 10 g	乌药 10 g	沉香(后)3 g

【二诊】 2008 年 9 月 4 日,月经 8 月 19 日来潮,5 天净,本次延期三四天,来潮时腹痛减轻,无胸胀及腰酸,白带不多,现已净 10 天,舌淡白,苔白中偏腻,脉细弦。此乃肝郁气滞,拟方疏肝理气化滞,调冲任。

当归 10 g	赤芍 10 g	白芍 10 g	川芎 10 g
炒柴胡 10 g	制香附 10 g	甘草 6 g	桂枝 10 g
炒苍术 10 g	炒白术 10 g	茯苓 15 g	陈皮 10 g
丹参 15 g	乌药 10 g	沉香(后)3 g	

前法调理三四个月,痛经显减。

案9 韩某，女，24岁。

【初诊】 2014年4月17日，痛经3年。患者近三年来，每遇月经来潮第1天小腹作痛，白带不多，末次月经3月22日，近日届期，无明显口干口渴，舌尖红，苔白偏腻，脉弦。此乃气滞郁结，胞宫运行不畅，拟方理气化滞，和冲任。

炒柴胡 10 g　　制香附 10 g　　炒苍术 10 g　　桂枝 10 g
当归 15 g　　赤芍 10 g　　川芎 10 g　　艾叶 10 g
延胡索 15 g　　制乳香 10 g　　没药 10 g　　吴茱萸 5 g
炙甘草 6 g　　乌药 10 g　　沉香(后)3 g

【二诊】 2014年5月8日，月经4月20日来潮，虽有腹痛但明显减轻，痛多见于左侧下少腹，伴下坠感，B超示左卵巢囊肿，舌淡，苔薄白，脉弦。查左侧少腹有压痛，带下略多。此乃气滞湿蕴，冲任失和，拟方疏肝理气化滞，和冲任。

炒柴胡 10 g　　制香附 10 g　　炒苍术 10 g　　茯苓 15 g
泽泻 15 g　　当归 10 g　　白芍 10 g　　粉甘草 6 g
炒山栀子 10 g　　丹皮 10 g　　桂枝 10 g　　桃仁 10 g
莪术 10 g　　乌药 10 g　　沉香(后)3 g　　炒枳实 10 g

药后白带明显减少，月经5月18日来潮，腹痛基本未作。

案10 付某，女，35岁。

【初诊】 2006年6月1日，痛经数年。诉月经周期尚可，量中等，8天净，但每次月经来潮前半月开始胸胀，腹中不适，来潮第1天腹痛甚，有时须服“止痛药”，无呕吐，白带尚可，末次月经5月2日，现腹中已有不适，月经近日届期，舌红，苔白偏腻，脉弦细。此乃气滞血瘀胞宫，拟方疏肝理气化滞，活血调经止痛。

炒柴胡 10 g　　制香附 10 g　　泽兰 10 g　　刘寄奴 15 g
当归 10 g　　赤芍 10 g　　川芎 10 g　　粉甘草 6 g
三棱 10 g　　莪术 10 g　　桃仁 10 g　　红花 10 g
乌药 10 g　　沉香 3 g　　失笑散(包)20 g

上方共服二十余剂，痛经减轻。

案11 张某，女，33岁。

【初诊】 2007年3月18日，痛经1年。每遇月经第两三天，腹痛剧烈，伴肛门下坠感，来潮时乳房作胀，月经周期多见延期，量不多，有少量瘀块，白带不多，B超示子宫肌瘤、宫颈囊肿，月经今日来潮，量少，现时小腹不适，舌红，苔少，脉细弦。此乃气滞血瘀，经行受阻，拟方疏肝理气，活血调经。

炒柴胡 10 g　　制香附 10 g　　泽兰 10 g　　丹参 15 g
当归 10 g　　赤芍 10 g　　川芎 10 g　　生地黄 15 g
刘寄奴 15 g　　桃仁 10 g　　红花 10 g　　莪术 10 g
乌药 10 g　　沉香(后)3 g　　失笑散(包)20 g　　鲜生姜 3 片

【二诊】 2007 年 4 月 14 日，进上方，经量增多，夹血块色暗红，腹痛显减，6 天净，近无明显不适。苔脉同前，经期将届。此乃素体肝郁气滞血瘀，继拟方疏肝理气，活血调经。

中药原方(略)。

【三诊】 2007 年 5 月 10 日，末次月经 4 月 19 日，量色可，来潮时腹痛不明显，现已净半月，目前白带可，舌淡红，苔白薄，脉弦细。此乃经行不畅，再拟方疏肝理气，活血调经。

炒柴胡 10 g　　制香附 10 g　　泽兰 10 g　　丹参 20 g
当归 15 g　　赤芍 10 g　　白芍 10 g　　川芎 10 g
熟地黄 15 g　　益母草 30 g　　桃仁 10 g　　红花 10 g
莪术 10 g　　乌药 10 g　　沉香(后)3 g

上方服后月经来潮时腹痛基本控制。

案 12 姜某，女，18 岁。

【初诊】 2003 年 7 月 14 日，往有痛经病史，月经每提前 5~10 天来潮，末次月经 6 月 22 日，刻下经期将届，内热口干。此乃肝经郁热化火，拟方清肝解郁，活血止痛。

柴胡梗 8 g　　全当归 10 g　　赤芍 10 g　　川芎 8 g
炒山栀子 10 g　　粉丹皮 10 g　　大丹参 15 g　　炒枳壳 10 g
台乌药 10 g　　沉香(后)2 g　　制香附 10 g　　炒苍术 10 g
粉甘草 6 g　　失笑散(包)15 g　　鸡苏散(包)15 g

【二诊】 2003 年 8 月 12 日，月经 7 月 19 日来潮，腹痛好转，隐隐不适，腰酸，白带略多，胸脘痞闷，嗳气不舒，苔薄腻，舌红，脉弦。此乃气滞血瘀，拟方理气活血，调和冲任。

全当归 10 g　　白芍 10 g　　川芎 8 g　　熟地黄 15 g

炒柴胡梗 8 g　制香附 10 g　泽兰 10 g　紫丹参 10 g
茺蔚子 10 g　桃仁 10 g　红花 10 g　鸡血藤 20 g
台乌药 10 g　失笑散(包)20 g

前法调理 3 个月,痛经明显减轻,偶尔小腹不适,周期亦恢复正常,28 天左右一潮。

案 13　曹某,女,30 岁。

【初诊】　2003 年 7 月 24 日,小腹痛半天。患者往有痛经病史,今日月经来潮,腹痛难忍,血块多,伴两乳房胀痛,胸闷不适,腰酸,脉弦,苔薄腻,舌红。此乃气滞冲任不和,拟方疏肝理气,活血化瘀。

炒柴胡 8 g　制香附 10 g　泽兰 10 g　紫丹参 10 g
全当归 10 g　赤芍 10 g　川芎 8 g　大熟地黄 15 g
茺蔚子 15 g　桃仁 10 g　红花 10 g　鸡血藤 20 g
台乌药 10 g　失笑散(包)20 g

药后腹痛显减,上法调理 4 个月,腹痛控制。

案 14　陈某,女,37 岁。

【初诊】　2003 年 8 月 15 日,痛经多年,加重 7 个月。今年以来经期腹痛较剧,昨日月经来潮,量多,血块多,腹痛,坠痛为主,脉沉,苔薄,舌红。此乃气滞血瘀,冲任失和,拟方理气活血,调和冲任。

制香附 10 g　赤芍 10 g　白芍 10 g　泽兰 10 g
全当归 10 g　茺蔚子 10 g　桃仁 10 g　红花 10 g
炒柴胡 8 g　川芎 8 g　熟地黄 15 g　丹参 15 g
茜草根 15 g　失笑散(包)10 g

【二诊】　2003 年 9 月 14 日,月经来潮 2 天,量少难行,色暗红,小腹疼痛难忍,拒按。此乃气滞血瘀胞宫,拟方因势利导,活血化瘀止痛。

柴胡梗 10 g　制香附 10 g　泽兰 10 g　紫丹参 15 g
当归身 10 g　赤芍 10 g　川芎 8 g　王不留行 15 g
失笑散(包)20 g　茺蔚子 10 g　桃仁 10 g　红花 10 g
三棱 10 g　莪术 10 g　炒延胡索 10 g

药后大量血块排出,腹痛明显好转,继与活血化瘀法调理两月余,症情控制。

唐某，女，33岁。

【初诊】 2004年6月2日，痛经多年，月经周期尚准。末次月经前天来潮，腹痛难耐，经色暗红，少许血块，腹部按痛，以往拖延时间亦长，有时近十天方净，头眩神疲，纳谷乏味，二便尚调，脉沉弦。此乃肝郁气滞，冲任失和，拟方疏肝解郁，理气活血，以和冲任。

制香附 10 g　炒柴胡 6 g　乌药 10 g　炒枳壳 10 g
当归 10 g　川芎 10 g　赤芍 10 g　紫丹参 15 g
桃仁 10 g　红花 10 g　茜草根 15 g　泽兰 10 g
茺蔚子 10 g　失笑散(包)20 g

【二诊】 2004年7月2日，往有痛经病史，昨日月经来潮，腹部疼痛明显好转，仍有血块，舌红，苔薄，脉细弦。此乃气滞血瘀，继拟方理气活血调经。

炒柴胡 8 g　制香附 8 g　泽兰 10 g　紫丹参 10 g
全当归 10 g　赤白芍 10 g　川芎 8 g　熟地黄 15 g
失笑散(包)20 g　茺蔚子 10 g　桃仁 10 g　红花 10 g
鸡血藤 15 g　茜草根 15 g

继以疏肝理气，活血化瘀调理3个月经周期，腹痛基本控制，偶尔第1天小腹隐隐发胀。

（刘华骅　整理）

九、崩漏

经血非时而下，或量多如注，或量少淋漓不净者，称为“崩漏”。《景岳全书·妇人规》之所谓“经乱之甚者也”；对应于现代医学的“功能失调性子宫出血”。现代医学治崩主要以激素止血、人工周期促排卵，若无效，则以手术破坏内膜，或切除子宫，治疗手段单一，疗效不稳定，有很大局限性。

中医认为，本病多因素体阴虚，或阳盛血热，导致热伤冲任，迫血妄行；或先天不足，禀赋薄弱，房劳不节，导致肾气不固，胞宫失藏，肾阴亏虚，冲任受损；或摄生不慎，伤及脾气，脾不统血；或七情所伤，冲任郁滞，血不归经，均可发为崩漏。若经血暴崩，则气随血脱，危及生命，是妇科急重之症，或虽势缓而病延日久，耗气伤血，阴损及阳，外邪内侵，生湿蕴热，痰浊瘀结，虚实夹杂，寒热互见，又成疑难疾患。

历代医家对本病高度重视，提出许多治疗原则，如《黄帝内经》中的急则治其标，缓则治其本；《丹溪心法》中“补阴泻阳法”；又及李太素的“理气、降火、升提”多为后世治疗崩漏奠定了理论基础，特别是“塞流、澄源、复旧”三法已成为治崩的基本大法。

梅老认为，肾虚为本病的根本原因，肾虚精亏无以涵养心肝，心肝气郁化火，下扰子宫血海，经血非时而下，或心肝气郁影响胞脉、胞络的气血运行及正常经血的排泄，胞宫瘀血，因之而生；阴虚及阳，阳虚失煦，气化失职，亦能致瘀；阳虚之后，火不暖土，脾胃不和，气虚则摄纳乏力，血失统摄，加剧子宫出血。病变过程中产生的病理产物有瘀、火、湿，从而引起热、瘀、虚三者之出血。

梅老指出血热、肾虚、气虚、血瘀之间常存在相互影响、相互兼夹的复杂情况，应注意辨别。对此，梅老提出三点见解：第一，临证极少见单纯由脾失健运、脾不统血而致崩漏，多见于大出血后，气虚不能摄血，加剧病情，故气虚、脾虚为本病的继发性因素。第二，在肾虚夹瘀中至关重要的病理产物是膜样瘀结，其形成与肾阴阳俱虚，无以达重，脂膜有增无化，日久结而为瘀有关，使得一方面瘀结占据血室，好血不得归经，而加重崩漏；另一方面，瘀亦影响子宫冲任的水液代谢和输化，故膜样瘀结多为脂膜、血瘀、湿浊三者结合，造成病症的反复发作和顽固不愈。第三，子宫应藏反泻乃作崩漏。心肾之气通而下达，胞脉、胞络畅通，子宫即行泻之功，心肾交合，气不下达，子宫行藏之功，一旦藏泻失其常度，子宫通过反馈作用，亦能促动心肾之间交合升降。这主要表现为神经精神的异常，如烦躁失眠，烘热激动等。

梅老认为无瘀或少瘀之崩主要原因在于阴虚不能涵养子宫及有关脉络，以致子宫失藏，脉络呈现脆性，是以出血，火旺迫之出血增剧，当滋阴清化，固涩其流。有瘀之崩乃因阴虚及阳不能支持任冲以司子宫经血之通达，郁结而成瘀，因瘀致崩。阳气既约，势必涉及脾、胃，以致脾胃不和，甚或导致湿浊内阻者，则滋阴有碍脾运，养血反助其湿，此当法随证变，滋清法中以通利为主，兼调脾胃。因此，用药清补通涩应根据症情，适当选用。青春期乃女性生殖器官的发育时期，肾气未充是导致崩漏的根本原因。因此要巩固止血效果，必须应用补肾调周法，建立阴阳消长的月节律，促进子宫发育，以司正常的藏泻才有可能。临床脾胃不足多为继发因素，脾失健运、脾不统血而致崩漏，而多见于大出血后，气随血出，气随血虚，故常用益气健脾药佐助滋阴清化剂增加子宫藏纳的作用，达到补气摄血的目的。对于脾虚湿聚，郁久化热者要结合燥湿利湿，或清热渗湿，经前期还应补脾助阳，促进阳长。青中年，尤其是更年期，瘀崩是这一时期的重要特征，在肾阴不足，或肾阳偏虚的整体病变的影响下，瘀结较为常见，瘀血内结，阻碍新血生成，新旧相争，以成崩漏，所以标本权衡，活血化瘀，通因通用，也是常用之法。更年期崩漏原始病因多在肾水亏虚,进而水不涵木,心肝失养,相火妄动,加之肝郁之后克伐脾胃,故临床上可见寒热虚实错杂较为常见。许多崩漏与子宫肌瘤往往同病。子宫肌瘤病属癥瘕,多属气滞血瘀,但脏腑失调,气血亏虚,阴精不足也是重要原因。梅老结合临床,提出子宫肌瘤之崩漏多从血瘀论治,以桂枝茯苓丸为基础方化裁,考虑到气阴的问题,虚瘀同调,标本同治,取得较好的疗效。

案1 沈某,女,32岁。

【初诊】 2007年8月21日,月经淋漓二十余天未净。7月月经来潮后至今已有二十余天仍未净,今日量仍多,色鲜有瘀块,舌淡红,苔白偏腻,脉弦细。上半年有类似病史,4月B超示无明显异常发现。此乃肝郁气滞,冲任失和,拟方清肝抑冲,佐以清暑化湿。

牛角腮 30 g　仙鹤草 20 g　女贞子 10 g　墨旱莲 15 g
炒柴胡 10 g　当归 15 g　赤芍 10 g　生地黄 15 g
丹皮 10 g　黄芩 10 g　炒山栀子 10 g　地榆炭 15 g
茜草 15 g　紫苏梗 10 g　藿香梗 10 g

【二诊】 2007年9月10日,进上方,出血逐渐停止,月经9月4日来潮,量色可,无明显的经前反应,白带不多,舌淡,苔白腻,脉弦。此乃肝郁气滞,冲任失和,再拟方清肝抑冲。

炒柴胡 10 g　制香附 10 g　当归 10 g　赤芍 10 g
生地黄 15 g　丹参 20 g　炒苍术 10 g　茯苓 15 g
女贞子 15 g　墨旱莲 15 g　茜草 15 g　乌贼骨 15 g
泽兰 10 g　生甘草 8 g

上方又服二十余剂,经期逐渐恢复正常,一般七八天干净。

案2 李某,女,23岁。

【初诊】 2012年7月28日,月经不调3年。诉以往月经尚可,但三年来,多见延期,量也不多,经期长,末次月经7月16日,淋漓至今十余天仍未净,血性激素六项检查基本正常,平时畏冷,白带不多,舌淡红,苔白偏腻,脉弦细数。此乃肝郁气滞,冲任失和,拟方清肝解郁化滞,和冲任。

炒柴胡 10 g　香附 10 g　炒苍术 10 g　茯苓 15 g
当归 10 g　赤芍 10 g　炒枳实 10 g　鸡苏散(包)15 g

紫苏梗 10 g　厚朴 10 g　法半夏 10 g　黄芩 10 g
丹皮 10 g　丹参 15 g　炒山栀子 10 g　茜草 15 g

上方后，出血停止，又服十余剂，经期恢复正常。

案3　陈某，女，36 岁。

【初诊】　2017 年 5 月 26 日，月经来潮近两个月不净。患者末次月经 3 月底来潮，拖延至今尚未干净，量时多时少，淋漓不尽，近来经色红，有瘀块，色深红，小腹隐痛，不拒按，口干不饮，苔薄黄，舌红，脉弦细数。此乃气滞郁结，冲任不和，瘀血不去则新血不生，拟方清肝抑冲，活血化瘀法。

全当归 10 g　赤芍 15 g　川芎 10 g　大生地黄 15 g
炒柴胡 10 g　制香附 10 g　泽兰 10 g　红花 10 g
益母草 30 g　桃仁 10 g　茜草 15 g　台乌药 10 g
沉香(后)3 g　失笑散(包)20 g

药服 3 剂，出血突然增多，排出四五块膜样物，继之渐渐减少，先后 7 天完全干净。

案4　朱某，女，26 岁。

【初诊】　2014 年 6 月 23 日，月经淋漓不净两月余。患者今年 4 月初月经来潮后迄今不净，经量时多时少，夹少许血块，伴心烦、胸胀、腹痛、腰酸，带下不多，手心常有作烫，纳食可，舌淡红，苔薄白，脉弦弱。此乃肝郁气滞血瘀，拟方疏肝理气，活血止血。

炒柴胡 10 g　制香附 10 g　泽兰 10 g　丹参 15 g
当归 10 g　赤芍 20 g　生地黄 15 g　川芎 10 g
刘寄奴 15 g　茺蔚子 15 g　月季花 10 g　莪术 10 g
乌药 10 g　沉香(后)3 g

【二诊】　2014 年 7 月 6 日，服药 1 周，现已净 5 天，带下不多，舌淡红，苔白偏腻，脉弦细。此乃肝经气滞化热，再拟方清肝理气，和冲任。

炒柴胡 10 g　当归 10 g　赤芍 20 g　粉甘草 6 g
丹皮 10 g　炒山栀子 10 g　制香附 10 g　茯苓 15 g
炒苍术 10 g　茜草 15 g　生薏苡仁 20 g　黄芩 10 g
紫苏梗 10 g　厚朴 10 g

【三诊】　2014 年 8 月 12 日，月经 7 月 28 日来潮，色较前鲜红，血块不多，量中等,8 天即净,经期反应亦去之大半,原意继进巩固疗效。

(刘华骅 整理)

十、闭经

女性正常发育在 14 岁左右可见月经初潮,但至此年龄第二性征尚未发育者,或已经年逾 18 岁仍未来潮者,称为原发性闭经;初潮后复见月经停闭达 3 个周期或时间超过 6 个月以上者,称为继发性闭经。原发性闭经多与遗传学、性染色体核型及性分化异常等因素有关,继发性闭经则与下丘脑—垂体—性腺—子宫轴的异常有关,临床上闭经属于病因复杂、病机错综、难治病症。

古医籍早在《素问·阴阳别论》中谓之“女子不月”“月事不来”“血枯”等,并立治疗血枯经闭的四乌贼骨一藘茹丸为方,此后诸多医学均有论述。其分类按《景岳全书·妇人规》在血枯经闭中将此分为虚实两类。先天不足及后天损伤,以致经水匮乏,血海空虚,呈虚性闭经;若邪气阻隔,胞脉壅塞,冲任阻滞,血海不满不溢,又呈实性闭经。目前临证多将闭经归纳为肾气不足,肝肾亏损,气血虚弱,阴虚血燥证为虚证;而气滞血瘀、寒凝、痰湿等为实证。

临床上,梅老继承前人之说,认为临证对闭经首先注意其病史,包括双亲婚育史、家族史、既往病史、个人发育情况、月经情况、闭经时间、发病诱因、伴随症状、婚育状况,以及目前计划生育有关内容。对于患者的精神、营养、体质和发育状态,如身高、体质、指趾、皮肤、毛发、乳房发育等第二性征情况,结合妇科内外生殖器检查,以及实验室的性激素水平检测,进行分别处理,为治疗闭经之前提;然后按“辨证求因”,针对具体病因病机,进行调治。在临床治疗上,他突出把握其发生的病理要素,采用中药调整月经周期节律,常收到较好的治疗效果。

梅老认为,肾虚是少女闭经的主要原因;而育龄期妇女如早婚早育、堕胎多产,或久病大病及肾以致肾精亏损,精血匮乏,源断其流,子宫无血可下,或子宫失涵,胞脉胞络损伤,亦致源断其流,经水不行。梅老认为,女子有余于气,不足于血,血与月经休戚相关,其在“天癸”的调节下,发挥其血的重要作用。常用当归、白芍、熟地黄、山茱萸、山药、丹皮、茯苓等,配合活血化瘀,如当归、丹参、赤芍、泽兰、红花、香附、茺蔚子、川芎、五灵脂、山楂等。需注意的是,阴阳互根,阳生阴长,补阴时注意补阳,所以常常气中补阴,血中补阳,阴阳两补等方法,疗效常较单纯补肾调经为好。

痰湿闭经是闭经中常见的一种证型。其特点是表现形体肥胖,或伴浮肿,或伴多毛。痰湿形成闭经,或闭经之后导致痰湿,有发展形成的演变过程。梅老认为肾虚是本质,痰湿仅是现象,而气郁、血瘀亦是不可忽视的因素。本病症的治疗,不外减肥、通经、调周三大原则,但必须与病因、性质、辨治相结合。他常用苍附导痰汤或越鞠二陈汤合归芍地黄丸,常用药如制苍术、制香附、制南星、陈皮、制半夏、茯苓、广郁金、炒枳壳、丹参、全瓜蒌、泽泻等品。如痰浊脂肪蕴塞颇甚,大便秘结者,宜表里双解、通泄为主,防风通圣丸主之,或合归芍地黄丸同服,或先治其实,后用归芍地黄丸治其虚。如肝经湿热蕴阻明显者,可用龙胆泻肝汤合六味地黄丸。通经一般常用桂枝茯苓丸为基本方,药如苍术、香附、茯苓、全瓜蒌、海藻、炮山甲、莪术、三棱、川桂枝、桃仁、丹皮、枳壳等;亦可以防风通圣丸与大黄䗪虫丸交替使用。

调理月经周期是治疗闭经的根本措施,痰湿闭经亦不例外。月经后期以补阴为主,奠定周期转化所必需的物质基础,因而补阴养血,稍佐化痰,方取归芍地黄汤合越鞠丸治之。进入经前期,转化为阳,以阳长为主,故治疗当以补阳为主,包括经期在内半月左右,阳长至重,再行转化,而月经来潮。一般补阳有助于化痰湿,常选用桂枝茯苓丸、左归丸、右归丸、龟鹿二仙丸等。但偏阴虚肝郁化火者,在经前期治疗中,既要补阳,以适应周期变化的特点,又当以补阴清肝为主,可在滋肾生肝饮的基础上加川续断、菟丝子及适量鹿角片。

案1 钱某,女,25岁。

【初诊】 2016年11月22日,闭经6个月。以往有类似病史,中药治疗后症情缓解,本次月经已经6个月未潮,曾口服"黄体酮"后有少量出血,纳食、二便可,夜寐不佳,时有腰酸,带下偏多,色白,小便偶有不适感,舌淡红有紫斑,苔薄白,脉沉弦细。此乃肝郁气滞,湿热下注,拟方理气化湿,芳化和中。

桂枝 10 g　猪苓 15 g　泽泻 15 g　生白术 10 g
紫苏梗 10 g　厚朴 10 g　炒苍术 10 g　陈皮 10 g
鸡苏散(包)15 g　茜草 15 g　生薏苡仁 20 g　茯苓 30 g
黄芩 10 g　制香附 10 g

【二诊】 2017年1月23日,病史如前,进上方四十余剂,月经2017年元月来潮,量不多,现已净半月,纳食、二便可,带下不多,体偏丰,舌淡胖,苔白偏腻,脉沉。此乃痰湿瘀血阻滞,冲任不和,拟方仿苍莎导痰汤出入。

炒苍术 10 g　制香附 10 g　炒枳实 10 g　制大黄 8 g
当归 15 g　赤芍 20 g　川芎 10 g　刘寄奴 15 g

地鳖虫 10 g	台乌药 10 g	槟榔 10 g	莪术 10 g
三棱 10 g	王不留行 20 g		

上二方共服三月余，回访月经现已经基本正常。

案2 王某，女，18岁。

【初诊】 2012年9月10日，月经不调3年。三年来，月经稀发，每年一两行，每次月经量不多，但淋漓十余天方净，无明显的经前反应，带下不多，末次月经2012年2月，至今已有7个月之久未潮，舌淡，苔薄白，脉细。此乃停经日久，肝郁气滞，冲任失和，拟方疏肝化滞，活血调经。

当归 15 g	赤芍 20 g	川芎 10 g	熟地黄 15 g
香附 10 g	益母草 30 g	桃仁 10 g	刘寄奴 15 g
莪术 15 g	乌药 10 g	枳实 10 g	

上方共服4个多月，现月经基本恢复正常。

案3 王某，女，24岁。

【初诊】 2017年7月11日，停经1年。诉自从初潮以来，月经一直时断时续，末次月经2016年6月，至今一直未再潮，服中西药，无明显效果，B超示右侧附件混合性回声，舌淡红偏暗，苔薄白，脉弦。此乃肝郁气滞，胞宫瘀血，拟方疏肝理气，化滞通经，和冲任。

炒柴胡 10 g	制香附 10 g	泽兰 10 g	丹参 20 g
全当归 10 g	赤芍 20 g	川芎 10 g	熟地黄 15 g
莪术 10 g	益母草 30 g	桃仁 10 g	刘寄奴 15 g
乌药 10 g	枳实 10 g		

【二诊】 2017年8月6日，进上方15天，月经依旧未潮，现逾期已有8个月，带下不多，胸闷腰酸，脉沉弦，苔薄腻，舌红。此乃肝郁气滞，再拟方疏肝化滞，活血通经。

炒柴胡 10 g	制香附 10 g	泽兰 10 g	丹参 20 g
当归 10 g	赤芍 20 g	川芎 10 g	熟地黄 15 g
刘寄奴 15 g	益母草 30 g	桃仁 10 g	莪术 10 g
王不留行 20 g	三棱 10 g	生姜 3 片	

上方又服十余剂，月经来潮，回访现在月经基本可。

案4 吉某，女，23岁。

【初诊】 2017年7月20日，月经不调3年。三年来，月经稀发，2016年10月来潮后，至2017年2月再潮，血性激素六项检查示睾酮偏高，服黄体酮、达英35等，只能取效于一时，带下不多，舌淡红，苔白腻，脉弦细弱。此乃先天不足，后天不充，冲任功能失和所作，拟方疏肝健脾，补肾调理。

炒柴胡10 g	制香附10 g	炒白术20 g	桂枝10 g
生黄芪30 g	全当归10 g	赤芍20 g	粉甘草8 g
太子参30 g	茯苓15 g	熟地黄15 g	山萸肉15 g
巴戟天10 g	肉苁蓉10 g	菟丝子15 g	

【三诊】 2017年8月8日，现时小腹坠胀疼痛，尿频，带下不多，苔薄，舌淡，脉细。此乃冲任不和，肾气不足，月经不能按时而至，拟方补肾活血通经。

鹿角霜(杵)6 g	全当归10 g	川芎8 g	熟地黄15 g
生黄芪30 g	菟丝子10 g	泽兰10 g	山萸肉10 g
茯苓15 g	丹皮10 g	益母草30 g	怀山药15 g
莪术10 g	赤芍10 g	桃仁10 g	

上二方加减服四月余，月经逐渐正常。

案5 刘某，女，34岁。

【初诊】 2003年8月14日，停经半年。患者今年2月初月经来潮后未再来潮，以往月经有时延期2个月来潮，无明显不适，形体肥胖，纳可，眠佳，二便自调，苔少，舌红，脉濡。此乃气滞湿蕴不化，拟方仿苍莎调经汤出入。

炒苍术10 g	制香附10 g	台乌药10 g	天师栗10 g
沉香片2 g	川厚朴10 g	花槟榔10 g	青皮6 g
广木香6 g	炒枳实10 g	川芎10 g	炒山楂20 g
莪术10 g			

上方加减半年，月经基本正常。

（曹　健　整理）

第二节　带下病

妇女阴道分泌物过多，色、质、气味上有明显异常，如涕如脓或如豆渣样，绵绵不断，并伴有局部不适感或全身症状，如外阴灼热瘙痒、下腹作痛或坠，或头晕目眩、腰酸腰痛等，称为“带下病”。以带下颜色不同，历代医家有白带、黄带、赤带、青带、黑带等名称。据梅老临床所见，以白带、黄带、赤白带最为常见。至于月经期前后、排卵期、青春期、妊娠期阴道排出少许无色或白色透明样无异味的分泌物，常感湿润，则不属病理。

带下室妇科最常见的疾病之一。历代医家记载甚多，《素问·骨空论》中首见“带下”之名，曾说“任脉为病，女子带下瘕聚”。《诸病源候论》专列“带下候”，明确提出带下病之名，并论述其病因病机。《傅青主女科》将其列为首卷，认为“夫带下俱是湿证，而以带名者，因带脉不能约束而有此病”。沈尧封曰：“带下有主风冷入脬络者，巢元方、孙思邈……是也；有主湿热者，刘河间、张洁古……是也；有主脾虚气虚者，赵养葵、薛立斋是也；有主痰湿者，丹溪是也；有主脾肾虚者，张景岳……是也”，刘河间也曾提及：“任脉湿热，津液溢而为带下。”

梅老总结中医妇科文献，认为带下病乃虚、郁、湿、热所致。梅老认为带下病的成因，以湿为主，其病变部位主要在任、带二脉。分型不外虚实两类，虚者多因脾失健运，水湿停滞；实者常因肝郁化热，则湿从热化。任脉不固，带脉失约，湿浊下注，而为带下。临床上纯虚、全实者虽不少见，但仍以虚实夹杂为多，治疗以病因为本，症状为标；正气为本，邪气为标等辨证原则，分别进行辨证论治。梅老治疗带下病，常以带下的量、色、质、气味为辨证要点，如带下色淡、质稀属虚寒；带下色黄、质稠、有秽臭腥味多为实热。治疗以除湿为主，治脾宜健、宜升、宜燥；治肾宜补、宜固、宜涩；湿热和热毒宜清、宜利、宜疏，并常辅以中药熏洗、坐浴等外治法。

一、白带

案1 石某，女，19岁。

【初诊】 2003年7月25日，月经干净后白带较多，质黏，不痒，伴胃纳不佳，口干欲饮，小便黄，脉细，苔薄腻，舌红。此乃肝经湿热下注，拟方清热和胃止带。

柴胡梗 8 g	炒枳实 10 g	赤芍 10 g	粉甘草 6 g
嫩黄芩 10 g	法半夏 10 g	茯苓 15 g	炒山栀子 10 g
泽泻 15 g	川根朴 10 g	茜草根 15 g	制香附 15 g
炒苍术 10 g	炒山楂 10 g	焦神曲 10 g	

【二诊】 2003年8月21日，药后带下一度明显减少，近来白带又有增多，

腹部隐痛，胸脘痞闷，嗳气不舒，苔薄、舌红，脉细。此乃肝失疏泄，胃失和降，拟方理气解郁，舒肝和胃，以治其因。

炒苍术 10 g　制香附 10 g　炒枳壳 10 g　陈皮 10 g
紫苏梗 10 g　藿香梗 10 g　川厚朴 10 g　茯苓 15 g
泽泻 15 g　法半夏 10 g　沉香（后）2 g　台乌药 10 g
蓬莪术 10 g　广木香 6 g　败酱草 20 g

【三诊】 2003 年 8 月 28 日，带下显减，脘闷较松，腹痛亦控，时有肠鸣矢气，拟原方巩固疗效（方略）。

案 2 徐某，女，26 岁。

【初诊】 2004 年 6 月 2 日，月经干净 2 天，每提前四五天来潮。平时白带较多，近来增加，小腹隐痛，内热口干，头眩胸闷，小便黄，脉细，苔薄，舌红。此乃肝郁气滞，湿热下注，拟方清肝解郁，以化湿热。

炒柴胡 8 g　当归 10 g　川芎 10 g　生白芍 10 g
炒枳实 10 g　甘草 6 g　丹皮 10 g　炒山栀子 10 g
丹参 15 g　茯苓 10 g　炒苍术 10 g　制香附 10 g
生白术 10 g　茜草根 15 g

【二诊】 2004 年 6 月 22 日，药后白带明显减少，腹痛亦控，自配上方 14 剂已服完，刻下轻微腰酸胀胸，余无明显不适，经期将届，苔薄白，舌淡红，脉细弦。此乃气滞血瘀湿阻，拟方佐以活血调经。

炒柴胡 10 g　枳壳 10 g　当归 10 g　川芎 10 g
赤芍 15 g　熟地黄 10 g　茺蔚子 10 g　桃仁 10 g
桑寄生 15 g　制香附 10 g　乌药 10 g　沉香（后）2 g
茯苓 15 g　炒白术 15 g　红花 10 g

前法加减调理一月余，白带已止，腹痛亦不明显。

案 3 范某，女，37 岁。

【初诊】 2005 年 6 月 21 日，白带偏多 1 年。以往白带尚可，近一年来明显增多，每遇受凉后加重，白带如水样，色白，无瘙痒，无异味，月经可，周期略有提前，胃脘作痛，饥时尤甚，痛引右胁下，胃镜示胆汁反流，末次月经 6 月 5 日，现净 10 天，舌红，苔白偏腻，脉弦。此乃肝胃失和，气滞湿蕴，拟方清肝和胃，两全之法。

炒苍术 10 g　黄连 5 g　厚朴 10 g　制半夏 10 g
制香附 10 g　陈皮 10 g　茯苓 15 g　紫苏梗 10 g
木香 10 g　炒枳壳 10 g　砂仁(后)4 g　粉甘草 6 g
乌药 10 g　沉香(后)3 g　白芍 15 g

【二诊】 2005 年 6 月 27 日,进上方,胃不适已明显好转,但白带仍偏多,色白,无瘙痒,有不适感,口干口苦,口气重,苔白腻,脉弦细,月经 6 月 5 日来潮,月经周期尚准,现值经前期。此乃肝经湿热下注于阴,拟方清肝利湿热,泄相火,通二便。

土茯苓 30 g　生薏苡仁 20 g　败酱草 30 g　茜草 15 g
丹皮 10 g　泽泻 15 g　生大黄 8 g　茯苓 15 g
猪苓 15 g　苦参 15 g　小叶石韦 30 g　滑石(包)15 g
粉甘草 8 g　龙胆草 15 g　炒山栀子 10 g　黄柏 10 g

上方服后,白带减少,症情缓解。

案 4 张某,女,43 岁。

【初诊】 2007 年 9 月 14 日,月经干净 5 天,白带较多,无明显异味,内热口干欲饮,头眩,神疲乏力,纳谷不佳,大小便尚调,苔薄白,舌红,脉细弦。以往有子宫肌瘤病史。此乃肝郁气滞、脾虚湿阻,拟方清肝健脾祛湿。

粉丹皮 10 g　焦山栀子 10 g　炒柴胡 10 g　枳实 10 g
当归 10 g　炒白芍 10 g　台乌药 10 g　沉香(后)2 g
炒苍术 10 g　茯苓 15 g　粉甘草 6 g　生白术 15 g
制鸡内金 15 g　椿根白皮 15 g

【二诊】 2007 年 9 月 21 日,上方服三四天后,白带已经大减,精神已有明显好转,纳谷亦有增加,有时腰膝酸软,苔薄,舌淡红,脉细。此乃肝经郁热夹湿,拟方佐以健脾补肾。

中药原方去山栀子、丹皮,加川续断 15 g,金毛狗脊 10 g。

药后带下已清,腰膝酸软明显好转。

二、黄带

案 1 葛某,女,26 岁。

【初诊】 2004 年 5 月 24 日,月经干净 4 天,带下量多色黄有异味,周身发烘,内热口干,小便黄,大便秘两三日一行,苔薄黄,舌红,脉弦。此乃肝经郁热,拟方清肝解郁。

柴胡梗 8 g　淡黄芩 10 g　炒山栀子 10 g　制香附 10 g
炒枳实 10 g　赤芍 10 g　生甘草 6 g　粉丹皮 10 g
大丹参 15 g　云茯苓 15 g　生白术 10 g　茜草根 15 g
当归身 10 g　瓜蒌皮 15 g

【二诊】 2004 年 5 月 31 日，药后内热口干、小便黄等均有减轻，胸脘痞闷得嗳气则舒，大便每日一行，带下偏多色黄，异味好转，脉弦细数，苔薄黄，舌红。此乃肝郁气滞湿阻，拟方继与清肝解郁。

柴胡梗 8 g　炒枳实 10 g　赤芍 10 g　生甘草 6 g
丹皮 10 g　炒山栀子 10 g　黄芩 10 g　大丹参 15 g
法半夏 10 g　茯苓 15 g　制香附 10 g　紫苏梗 10 g
广陈皮 10 g　泽泻 15 g

上方连服 2 周，黄带已清，异味亦除，内热、口干好转。

案 2 卢某，女，28 岁。

【初诊】 2004 年 4 月 2 日，素有肝经郁热病史，近来带下偏多，色黄，异味，不痒，右肋下隐痛不适，内热口干，小便黄，大便偏干，每日 1 次，苔薄，舌红，脉弦。此乃肝郁气滞化火，拟方清肝解郁。

柴胡梗 8 g　炒枳实 10 g　赤芍 10 g　生甘草 8 g
丹皮 10 g　紫丹参 15 g　炒山栀子 10 g　嫩黄芩 10 g
金钱草 20 g　制香附 10 g　茜草根 15 g　茯苓 15 g
蒲公英 30 g　泽泻 15 g

【二诊】 2004 年 4 月 11 日，内热减轻，异味已无，少许白色稀水样分泌物，近日乳房胀痛，月经 3 月 15 日来潮，脉弦细数，苔薄，舌红。此乃肝经郁热，拟方清肝和冲任。

炒柴胡 8 g　制香附 10 g　炒枳壳 10 g　当归 10 g
赤芍 10 g　川芎 8 g　生地黄 15 g　丹参 15 g
茯苓 15 g　生白术 10 g　粉甘草 6 g　乌药 10 g
莪术 10 g　沉香(后)2 g

药后乳房胀痛好转，月经 4 月 14 日来潮，色量均可，5 天干净。继以 4 月 2 日方口服 2 周，诸恙悉平。

案3 徐某，女，41岁。

【初诊】 2004年5月31日，平素白带较多，有异味，有时瘙痒，间有黄白，少腹隐痛，腰酸不适，头眩晕，胸痞闷，内热口干，小便黄，苔薄黄，舌红，脉弦。此乃湿热下注于阴，拟方清肝经湿热。

炒柴胡 8 g　当归 10 g　赤芍 10 g　生地黄 15 g
制香附 10 g　炒苍术 10 g　炒山栀子 10 g　川芎 8 g
碧玉散(包)15 g　黄芩 10 g　茯苓 15 g　茜草根 15 g
生薏苡仁 20 g　败酱草 30 g　泽泻 15 g

【二诊】 2004年6月10日，药后带下减少，色黄，异味减少，瘙痒已无，少腹隐痛不适，脉弦，苔薄腻，舌红。此乃湿热未清，拟方继与清利湿热。

炒白术 10 g　制香附 10 g　炒山栀子 10 g　淡黄芩 10 g
柴胡梗 8 g　当归身 10 g　赤芍 10 g　茯苓 15 g
丹皮 10 g　紫丹参 15 g　粉甘草 6 g　茜草根 15 g
生薏苡仁 20 g　败酱草 30 g　泽泻 15 g

【三诊】 2004年6月20日，带下基本控制，小腹亦颇舒适，有时口干，腰酸，苔薄白，舌淡红，脉细弦。此乃脾虚夹湿，拟方佐以健脾祛湿。

中药原方去丹参、茜草、败酱草，加山药 15 g，车前子(包)15 g，猪苓 10 g。

案4 缪某，女，42岁。

【初诊】 2006年5月16日，带下黄白、瘙痒反复2年。平时带下不多，但每遇月经将潮或将净时，带下增多，黄白相兼，外阴瘙痒，没有火辣感，检查示霉菌感染，白细胞阳性，小便混浊，B超示右卵巢 1.6 cm×1.4 cm 暗区，胃脘常有不适，泛酸，夜寐不佳，多梦易惊，舌淡红苔白腻，脉弦细数，末次月经4月27日。此乃湿热内蕴下注，拟方清肝利湿热，通腑泄热。

苦参 15 g　黄连 5 g　黄芩 10 g　炒山栀子 10 g
龙胆草 15 g　黄柏 10 g　茯苓 15 g　碧玉散(包)15 g
生地黄 15 g　丹皮 10 g　赤芍 10 g　熟大黄 10 g
苍术 10 g　忍冬藤 30 g　土茯苓 30 g　泽泻 15 g

【二诊】 2006年6月17日，上方服后，外阴不适感明显减轻，自配10剂巩固。月经5月25日来潮，七八天后将潮，舌淡苔白偏腻，边有齿痕，面色少华，脉弦细。此乃湿热下注，再拟方清肝化湿热。

炒苍术 10 g　茯苓 15 g　泽泻 15 g　黄柏 10 g

炒柴胡 10 g　赤芍 10 g　鸡苏散(包)15 g　当归 10 g
茜草 15 g　生薏苡仁 20 g　败酱草 30 g　炒山栀子 10 g
女贞子 15 g　墨旱莲 15 g　丹皮 10 g

前法加减治疗 2 个月,带下黄白已清,外阴瘙痒亦止,妇科检查未见明显异常。

案 5　季某,女,18 岁。

【初诊】 2004 年 6 月 4 日,近来带下较多,黄白相兼,内热口干,脉弦细数,苔薄,舌红。此乃肝经郁热未清,拟方清肝理气,以和冲任。

炒柴胡 8 g　黄芩 10 g　炒山栀子 10 g　丹皮 10 g
丹参 15 g　当归 10 g　生白芍 10 g　生地黄 15 g
茯苓 15 g　生甘草 6 g　生白术 15 g　茜草根 15 g

【二诊】 2004 年 6 月 11 日,药后带下显减,口干亦减,唯大便偏干难行,有时两三天方解,苔黄微腻,舌红,脉弦数。此乃湿热内蕴肠道,拟方守前法继进。

中药原方加生大黄 8 g,炒枳实 10 g。

药后带下已止,大便每日通行。

案 6　丁某,女,25 岁。

【初诊】 2004 年 7 月 6 日,月经已净 5 天,此次来潮色量尚可,唯素体内热,带下黄白相兼,小腹不疼,头眩胸闷,口干不欲饮。此乃肝经郁热未清,拟方清肝以和湿热。

柴胡梗 8 g　赤芍 15 g　炒枳实 10 g　生甘草 6 g
丹参 15 g　丹皮 10 g　炒山栀子 10 g　茜草根 15 g
茯苓 15 g　泽泻 15 g　生白术 15 g　生薏苡仁 20 g
败酱草 20 g

【二诊】 2004 年 7 月 13 日,药后带下减少,手足心时有炕热,口干入夜明显,舌红,苔薄,脉弦细。此乃素体肝火偏旺,拟方继与清肝泄热,利湿解毒。

中药原方加龙胆草 8 g,黄连 5 g,嫩黄芩 10 g。

上方连服 1 个月,手足心炕热明显好转,带下亦清。

案 7　骆某,女,41 岁。

【初诊】 2006 年 5 月 31 日,带下黄白反复两三年。患者两三年来时有带下黄白相兼,伴少腹隐痛不适,腰酸,有时带下异味有痒感,头眩晕,胸闷痞,小便黄,大便秘,苔黄腻,舌红,脉弦。此乃湿热下注于阴,拟方清肝经湿热。

炒柴胡 10 g　当归 10 g　赤芍 10 g　生地黄 15 g
制香附 10 g　炒苍术 10 g　炒山栀子 10 g　川芎 10 g
碧玉散(包)15 g　黄芩 10 g　茯苓 15 g　生大黄 8 g
茜草根 15 g　生薏苡仁 20 g　败酱草 30 g

【二诊】 2006 年 6 月 10 日,前症好转,大便较前通畅,少腹仍有压痛,腹胀,内热口干,纳谷乏味,脉细弦,苔薄腻,舌红。此乃气滞湿蕴未化,拟方继与清化湿热,祛滞通腑。

沉香(后)3 g　乌药 10 g　槟榔 10 g　炒枳实 10 g
柴胡梗 10 g　黄芩 10 g　法半夏 10 g　川厚朴 10 g
炒苍术 10 g　云茯苓 15 g　生大黄 8 g　广木香 10 g
炒山楂 15 g　焦神曲 15 g

【三诊】 2006 年 6 月 17 日,带下显减,腹痛亦松,纳谷增加,大便每日畅通易行,唯月经过期 1 周仍未来潮,苔薄腻,舌红,脉弦。此乃肝郁气滞,冲任失和之故,拟方守前法佐以活血调经。

中药原方去槟榔、木香、法半夏、厚朴、生大黄,加当归 10 g,赤芍 15 g,生地黄 15 g,丹参 15 g,川芎 10 g。

3 天后月经来潮,5 天净后继与清化湿热祛滞通腑法调理一月余,带下明显控制,随访 5 个月,未有反复。

三、赤带

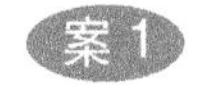 杨某,女,41 岁。

【初诊】 2006 年 4 月 12 日,白带量多夹红 1 年。一年来,月经周期紊乱,多提前,量不多,来潮前有时腹痛,白带量多,色黄,有时伴血性分泌物,无明显瘙痒,B 超示宫颈囊肿、附件囊肿、盆腔积液,平时少饥饿感,夜寐不佳,舌红,苔白偏腻,脉弦,末次月经 5 月 19 日,现仍未净。此乃肝经郁热气滞,冲任失和,拟方清肝解郁和冲任,佐以止带。

炒柴胡 10 g　制香附 10 g　泽兰 10 g　丹参 15 g
仙鹤草 30 g　女贞子 15 g　墨旱莲 15 g　茜草 15 g
黄芩 15 g　败酱草 30 g　生薏苡仁 20 g　黄柏 10 g
生地黄 15 g　侧柏叶 10 g　贯众炭 10 g

【二诊】 2006 年 4 月 19 日,药后出血已止,白带量多如水,无异味,无瘙痒，伴小腹胀满，坠感，头眩神疲，胸脘痞闷，苔薄，舌红，脉弦。此乃脾虚湿盛，拟方继与清化湿热，清肝和脾。

炒白术 10 g	制香附 10 g	炒山栀子 10 g	台乌药 10 g
炒柴胡 8 g	炒枳壳 10 g	川芎 10 g	全当归 10 g
茜草根 15 g	土茯苓 20 g	泽泻 15 g	茯苓 15 g
生薏苡仁 20 g	败酱草 20 g	丹皮 10 g	丹参 15 g

上方加减一月余，症情减轻。

案2 胡某，女，41 岁。

【初诊】 2003 年 8 月 14 日，素有肝经郁热与湿热下注，白带较多，有时夹少许红色分泌物，有异味，腹部胀满。刻下月经干净 4 天，内热口干，头眩，神疲，胸闷。此乃气滞湿热下注于阴，拟方清肝以化湿热。

炒苍术 10 g	制香附 10 g	紫苏梗 10 g	炒厚朴 8 g
炒柴胡梗 10 g	炒枳壳 10 g	炒山栀子 10 g	丹皮 10 g
丹参 15 g	黄芩 10 g	茜草根 10 g	赤芍 10 g
鸡苏散(包)15 g	茯苓 15 g	藿香梗 10 g	

【二诊】 2003 年 8 月 21 日，上方服后，白带减少，带下夹红基本控制，有时少许白色稀水样分泌物，仍有疲倦乏力，舌淡红，苔白腻，脉弦滑。此乃脾虚肝郁，湿热下注，拟方继与清热利湿，佐以健脾祛湿。

炒白术 10 g	制香附 10 g	紫苏梗 10 g	炒厚朴 8 g
炒柴胡梗 10 g	炒枳壳 10 g	淡黄芩 10 g	炒山栀子 10 g
鸡苏散(包)15 g	茯苓 15 g	黄柏 10 g	猪苓 15 g
乌贼骨 15 g	败酱草 30 g	泽泻 15 g	

【三诊】 2003 年 9 月 6 日，上方服后，带下已控，月经昨日来潮，量少色暗小腹隐痛不适，经前胀胸。此乃湿热渐化，气滞血瘀，拟方改从疏肝理气，活血调经(方略)。

案3 葛某，女，40 岁。

【初诊】 2004 年 5 月 24 日，素体内热口干，带下偏多，黄赤相兼，异味，伴小腹隐隐疼痛，脉弦数，苔薄，舌红。此乃湿热下注，拟方清肝以利湿热。

柴胡梗 8 g	炒枳壳 10 g	赤芍 10 g	碧玉散(包)15 g
当归 10 g	茯苓 15 g	生白术 10 g	淡黄芩 10 g

茜草根 15 g　　炒山栀子 10 g　　丹皮 10 g　　瓜蒌仁 20 g
熟大黄 8 g　　制香附 10 g　　泽泻 15 g

【二诊】 2004 年 6 月 7 日，药后黄带已止，少许白带夹红，腹不痛，伴胸闷，口干不欲饮，脉细弦，苔薄黄，舌尖红。此乃肝经郁热下注，拟方清肝解郁，以和冲任。

柴胡梗 8 g　　当归 10 g　　赤芍 10 g　　生甘草 6 g
丹参 15 g　　炒山栀子 10 g　　丹皮 10 g　　淡黄芩 10 g
炒枳实 10 g　　制香附 10 g　　茯苓 15 g　　泽泻 15 g
茜草根 15 g　　夜交藤 20 g

上方服用半个月，带下夹红已止，异味亦清，无明显腹痛不适。

案 4 阙某，女，36 岁。

【初诊】 2004 年 6 月 3 日，此次月经推迟 9 天来潮，昨日净，唯左侧腹部压痛，带下黄白相兼，量多，有异味，经前胀胸，腰酸。此乃肝郁气滞血瘀夹湿，拟方疏肝理气，以和冲任。

炒柴胡梗 8 g　　制香附 10 g　　炒枳壳 10 g　　炒苍术 10 g
沉香（后）3 g　　台乌药 10 g　　广木香 10 g　　茯苓 15 g
茜草根 15 g　　泽泻 15 g　　川厚朴 10 g　　陈皮 10 g
法半夏 10 g　　生甘草 6 g　　生白芍 15 g

【二诊】 2004 年 6 月 10 日，药后肠鸣矢气较多，腹痛减轻，带下亦减，昨起夹少许鲜红色分泌物。此乃清肝经郁热未清，湿热下注，拟方清肝活血抑冲。

龙胆草 15 g　　炒柴胡 10 g　　嫩黄芩 10 g　　炒山栀子 10 g
黄连 5 g　　茯苓 15 g　　碧玉散（包）15 g　　生地黄 15 g
茜草 15 g　　丹皮 10 g　　丹参 15 g　　赤芍 10 g
桃仁 10 g　　茺蔚子 10 g　　蒲黄炭（包）15 g

【三诊】 2004 年 6 月 17 日，带下基本控制，出血亦止，胸部隐隐胀痛，苔薄，舌红，脉细弦。此乃湿热渐化，气滞不畅，拟方继与疏肝清肝。

炒柴胡梗 8 g　　制香附 10 g　　炒枳壳 10 g　　炒苍术 10 g
沉香（后）3 g　　台乌药 10 g　　广木香 10 g　　茯苓 15 g
泽泻 15 g　　当归 10 g　　炒白芍 15 g　　粉甘草 6 g
生地黄 15 g　　紫苏梗 15 g

随访 3 个月，带下夹红未再出现。

（刘华骅　整理）

第三节 妇科杂病

一、不孕不育症

女子婚后夫妇同居2年以上,配偶生育功能正常,未避孕而未受孕者,或曾孕育过,未避孕又2年以上未再受孕者,称为“不孕症”,前者称为“原发性不孕症”,后者称为“继发性不孕症”。不孕症相当于现代医学的输卵管堵塞或通而不畅、多囊卵巢综合征、高雄激素血症、高泌乳素血症等引起的不孕。

梅老认为,不孕症患者多伴有月经不调,或闭经,月经的正常与否,又与脏腑气血的盛衰、冲任功能是否正常密切相关,尤其是与肝、脾、肾三脏关系最为密切。如肾阳不足,命门火衰,冲任气虚,胞宫虚寒不能摄精成孕;肝失条达,情志不舒,忧思内扰,气血失和,冲任不能相资而不孕;脾失健运,聚湿生痰,痰阻气机,躯脂满溢,闭塞胞宫,影响受精,不能成孕;湿热内蕴,气滞血瘀,胞脉受阻,两精不能相结合而致不孕等。因此,在治疗上须以调经为要,待得天癸正常,月经按期而行,尤其要重视调理促进经间期(排卵期)“氤氲之气”的发生旺盛,精血充足,“任脉通,太冲脉盛,月事以时下,阴阳和,故能有子”,才能顺利地受精成孕!

影响男方不育的因素亦有很多,如外生殖器畸形,性功能障碍,精子成熟缺陷所致的无精症、少精症、死精症,输精管堵塞导致精子输送障碍,精子抗体的自身免疫反应影响精子活力,精索静脉曲张影响睾丸产生精子的功能等。其中尤以精子成熟缺陷所致的不育较为多见,梅老多从脾、肾论治,常用六味地黄丸、五子衍宗丸、参苓白术散、龟鹿二仙丹等配伍温补肾阳之品,以促进精子活力,提高精子质量。

案1 李某,女,25岁。

【初诊】 2017年1月23日,结婚,1年未孕。诉月经周期尚可,量中等,有少量血块,约7天净。平时带下偏多,无瘙痒,纳食、二便可,舌淡,苔白偏腻,脉弦。此乃气滞郁热,冲任不足,拟方先予清肝理气化滞。

全当归10 g	赤芍20 g	粉甘草10 g	茯苓15 g
炒柴胡10 g	制香附10 g	炒枳壳10 g	广陈皮10 g
炒苍术10 g	紫苏梗10 g	炒山栀子10 g	丹皮10 g

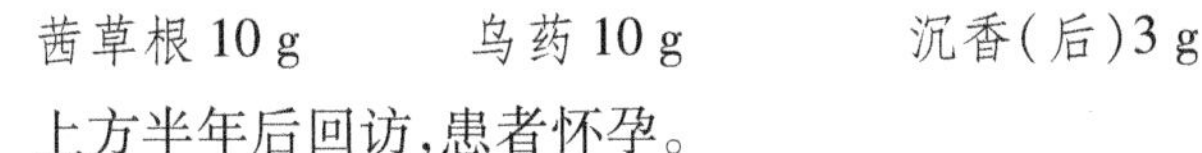
茜草根 10 g　　乌药 10 g　　沉香(后)3 g

上方半年后回访,患者怀孕。

案 2　倪某,男,30 岁。

【初诊】 2014 年 7 月 11 日,结婚 2 年不育。主诉结婚两年来,女方检查正常而一直未孕。男方精子常规检查提示活动度低,小腹常有不适,余无明显不适感觉,舌淡红,苔薄白,脉弦。此乃肾精亏虚,肾阳不足,拟方补肾填精。

山萸肉 15 g　　熟地黄 15 g　　怀山药 10 g　　茯苓 15 g
巴戟天 15 g　　肉苁蓉 15 g　　沙苑子 10 g　　菟丝子 10 g
鹿角霜 10 g　　覆盆子 20 g　　枸杞子 10 g　　桂枝 10 g
锁阳 10 g　　淫羊藿 15 g

上方服 1 个月,复查精子活性明显增加。

案 3　顾某,男,28 岁。

【初诊】 2012 年 4 月 12 日,结婚 3 年未育。无明显的自觉不适,但精子常规显示活性偏低(约 57%),曾在当地人民医院诊断为前列腺炎,面色萎黄,偶有腰痛,胃脘有时有不适感,舌淡红,苔白偏腻,脉弦细。此乃脾肾两虚,拟方健脾补肾,以固其本。

黄芪 30 g　　炒白术 15 g　　茯苓 15 g　　粉甘草 8 g
潞党参 15 g　　当归 10 g　　炒白芍 15 g　　广陈皮 10 g
巴戟天 10 g　　肉苁蓉 10 g　　菟丝子 15 g　　沙苑子 15 g
川桂枝 10 g　　杜仲 15 g　　覆盆子 20 g　　鲜生姜 3 片

上方服 1 个月后,复查精子活性明显增加。

案 4　沈某,女,25 岁。

【初诊】 2013 年 4 月 11 日,结婚 3 年未孕。患者月经一直延期,常五十多日一行,末次月经 3 月 7 日,量少色暗,4 天净,无明显经前反应,带下偏少,体胖,体毛偏多,B 超示多囊卵巢,舌淡红,苔白偏腻而干,脉沉弦。此乃肝郁脾虚,气滞湿阻胞宫,拟方疏肝化滞,运脾化湿,和冲任。

炒白术 20 g　　制香附 10 g　　炒枳实 10 g　　厚朴 10 g
桂枝 10 g　　茯苓 15 g　　当归 10 g　　赤芍 20 g
丹参 15 g　　茺蔚子 10 g　　桃仁 10 g　　莪术 10 g

乌药 10 g　枳实 10 g　延胡索 15 g　炒柴胡 10 g
鲜生姜 3 片

上方加减半年后,月经基本正常,不久怀孕,育一女孩。

案5　徐某,女,27 岁。

【初诊】 2012 年 7 月 22 日,结婚 3 年未孕。主诉初潮后,月经一直延期,曾 B 超示多囊卵巢,服达英 35 后,周期尚可,但量少,6 月 23 日使用"黄体酮"后,末次月经 6 月 30 日,1 周净,舌尖红,苔白偏腻,脉弦细。结婚 3 年未孕,血性激素六项检查示雄高、雌低。此乃肝郁气滞,冲任失和,拟方疏肝理气,和冲任。

炒柴胡 10 g　制香附 10 g　泽兰 10 g　丹参 15 g
当归 10 g　白芍 20 g　川芎 10 g　生地黄 15 g
刘寄奴 15 g　益母草 30 g　桃仁 10 g　莪术 10 g
法半夏 10 g　陈皮 10 g

【二诊】 2012 年 9 月 3 日,上方服四十余剂,复查 B 超提示多囊卵巢,血性激素六项检查结果正常范围,平时纳食、二便可,带下不多,舌红,苔少,脉弦细。此乃肝郁气滞,再拟方理气化滞,活血化瘀。

炒柴胡 10 g　制香附 10 g　生卷柏 15 g　丹参 15 g
当归 10 g　赤芍 20 g　川芎 10 g　失笑散(包)20 g
三棱 10 g　益母草 30 g　桃仁 10 g　刘寄奴 15 g
莪术 10 g　枳实 10 g

上方加减三月余,回访月经基本正常。

案6　徐某,男,29 岁。

【初诊】 2014 年 6 月 12 日,精子活力低下 1 年。主诉结婚 2 年爱人未孕,查精液量少,精子活力低,性功能低下,间有遗精,同房难射精,苔脉可。此乃脾肾两虚,拟方益气补肾填髓,阴阳双补。

山茱萸 15 g　熟地黄 15 g　怀山药 10 g　茯苓 15 g
肉桂 10 g　菟丝子 15 g　沙苑子 10 g　覆盆子 20 g
巴戟天 15 g　肉苁蓉 15 g　续断 10 g　杜仲 15 g
党参 15 g　生黄芪 30 g　枸杞子 10 g　车前子(包)15 g

上方服 1 个月后复查,精子活性明显增加。

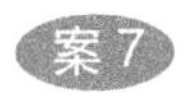
案7 赵某，女，30岁。

【初诊】 2012年12月20日，子宫偏小。主诉月经周期尚可，但量不多，查B超示子宫偏小，平时纳食、二便可，舌淡红，苔黄腻而干，脉细弦，月经昨日刚净。此乃先天不足，后天失养，脾肾两虚，拟方补肾温阳，增强冲任。

鹿角霜 10 g　巴戟天 15 g　肉苁蓉 15 g　菟丝子 15 g
山茱萸 15 g　熟地黄 15 g　怀山药 10 g　茯苓 15 g
肉桂 10 g　沙苑子 15 g　覆盆子 20 g　女贞子 15 g
枸杞子 10 g　淫羊藿 15 g　仙茅 15 g　龟板 10 g

上方加减半年，B超检查子宫大小基本正常，又服半年药后怀孕。

案8 张某，女，31岁。

【初诊】 2016年6月5日，计划近日怀孕。诉月经周期尚可，量不多，3天净，来潮前有胸胀，小腹不适，平时带下不多，纳食二便可，2007年因宫外孕右侧输卵管切除，末次月经5月30日，左侧输卵管通水试验显示通而不畅，舌淡红，苔薄白，脉弦。此乃肝郁气滞，冲任不和，拟方疏肝理气，调整冲任。

炒柴胡 10 g　制香附 10 g　泽兰 10 g　丹参 15 g
当归 10 g　白芍 20 g　甘草 6 g　炒枳实 10 g
刘寄奴 15 g　炒白术 20 g　茯苓 15 g　桂枝 10 g
生卷柏 15 g　乌药 10 g　青皮 10 g

【二诊】 2016年7月11日，月经6月29日来潮，但量仍不多，来潮前有腰酸反应，带下偏多，色黄白，无异味，输卵管通水试验结果不理想，B超示子宫肌瘤2.2 cm×1.7 cm，舌淡红，苔白偏腻，脉弦。此乃肝郁气滞血瘀，再拟方疏肝理气，化滞通经。

当归 10 g　白芍 20 g　川芎 10 g　制香附 10 g
炒柴胡 10 g　刘寄奴 15 g　卷柏 10 g　丹参 15 g
三棱 10 g　乌药 10 g　桂枝 10 g　茯苓 15 g
茺蔚子 10 g　桃仁 10 g　沉香(后)3 g

上方加减1个月，月经基本正常。

案9 张某，女，31岁。

【初诊】 2014年7月19日，结婚2年未孕。诉月经周期尚可，30天左右，量色可，7天净，平时带下不多，纳食、二便可，初潮14岁左右，末次月经7月

5日,近日排卵期,舌淡红,苔白偏腻,脉弦细,2年前有流产史。此乃脾肾不足,气血两虚,胞宫失养,拟方柔肝补肾,增强排卵。

党参 15 g　生黄芪 30 g　生白术 10 g　炙甘草 6 g
当归 15 g　白芍 20 g　熟地黄 15 g　菟丝子 15 g
巴戟天 15 g　肉苁蓉 15 g　沙苑子 15 g　覆盆子 20 g
桂枝 10 g

上方加减8个多月停药,不久怀孕。

案10　彭某,女,33岁。

【初诊】　2015年7月9日,结婚4年未孕。诉月经周期不调,常28~40天不等,量色可,7天净,来潮前胸胀、腹痛,B超提示卵泡发育差,末次月经6月15日,近日有胸胀感,舌淡红,苔薄白,脉弦。此乃气滞血瘀,拟方活血调经。

炒柴胡 10 g　制香附 10 g　泽兰 10 g　丹参 15 g
当归 10 g　赤芍 20 g　川芎 10 g　熟地黄 15 g
三棱 10 g　益母草 30 g　桃仁 10 g　刘寄奴 15 g
鸡血藤 20 g　乌药 10 g　沉香(后)3 g

上方加减近两年,于2017年8月怀孕。

案11　夏某,女,27岁。

【初诊】　2014年3月18日,月经延期近一年。诉自去年上半年以来,一直反复月经延期,常30~50日一行,甚时两月一行,量少,三五天净,来潮前胸胀明显,末次月经3月12日,带下黄白,量不多,稍有异味,纳食可,有口干,舌淡红,苔薄白,脉弦,结婚1年未孕。此乃肝郁气滞,经络受阻,拟方疏肝理气,化滞通络。

炒柴胡 10 g　制香附 10 g　炒苍术 10 g　丹参 15 g
全当归 10 g　白芍 20 g　川芎 10 g　熟地黄 15 g
莪术 15 g　益母草 30 g　桃仁 10 g　王不留行 20 g
刘寄奴 15 g　乌药 10 g　枳实 10 g

【二诊】　2014年5月22日,上方服两月余,现月经偶有延期,量色可,1周净,来潮前胸胀,带下不多,末次月经4月17日,现届期而未潮,舌淡红,苔薄白,脉细弦,平时纳食、二便可。此乃肝郁气滞血瘀,拟方疏肝理气,化滞调经。

炒柴胡 10 g　制香附 10 g　泽兰 10 g　丹参 15 g

当归 15 g	赤芍 20 g	川芎 10 g	生地黄 15 g
刘寄奴 15 g	益母草 30 g	桃仁 10 g	失笑散(包)20 g
乌药 10 g	沉香(后)3 g	生姜 3 片	

上方又加减半年,月经基本正常,后怀孕。

案 12 王某,女,25 岁。

【初诊】 2016 年 5 月 26 日,月经不调一年余。主诉以往月经尚可,但近一年来,月经延期,50~60 天一行,末次月经 3 月 18 日,至今已两月余,来潮前稍见腹下坠感,带下不多,舌淡红,苔薄白,脉弦沉,体胖,结婚 2 年未孕。此乃肝郁气滞,枢机不利,拟方疏肝理气,化滞调经。

全当归 15 g	赤芍 20 g	川芎 10 g	熟地黄 15 g
炒柴胡 10 g	制香附 10 g	泽兰 10 g	丹参 15 g
刘寄奴 15 g	益母草 30 g	桃仁 10 g	王不留行 20 g
莪术 10 g	乌药 10 g	厚朴 10 g	

【二诊】 2016 年 8 月 11 日,上方进四十余剂,月经 7 月 21 日来潮,现仍未净。以往月经常有延期,常 40~50 天,甚则两月一行。本次来潮时量不多,5 天净,无明显的经前反应,带下缺如,纳食、二便可,体胖,舌淡红,苔白偏腻,脉沉细弦,血性激素六项检查结果正常范围。此乃痰湿瘀阻胞宫,再拟方理气化滞,活血通经。

炒苍术 10 g	制香附 10 g	炒枳实 10 g	制南星 10 g
制厚朴 10 g	丹参 15 g	生大黄 8 g	刘寄奴 15 g
当归 10 g	赤芍 20 g	川芎 10 g	王不留行 20 g
莪术 10 g	陈皮 10 g	竹茹 15 g	

上二方加减半年,月经逐渐恢复正常,半年后怀孕。

二、腹痛

妇女在非行经、妊娠及产后期间发生的小腹或少腹疼痛,甚则痛连腰骶者,称为“妇人腹痛”。中医的腹痛相当于现代医学的盆腔炎、子宫颈炎、子宫肥大症及盆腔淤血等引起的腹痛。

梅老认为,本病分虚实两端,肾气不足,命门火衰,肾阳不足,冲任失于温煦,胞脉虚寒,血虚气弱,以致冲任血虚,胞脉失养,不荣则痛;且血虚气弱,运行无力,血行迟滞,皆可致腹痛。或肝气郁结,失于条达,气机不利,气滞而血瘀,冲任阻滞，胞脉血行不畅；或湿热寒湿内结，流注下焦，阻滞气血，瘀积冲任，胞脉血行不畅，不通则痛，以致腹痛。因此，首先当辨其疼痛的部位、性质、程度及发作时间，结合全身症状、月经和带下的情况，以审其寒、热、虚、实为原则。治疗以通调冲任气血为主。

案1　徐某，女，28岁。

【初诊】 2016年2月19日，腰酸腹痛一年余。一年来，每遇劳累受凉，腰酸腹痛发作或加重，1月18日B超示盆腔积液2.5 cm×1.9 cm。近来带下较多，色黄白相兼，有时排卵期出血，纳食、二便可，舌淡红，苔薄腻，脉弦。此乃气滞湿蕴胞宫，拟方清肝化湿热。

桂枝 10 g	茯苓 15 g	猪苓 15 g	泽泻 15 g
生白术 10 g	石韦 30 g	石见穿 10 g	滑石(包)15 g
生甘草 6 g	莪术 10 g	当归 10 g	赤石脂 10 g
制香附 10 g	台乌药 10 g	沉香(后)3 g	丹皮 10 g

【二诊】 2016年3月22日，进上方，诸症缓解，3月12日月经来潮，8天净，现已净2天，带下较多，胸闷腰酸，脉弦，苔薄腻，舌红。此乃湿热未清，再拟方疏肝运脾化湿。

桂枝 10 g	茯苓 15 g	泽泻 15 g	生白术 10 g
小石韦 30 g	石见穿 10 g	鸡苏散(包)15 g	丹参 15 g
莪术 10 g	当归 10 g	赤芍 15 g	蒲公英 20 g
黄芩 10 g	白花蛇舌草 20 g		

【三诊】 2016年5月1日，进上方，症情减轻，带下减少，现排卵期见少量出血，但较以往明显减少，舌淡，苔白偏腻，脉弦细。此乃肝郁气滞，冲任不和，拟方舒肝健脾活血。

当归 10 g	白芍 20 g	熟地黄 15 g	炒柴胡 10 g
制香附 10 g	泽兰 10 g	仙鹤草 30 g	丹参 15 g
茜草 15 g	桃仁 10 g	乌贼骨 10 g	生白术 10 g
枳实 10 g	丹皮 10 g		

上方加减又服1个月，腹痛未见发作。

案2　蔡某，女，58岁。

【初诊】 2004年4月5日，近来少腹隐痛，右侧少腹压痛，头璇，胸闷，脘腹胀，脉弦，苔黄腻，舌红。此乃肝郁气滞，湿热内蕴，拟方清肝化湿热。

炒柴胡 10 g　黄芩 10 g　炒山栀子 10 g　炒枳壳 10 g
当归 10 g　白芍 20 g　粉甘草 8 g　茜草 15 g
川楝子 10 g　延胡索 10 g　丹参 20 g　炒白术 10 g
茯苓 15 g

【二诊】 2004 年 4 月 29 日，进上方，症情好转，现月经将潮，两侧少腹有隐痛，右侧为重，小腹亦有压痛，带下黄白相兼，脉弦数，苔黄腻，舌红。此乃湿热蕴阻胞宫，拟方清肝调理气冲任。

蒲公英 20 g　乌药 10 g　制香附 10 g　炒白术 20 g
炒柴胡 10 g　当归 10 g　赤芍 20 g　粉甘草 6 g
炒枳壳 10 g　莪术 10 g　茜草 15 g　川楝子 10 g
炒延胡索 15 g

【三诊】 2004 年 5 月 27 日，症情如上述，经期将届，因势利导，理气活血调经。

当归 10 g　赤芍 20 g　川芎 10 g　熟地黄 15 g
炒柴胡 10 g　制香附 10 g　泽兰 10 g　丹参 15 g
失笑散（包）20 g　茺蔚子 10 g　桃仁 10 g　鸡血藤 30 g
莪术 15 g　乌药 10 g

【四诊】 2004 年 6 月 11 日，进上方，症情好转，腹隐痛减轻，痛点下移，带下减少，脉弦，苔薄腻，舌红。此乃湿热渐清，肝郁气滞，拟方继以疏肝理气消滞。

炒柴胡 10 g　当归 10 g　川芎 10 g　白芍 20 g
沉香（后）3 g　乌药 10 g　炒白术 20 g　制香附 10 g
茯苓 15 g　莪术 10 g　生甘草 6 g　丹参 20 g
炒枳壳 10 g　木香 10 g

【五诊】 2004 年 6 月 18 日，前药中肯，症情缓解，现小便黄，阴道有灼热感，带下黄偏多，脉弦，苔薄腻，舌红。此乃湿热下注二阴，拟方清肝经湿热。

龙胆草 15 g　黄芩 10 g　炒山栀子 10 g　碧玉散（包）15 g
黄连 4 g　茯苓 15 g　小石韦 30 g　炒知母 10 g
丹皮 10 g　生地黄 20 g　赤芍 10 g　炒枳实 10 g
炒柴胡 10 g　熟大黄 10 g　夜交藤 30 g　黄柏 10 g

上方又复十余剂，回访腹痛未再发作。

案3 周某，女，31岁。

【初诊】 2013年4月20日，腹痛2年。两年来，反复腹痛隐隐，月经来潮前明显，伴胸胀，以前周期多见延期，常两月一行，带下不多，B超示盆腔积液，久坐腹胀，有压痛，舌淡红，苔白偏腻，脉弦。此乃肝郁气滞，水液潴留，拟方行气解郁化滞，消水湿。

桂枝 10 g	茯苓 15 g	泽泻 15 g	生白术 10 g
石韦 30 g	石见穿 15 g	滑石(包)15 g	粉甘草 6 g
当归 10 g	赤芍 15 g	莪术 10 g	香附 10 g
乌药 10 g	枳实 10 g		

【二诊】 2013年5月13日，症情如上，进上方，腹痛减而未除，痛位于脐下小腹，经前腹痛加重，伴下坠感，舌红，苔黄白偏腻，脉弦细。此乃肝郁气滞，冲任不和，再拟方疏肝理气，佐以化湿。

紫苏梗 10 g	厚朴 10 g	法半夏 10 g	茯苓 15 g
炒苍术 10 g	木香 10 g	砂仁(后)5 g	陈皮 10 g
炒枳壳 10 g	乌药 10 g	枳实 10 g	鸡苏散(包)15 g
生姜 3 片	赤芍 20 g		

【三诊】 2013年5月28日，进上方，虽然无明显的不适反应，复查B超发现盆腔积液仍在，但明显减轻，月经尚可，末次月经5月14日，量不多，舌淡，苔白，脉弱。此乃气滞湿阻未清，再拟方清肝化滞行水。

桂枝 10 g	茯苓 15 g	猪苓 15 g	生白术 10 g
石韦 30 g	石见穿 15 g	鸡苏散(包)15 g	莪术 10 g
蔓荆子 10 g	当归 10 g	赤芍 10 g	白芍 10 g
生甘草 6 g	黄柏 10 g	乌药 10 g	枳实 10 g

上方又服十余剂，回访腹痛未再出现。

案4 朱某，女，45岁。

【初诊】 2014年6月21日，腹痛隐隐一年余。腹痛一年多，曾在县人民医院等处诊治，诊断为盆腔炎，静脉注射抗生素后症情稍有好转，现腹痛隐隐，痛多见于脐下，痛甚连外阴，受凉后发作或加重，带下不多，纳食、二便可，舌淡红，苔白偏腻，脉弦细，月经周期稍有提前，量色可，末次月经5月24日左右，近日届期。此乃气滞血瘀湿蕴胞宫，拟方疏肝理气化滞，以和冲任。

当归 10 g	赤芍 10 g	白芍 10 g	川芎 10 g

熟地黄 15 g	炒柴胡 10 g	制香附 10 g	泽兰 10 g
丹参 15 g	刘寄奴 15 g	益母草 30 g	桃仁 10 g
红花 10 g	莪术 15 g	鸡血藤 20 g	乌药 10 g
沉香(后)3 g			

【二诊】 2014 年 7 月 18 日,现腹中疼痛不明显,但有不适感。腹中不适难以名状,部位不定,发作无规律,复查 B 超检查无明显的异常,月经正常,带下不多,月经 6 月 25 日来潮,舌淡红,苔薄白而嫩,脉细沉,纳食、二便可,畏寒。此乃肝郁气滞,寒湿不化,再拟方温阳健脾化滞,温化水湿,巩固疗效。

党参 15 g	炒白术 15 g	干姜 8 g	熟附子 10 g
生黄芪 30 g	茯苓 15 g	炙甘草 6 g	吴茱萸 5 g
桂枝 15 g	补骨脂 10 g	沙苑子 15 g	褚实子 10 g
鹿角霜 10 g			

案 5 查某,女,44 岁。

【初诊】 2012 年 8 月 24 日,腹痛腰痛反复一年余。每遇月经来潮前发作或加重,多次 B 超示盆腔积液,反复多次用抗生素治疗效果不明显,现腹痛腰酸,带下虽不黄,但量多,体瘦,月经尚可,周期略有提前,量不多,末次月经 8 月 15 日,纳食、二便可,夜寐不佳,舌淡红,苔白腻,脉弦细。此乃肝郁气滞血瘀,拟方疏肝理气化滞,和冲任。

炒柴胡 10 g	制香附 10 g	苍术 10 g	茯苓 15 g
当归 10 g	炒白芍 20 g	粉甘草 6 g	炒枳壳 10 g
延胡索 15 g	金铃子 10 g	青皮 10 g	木香 10 g
丹参 15 g	乌药 10 g	莪术 10 g	

【二诊】 2012 年 9 月 20 日,进上方,无明显其他不适,偶有左少腹疼痛,发作与月经无规律,月经 9 月 12 日来潮,量色可,以往偶有排卵期出血史,带下不多,舌红,苔薄白,脉弱。此乃气滞湿蕴,水湿潴留不化,再拟方清肝消水化滞。

石韦 30 g	石见穿 15 g	滑石(包)15 g	熟大黄 8 g
桂枝 10 g	茯苓 15 g	生白术 10 g	泽泻 15 g
莪术 10 g	当归 10 g	赤芍 15 g	生甘草 8 g
乌药 10 g	枳实 10 g		

上方 1 个月后复查,盆腔积液明显减少,腹痛也不明显。

案6　郭某，女，36岁。

【初诊】　2013年5月1日，盆腔包裹性积液1年。2013年3月，B超发现附件囊肿，后行B超引导冲刺术，并注入无水乙醇治疗，5月1日B超复查示盆腔积液4 mL，多发性子宫肌瘤，末次月经4月8日左右，量色可，来潮前小腹坠胀，带下不多，近日月经届期，舌淡红，苔白偏腻，因势利导。此乃肝郁气滞，血瘀癥瘕，拟方疏肝理气，化滞调经。

炒柴胡 10 g　　制香附 10 g　　泽兰 10 g　　丹参 15 g
当归 10 g　　赤芍 20 g　　川芎 10 g　　熟地黄 15 g
刘寄奴 15 g　　益母草 30 g　　桃仁 10 g　　莪术 10 g
干姜 5 g　　枳实 10 g　　失笑散(包)20 g

【二诊】　2013年6月17日，进上方一月余，无明显不适症状，B超示盆腔积液2.4 mL，月经周期正常，量不多，5天净，月经5月6日来潮，带下不多，夜寐不佳，易醒，二便可，舌淡苔黄偏腻，脉细。此乃气滞湿蕴，再拟方理气化滞消导。

桂枝 10 g　　茯苓 15 g　　生白术 15 g　　泽泻 15 g
石韦 30 g　　石见穿 15 g　　滑石(包)15 g　　莪术 10 g
制香附 10 g　　苍术 10 g　　当归 10 g　　赤芍 20 g
乌药 10 g　　枳实 10 g

上方又复二十余剂，回访腹痛已不明显。

案7　魏某，女，31岁。

【初诊】　2014年10月5日，腹痛半年。半年来，每遇久坐劳累后，右少腹隐隐作痛，痛引腰背，B超示盆腔液性暗区，HPV阳性，月经周期常提起三四天，来潮前小腹坠痛，平时畏冷，腹有冷感，带下黄白，舌淡红，苔白偏腻，边有齿痕，脉细弦，末次月经9月23日。此乃肝郁气滞，拟方清肝化滞化湿消水。

炒柴胡 10 g　　制香附 10 g　　生卷柏 10 g　　丹参 15 g
桂枝 10 g　　茯苓 15 g　　泽泻 10 g　　炒苍术 10 g
石韦 20 g　　石见穿 15 g　　鸡苏散(包)15 g　　莪术 10 g
桃仁 10 g　　乌药 10 g　　沉香(后)3 g

上方加减一月余，回访腹痛未再出现。

三、癥瘕

妇女下腹有结块，或胀，或满，或痛者，称为“癥瘕”。此病相当于现代医学的子宫肌瘤、附件囊肿等病。

梅老认为,本病发生,多由脏腑不和,气机阻滞,瘀血内停,血结为癥,气聚为瘕,以气滞、血瘀、痰湿及毒热为多见。气滞多由肝气郁结,气血运行受阻,滞于冲任胞宫,结块积于小腹所致;或湿浊内停,聚而为痰,痰湿下注冲任,阻滞胞络,痰血搏结,渐积成癥瘕;抑或外阴不洁,或房事不禁,感染湿热邪毒,入里化热,与血搏结,瘀阻冲任,结于胞脉,而成癥瘕。

梅老辨证,按包块的性质、大小、部位,病程的长短,兼症和月经情况辨其在气在血,属痰湿还是热毒。治疗以理气化滞、活血化瘀、轻坚散结为主,佐以行气化痰,兼调寒热。但又根据患者体质强弱,病之久暂,遵循"衰其大半而止"的原则,随其所在而求之,酌用攻补,或先攻后补,或先补后攻,或攻补兼施等法,随证施治。

案1 钱某,女,28岁。

【初诊】 2015年6月11日,月经不调半年。半年来,月经多见延期,今日B超示左卵巢囊性结构、盆腔积液3.1 cm×1.0 cm,末次月经5月28日,现正值排卵期,带下不多,纳食、二便可,常有腰酸,舌淡红,苔薄白,脉弦细。此乃气滞湿阻,拟方疏肝化滞消水湿。

石韦30 g	石见穿10 g	滑石(包)15 g	粉甘草6 g
桂枝10 g	茯苓15 g	泽泻15 g	炒白术20 g
莪术10 g	当归10 g	赤芍20 g	台乌药10 g
香附10 g	丹参15 g	枳实10 g	

上方口服半年,月经基本正常,复查卵巢囊性结构虽仍在,但明显减小。

案2 李某,女,46岁。

【初诊】 2012年9月1日,体检发现子宫肌瘤2个月。主诉月经期量色泽皆可,但左少腹时有不适,体检时发现肝囊肿、子宫肌瘤,纳食、二便可,夜寐不佳,口气重,舌淡红,苔黄白偏腻,脉弦细,末次月经8月15日,近日将潮,有带下如水样较多。此乃肝郁脾虚,气滞湿蕴血瘀,拟方清肝运脾。

炒柴胡10 g	制香附10 g	苍术20 g	茯苓15 g
当归15 g	赤芍20 g	粉甘草8 g	炒枳实10 g
桂枝10 g	莪术10 g	三棱10 g	桃仁10 g
丹参15 g	石见穿15 g	青皮10 g	

上方口服半年,复查子宫肌瘤明显缩小。

四、黄褐斑

黄褐斑是一种发于面部的浅褐色或深褐色的色素沉着性皮肤病,多见于青中年女性,又有“面皯”“蝴蝶斑”“肝斑”等之称。西医病因尚未完全明了,一般认为与内分泌功能有关,可随季节、日晒、情绪变化等因素稍有改变,但往往经久不退。

梅老认为黄褐斑虽然发于体表,但其病本却在体内,需标本同治,内外兼顾方,才能收到良好效果。尤其女子以肝为先天,家庭琐事繁杂,常易性情急躁或怫郁不舒,肝气郁结或有化火,颜面气血失和,瘀结成斑。治疗上多以丹栀逍遥散、龙胆泻肝汤等配伍活血化瘀、益气养阴之品,疏肝理气,清热化湿,养血活血,润肤消斑。并嘱患者尽量避免日晒,不滥用化妆品,不随意使用激素类软膏,平时注意饮食均衡,荤素搭配,劳逸结合,保持心情舒畅,避免疲劳忧虑,方可事半功倍!

案1 徐某,女,44岁。

【初诊】 2013年4月22日,黄褐斑两三年。症情如上,黄褐斑见于两颧及额部,面色少华,月经尚可,舌淡红,苔薄白,脉弦细。此乃气滞血瘀,拟方疏肝滋阴养颜。

生黄芪 30 g　生白术 15 g　茯苓 15 g　粉甘草 6 g
炒柴胡 10 g　当归 10 g　赤芍 15 g　生地黄 15 g
丹皮 10 g　炒山栀子 10 g　桔梗 10 g　枳壳 10 g
制香附 10 g　玉竹 15 g　豆豉 10 g　黄芩 10 g

上方加减一月余,黄褐斑明显减轻。

案2 徐某,女,28岁。

【初诊】 2012年3月21日,黄褐斑1年。症情如上,面起黄褐斑,月经周期提前,约25日一行,量不多,3天净,舌淡,苔白腻,边有齿痕,脉沉细,末次月经3月4日。此乃气滞血瘀,湿热郁于皮肤,拟方清肝胆湿热。

龙胆草 10 g　黄芩 15 g　炒山栀子 10 g　生地黄 15 g
丹参 15 g　当归 10 g　白芍 20 g　碧玉散(包)15 g
炒柴胡 10 g　茯苓 15 g　连翘 10 g　白芷 10 g

黄连 4 g　　炒苍术 10 g　　生大黄 6 g

上方加减一月余，月经周期正常，黄褐斑减轻。

案 3　张某，女，33 岁。

【初诊】 2015 年 5 月 11 日，黄褐斑 2 年。主诉近两年来，面部黄褐斑明显加重，且 2015 年来，周身瘙痒，面部痤疮起伏，纳食、二便可，口干口渴，自觉内火较重，舌淡红，苔薄白，脉弦。此乃肝经郁热，拟方清肝解郁，凉血息风。

黄连 5 g　　黄芩 10 g　　炒山栀子 10 g　　碧玉散(包) 15 g
炒柴胡 10 g　　赤芍 20 g　　炒枳实 10 g　　茯苓 15 g
丹皮 10 g　　黄柏 10 g　　生地黄 15 g　　制大黄 10 g
地肤子 30 g

【二诊】 2015 年 6 月 19 日，进上方，周身瘙痒，面部痤疮减轻，口干口苦不明显，面部色斑有所缩小，月经尚可，舌淡红，苔薄白，脉弦细。此乃肝郁渐清，气阴未复，再拟方疏肝滋阴养颜。

炒柴胡 10 g　　当归 10 g　　赤芍 15 g　　生地黄 15 g
丹皮 10 g　　炒山栀子 10 g　　桔梗 10 g　　枳壳 10 g
制香附 10 g　　玉竹 15 g　　豆豉 10 g　　黄芩 10 g
白芷 10 g　　冬瓜仁 30 g　　女贞子 20 g　　粉甘草 6 g

上方加减一月余，黄褐斑明显减轻。

五、乳癖

乳癖系指乳房部位出现形状大小不一的硬结肿块。此病与西医学的乳腺小叶增生、囊肿、乳房纤维性瘤等多有类似。

梅老指出，乳癖虽可触及结块，一般表面光滑，边界尚清，与皮肤及周围组织无粘连，活动度可，推之可移，有的可见乳房胀痛，多与月经周期变化有关，为乳房的良性病变。中医认为，多由情志不畅，肝气郁结，或肝火偏亢，湿邪水饮不化，凝聚成痰，脉络瘀阻而成乳癖。梅老临床擅用疏肝理气、活血解郁之法治疗本病，常用丹栀逍遥丸配伍川楝子、海藻、昆布、夏枯草、蒲公英之类软坚散结止痛，兼有月经不调者，须配合调理冲任之法。

案 1　陈某，女，9 岁。

【初诊】 2017 年 1 月 19 日，乳腺增生三四年伴囊肿。2016 年 12 月 29 日

B超示乳腺增生伴囊肿,现已经周期尚可,约25天,量少,3天净,来潮前有小腹不适及胸胀,带下不多,有时伴瘙痒,舌淡,苔黄白偏腻而干,脉弦略数。此乃肝郁气滞痰结,拟方疏肝化滞软坚,消乳癖。

炒柴胡10 g　当归15 g　赤芍20 g　制香附10 g
淡海藻10 g　淡昆布10 g　夏枯草10 g　蒲公英30 g
炒白术20 g　郁金10 g　茯苓15 g　黄芩10 g
丹皮10 g　炒山栀子10 g　炒枳壳10 g

【二诊】 2017年3月11日,进上方近1个月,昨日B超复查示局部乳腺增生约2.1 cm×1 cm,较以往缩小。月经3月4日来潮,量少,昨日已净,有少量瘀块,带下不多,面有痤疮起伏,舌淡,苔白偏腻,脉弦细略数。此乃肝郁气滞,痰凝湿蕴,拟方疏肝理气,软坚散结。

淡海藻15 g　淡昆布15 g　夏枯草10 g　蒲公英30 g
炒柴胡10 g　当归10 g　赤芍15 g　茯苓15 g
炒苍术10 g　制香附10 g　黄芩15 g　炒山栀子10 g
丹参15 g　川楝子10 g

上二方加减近一年,B超复查乳腺增生已不明显。

案2 陈某,女,27岁。

【初诊】 2016年3月26日,乳腺增生两年余。2014年切除部分增生,但不久增生又起,现乳腺有痛感,痛与月经周期无明显关系,血性激素检查基本正常,月经周期正常,但经量少,平时常有腰痛,末次月经3月2日,舌淡红,苔白偏腻,脉弦,结婚2年未孕。此乃肝郁气滞,情志不畅,拟方理气解郁化坚。

淡海藻15 g　昆布15 g　夏枯草10 g　蒲公英30 g
炒柴胡10 g　制香附10 g　炒山栀子10 g　黄郁金10 g
丹参15 g　当归15 g　赤芍20 g　炒枳壳10 g
乌药10 g　沉香(后)3 g　石菖蒲10 g

上方加减口服七八个月,复查乳腺增生已不明显。

六、绝经前后诸证

妇女在绝经前后出现或轻、或重、或久、或暂的一些症候,如月经紊乱,烘热汗出,阵发性潮热面红,五心烦热,或头晕耳鸣,烦躁易怒,情绪不稳,易于激动,或情志异常,心悸失眠,浮肿便溏等,甚至可以持续多年,称“绝经前后诸证”,亦称"经断前后诸证"。此病相当于西医学的更年期综合征。

梅老认为,妇女的机体在绝经前后由阴阳均衡向衰退的老年过度,是人体生命过程中的一个必经阶段,是生命的自然规律,多数妇女通过自身的调节,才能顺利度过这个时期。部分妇女由于素体体质较弱,以及生育、疾病、营养、劳逸、社会家庭环境、精神等因素影响,不能自身调节,而出现一系列脏腑功能紊乱的症状。此病主要是肾气渐衰,冲任亏损,天癸将绝,精气不足,阴阳失去平衡,阴精不足,水不涵木,阳失潜藏之故。治疗以滋肾填精、平肝潜阳为主,喜用龙骨、牡蛎、珍珠母、石决明、紫贝齿等重镇宁心安神。梅老多用滋阴柔肝养血、凉营泻热、清肝泄胆、补肾健脾、调理冲任等法,或补或泻,也常根据病情灵活应用。

案1 周某,女,54岁。

【初诊】 2012年2月11日,周身烘热汗出1年。月经已净2年,带下量多,近一年来,反复阵发性周身烘热汗出,双手指关节作痛,伴"晨僵",腕关节也有痛感,有时下肢作肿,冬季畏冷,舌淡红,苔白偏腻,脉弦细。此乃气虚血瘀,阴阳失和,拟方益气养血祛风,和营卫。

生黄芪 30 g	青防风 10 g	生白术 15 g	粉甘草 6 g
党参 15 g	茯苓 15 g	茯神 15 g	陈皮 10 g
白芍 20 g	桂枝 10 g	黄柏 10 g	知母 15 g
生地黄 15 g	苍术 10 g	怀牛膝 10 g	

【二诊】 进上方,周身烘热汗出明显减轻,舌淡红,苔白偏腻,脉弦细。用药已取效,原方继进。

案2 汪某,女,47岁。

【初诊】 2013年4月16日,阵发性烘热寐差1年。一年来,月经来潮2次,但阵发性烘热,汗出阵作,心烦,夜寐不佳,纳食、二便可,服六味地黄丸后稍减,平时常有头痛,舌红,苔白偏腻,脉弦。此乃风阳上扰,拟方清肝平息相火。

珍珠母(先)30 g	石决明(先)30 g	紫贝齿(先)20 g	刺蒺藜 10 g
丹皮 10 g	炒山栀子 10 g	黄柏 10 g	生地黄 15 g
黄连 4 g	法半夏 10 g	夏枯草 10 g	茯神 15 g
碧玉散(包)15 g	赤芍 20 g	合欢皮 20 g	

【二诊】 2013年5月9日,进上方,夜寐转佳,心烦减轻,但阵发性烘热、盗

汗仍在，记忆力减退，胃脘作胀，泛酸，舌淡红，苔白偏腻，脉弦细数，B 超示子宫萎缩。此乃肝郁气滞，冲任不和，再拟方清肝解郁化滞，和冲任。

炒柴胡 10 g	制香附 10 g	炒白术 10 g	茯苓 15 g
当归 10 g	赤芍 20 g	粉甘草 6 g	桂枝 10 g
丹参 15 g	炒枳壳 10 g	茺蔚子 10 g	桃仁 10 g
莪术 10 g	乌药 10 g	沉香(后)3 g	

上方有服二十余剂，回访更年期不适已不明显。

案 3 于某，女，45 岁。

【初诊】 2016 年 8 月 5 日，阵发性汗出潮热一月余。现月经尚可，但阵发性烘热汗出，晚间尤甚，夜寐不佳，寐而不沉，口干口渴，二便可，近年面部色斑明显增多，有甲状腺功能亢进 5 年，平时服甲状腺素维持，平时常有畏冷，舌淡色暗，苔白偏腻，脉弦。此乃气阴两虚，风阳上扰，拟方潜阳养阴柔肝，益智宁心安神。

珍珠母(先)30 g	石决明(先)30 g	煅龙骨(先)30 g	煅牡蛎(先)30 g
太子参 15 g	远志 10 g	茯神 15 g	酸枣仁 15 g
黄连 4 g	桂枝 10 g	赤芍 20 g	粉甘草 8 g
法半夏 10 g	合欢皮 20 g	夜交藤 30 g	刺蒺藜 10 g

上方反复加减半年，诸症减轻。

（曹 健 刘华骅 整理）

第四节 内科杂病

一、肺病

案 1 练某，男，63 岁。

【初诊】 2016 年 7 月 20 日，近来感冒暑湿外邪，头眩胸闷，纳减，小便黄混，有汗，口渴欲饮，脉濡。此乃暑湿外袭，拟方理气行气化湿。

广藿香(后)10 g	川厚朴 8 g	法半夏 10 g	茯苓 15 g
紫苏梗 10 g	杏仁泥 10 g	陈皮 10 g	枳壳 6 g
桔梗 6 g	鸡苏散(包)15 g	淡黄芩 10 g	大腹皮 10 g
炒山栀子 10 g	炒神曲 10 g		

案2 张某,女,76岁。

【初诊】 2011年7月29日,近来不思饮食,纳少,微咳,舌苔黄厚腻。此乃暑湿内蕴中焦,拟方祛暑化湿。

杏仁泥10 g　紫苏梗10 g　制厚朴8 g　炒苍术10 g
生薏苡仁30 g　白蔻仁(后)4 g　炒枳实8 g　大腹皮10 g
瓜蒌皮15 g　象贝母10 g　茯苓15 g　制半夏10 g
鸡内金10 g　炒山楂10 g　炒神曲10 g　鸡苏散(包)15 g

案3 徐某,女,41岁。

【初诊】 2009年10月29日,往有鼻炎病史,遇风邪感冒则鼻流清涕,有时头额疼痛,苔薄,舌红,脉浮数。此乃外感风热,拟方清散上焦风热。

辛夷花(包)10 g　苍耳子10 g　香白芷10 g　西羌活10 g
广藿香(后)10 g　陈胆星6 g　防风6 g　嫩黄芩10 g
柴胡8 g　粉葛根15 g　桔梗8 g　鸡苏散(包)15 g
鹅不食草10 g

案4 马某,男,38岁。

【初诊】 2012年4月16日,时有鼻塞流涕,清涕为主,伴头额隐隐疼痛,间有微咳,苔薄,舌红,脉浮数。此乃外感风热夹湿,拟方清肺肃邪。

辛夷花(包)10 g　苍耳子10 g　炒苍术10 g　炙升麻8 g
荆芥8 g　防风8 g　香白芷10 g　柴胡8 g
西羌活10 g　广藿香(后)10 g　陈胆星6 g　陈皮6 g
法半夏10 g　嫩黄芩10 g　炒山栀子10 g　杏仁泥10 g

案5 吕某,女,37岁。

【初诊】 2013年2月28日,咳嗽五六天,干咳为主,咽痒,少许痰黏咽喉难咯,遇风咳嗽更著,苔薄腻,舌红,脉细数。此乃外感风热,痰湿内蕴,拟方清肺化痰。

川百部15 g　前胡10 g　炒枳壳8 g　桔梗8 g
生甘草6 g　杏仁泥10 g　荆芥穗8 g　法半夏10 g
广橘皮10 g　炙紫菀10 g　象贝母8 g　瓜蒌皮15 g
云茯苓15 g　紫苏梗10 g　藿香梗10 g　嫩黄芩10 g
金荞麦20 g

案6 吴某，女，46岁。

【初诊】 2012年11月28日，咳嗽一月余。干咳频频，咽痒，乏力，恶风畏寒，恙由4年前接触油漆味后过敏引起，咽喉红肿，后壁淋巴滤泡增生，曾自服消炎药及止咳糖浆无明显改善，苔白腻，舌红，脉数。此乃风邪外感，拟方清肺散风化痰。

杏仁泥 10 g	紫苏叶 8 g	紫苏梗 8 g	法半夏 10 g
广橘红 10 g	炒枳壳 6 g	桔梗 6 g	荆芥 8 g
防风 8 g	前胡 10 g	云茯苓 15 g	粉甘草 6 g
嫩黄芩 10 g	瓜蒌皮 15 g	金沸草 6 g	金荞麦 20 g

案7 吉某，男，63岁。

【初诊】 2016年12月7日，素有慢性支气管炎、肺气肿病史，遇风邪及劳累后则咳喘发作，近来咳嗽有痰难排，动则气喘不平，喉中如水鸡声，头眩胸闷，恶风身痹，脉浮数，苔薄腻，舌淡红。此乃痰饮内蕴，风邪外束，拟方定喘清肺化痰。

炙麻黄 4 g	杏仁泥 10 g	粉甘草 6 g	炒枳壳 8 g
桔梗 8 g	信前胡 10 g	葶苈子 15 g	紫苏子 10 g
白芥子 10 g	法半夏 10 g	化橘红 10 g	北射干 10 g
炙紫菀 10 g	云茯苓 15 g	象贝母 10 g	瓜蒌皮 12 g

案8 邱某，女，50岁。

【初诊】 2014年5月14日，咳嗽一月余。近一个月来，咳嗽反复，咯痰色白黏稠，伴咽痒咽痛，胸闷痛，双手发麻，周身瘙痒，耳鸣，纳食可，稍有便秘，口干口渴，头晕，口苦，舌淡红，苔白腻，脉弦。此乃夏季酷暑，暑风侵袭，拟方清宣肺气，芳化和中。

杏仁(后)10 g	桑叶 10 g	菊花 10 g	连翘 15 g
鸡苏散(包)15 g	金银花 10 g	荆芥 10 g	防风 10 g
桔梗 10 g	黄芩 10 g	紫苏梗 10 g	法半夏 10 g
陈皮 10 g	厚朴 10 g	蔓荆子 10 g	茯苓 15 g
白芷 10 g			

【二诊】 2014年5月23日，进上方，咳嗽减轻，咯痰减少，大便正常。此乃暑湿渐化，继以原意巩固疗效。

紫苏梗 10 g	法半夏 10 g	陈皮 10 g	桑叶 10 g
菊花 10 g	杏仁(后)10 g	桔梗 10 g	连翘 15 g
南沙参 30 g	金银花 10 g	僵蚕 20 g	黄芩 10 g
黄芩 10 g	枳壳 10 g	生甘草 8 g	

案 9 缪某,男,30 岁。

【初诊】 2016 年 3 月 28 日,咳嗽反复 5 个月。病起于 2015 年 10 月感冒,以干咳为主,有少量黏痰,受凉后咳甚,曾各种检查无明显异常发现,时有咽痒,舌尖红,苔白偏腻,脉浮。此乃风邪袭肺,拟方疏风化痰。

生麻黄 5 g	杏仁(后)10 g	粉甘草 8 g	桔梗 10 g
紫苏子 10 g	莱菔子 10 g	制半夏 10 g	化橘红 10 g
前胡 10 g	茯苓 15 g	瓜蒌皮 15 g	大贝母 15 g
佛耳草 15 g			

【二诊】 2016 年 4 月 11 日,进上方,咳嗽减轻,原方继进。

案 10 刘某,男,65 岁。

【初诊】 2015 年 10 月 13 日,咳喘发作十多天。咳有痰难咯,咳甚气短,胸闷,外院诊断为慢性支气管炎、肺气肿、肺源性心脏病,治疗效果不理想,脉沉,苔薄腻,舌红。此乃痰热恋肺,拟方定喘蠲饮化痰。

杏仁泥 10 g	粉甘草 6 g	制半夏 10 g	化橘红 10 g
葶苈子 10 g	紫苏子 10 g	莱菔子 10 g	炒牛蒡子 10 g
象贝母 10 g	制款冬花 10 g	桔梗 8 g	前胡 10 g
北射干 10 g	桑白皮 15 g	瓜蒌皮 15 g	鲜白果(去壳,杵)7 枚

二、脾胃病

案 1 汪某,女,64 岁。

【初诊】 2012 年 3 月 12 日,胃脘嘈杂、有烧灼感三四年,发作 1 周。平时常服奥美拉唑,近一周又发作,伴恶心,胃脘疼痛不适,嗳气,泛酸,胃镜提示浅表性胃炎、胆汁反流,曾诊断为胃神经官能症,舌淡,苔白偏腻,脉弦细。此乃胃气失和,寒热错杂,运化失司,拟方理气降逆,苦辛合化,仿泻心汤。

黄连 4 g	干姜 6 g	制半夏 10 g	制厚朴 10 g
制香附 10 g	紫苏梗 10 g	陈皮 10 g	粉甘草 6 g

茯苓 15 g　瓜蒌皮 15 g　炒苍术 10 g　木香 10 g
砂仁(后)5 g

【二诊】 2012 年 3 月 25 日,进上方,症情减而未除,现胸骨后仍有饱胀,食后尤甚,伴嘈杂,烧灼感,无呕恶,嗳气不多,大便次多,肠鸣亢进,胃镜曾示浅表糜烂性胃炎,舌淡红,苔白偏腻,脉弦。此乃寒热错杂,气滞郁结胸中,拟方理气降逆,辛苦合化。

黄连 5 g　制半夏 10 g　制厚朴 10 g　制香附 10 g
沉香(后)3 g　乌药 10 g　槟榔 10 g　炒枳壳 10 g
木香 10 g　紫苏梗 10 g　陈皮 10 g　茯苓 15 g
郁金 10 g　粉甘草 8 g　生姜 3 片

上方加减二十余剂,回访胃脘不适未再出现。

案 2 邓某,男,60 岁。

【初诊】 2013 年 7 月 20 日,素有胃病,近来复发,胃镜示反流性食管炎、浅表性胃炎伴糜烂。现时胸脘痞闷,嗳气不适,泛酸,隐痛,嘈杂,口干,脉弦,苔薄腻,舌红。此乃胃气失和,寒热错杂,拟方辛开苦降。

刺猬皮 10 g　九香虫 6 g　香附 10 g　紫苏梗 10 g
沉香(后)3 g　乌药 10 g　槟榔 10 g　枳壳 10 g
黄连 5 g　制半夏 10 g　瓜蒌皮 15 g　厚朴 10 g
木香 10 g　甘松 6 g

【二诊】 2013 年 8 月 4 日,进上方,症情缓解,不适夜间加重,口干,脉沉弦,苔薄腻,舌红。此乃气滞湿阻中焦,和降失司,拟方继以辛苦并用。

黄连 5 g　制半夏 10 g　瓜蒌皮 10 g　香附 10 g
沉香(后)3 g　乌药 10 g　陈皮 10 g　枳壳 10 g
刺猬皮 10 g　九香虫 8 g　厚朴 10 g　木香 10 g
茯苓 15 g　青皮 10 g　紫苏梗 10 g　甘松 8 g
鲜生姜 3 片

上方又进 10 天,回访胃脘不适痊愈。

案 3 杨某,女,34 岁。

【初诊】 2016 年 3 月 28 日,胸脘痞闷连及胁下作胀半年。以往有类似病史,经治好转。现又发作半年,脘闷,得嗳气则舒,喜软食,不适连胁下,口干不欲饮，大便微溏，舌红，苔薄腻，脉弦。此乃肝胃不和，气滞湿阻中焦，拟方清肝解郁，苦辛合化。

黄连 4 g　　制半夏 10 g　　瓜蒌皮 10 g　　厚朴 10 g
制香附 10 g　　紫苏梗 10 g　　陈皮 10 g　　粉甘草 6 g
炒枳壳 10 g　　广木香 10 g　　花槟榔 10 g　　乌药 10 g
茯苓 15 g　　沉香（后）3 g　　鲜生姜 3 片

【二诊】 2016 年 4 月 16 日，进上方，症情有所缓解，现胃脘不适难以名状，夜间尤甚，伴嘈杂，嗳气，大便不整，舌淡，苔白，脉弦数。此乃气滞湿蕴日久难化，拟方佐以健运。

制香附 10 g　　高良姜 8 g　　厚朴 10 g　　炒枳壳 10 g
制半夏 10 g　　陈皮 10 g　　粉甘草 6 g　　茯苓 15 g
炒白术 20 g　　广木香 10 g　　砂仁（后）4 g　　生黄芪 20 g
桂枝 10 g　　炒白芍 15 g

上方再进 10 天，脘痞已不明显。

案 4　杨某，男，43 岁。

【初诊】 2012 年 11 月 9 日，胃脘作胀、嗳气三四个月。胃脘作胀，痞闷，嗳气，不适难以名状，无脘痛，无呕恶，右胁下有不适感，进油腻加重，B 超示胆囊炎，大便偏溏，腹中肠鸣亢进，舌红，苔白腻，脉弦滑。此乃肝胃不和，气滞横逆犯胃，拟方理气降逆和胃。

沉香（后）3 g　　乌药 10 g　　花槟榔 10 g　　炒枳壳 10 g
广木香 10 g　　砂仁（后）5 g　　炒苍术 10 g　　厚朴 10 g
制香附 10 g　　紫苏梗 10 g　　制半夏 10 g　　陈皮 10 g
茯苓 15 g　　黄连 4 g　　金钱草 30 g

【二诊】 2012 年 11 月 22 日，进上方，右胁下不适明显减轻，但胃脘仍闷塞，每遇受凉或情志不遂时，无明显疼痛，得嗳气则舒，伴嘈杂、泛酸，二便可，口干口苦，心烦，夜寐不佳，体格偏瘦，舌红，苔偏腻，脉弦。此乃肝胃气滞郁热，再拟方辛开苦降。

黄连 4 g　　制半夏 10 g　　瓜蒌皮 10 g　　厚朴 10 g
沉香（后）3 g　　乌药 10 g　　花槟榔 10 g　　炒枳壳 10 g
制香附 10 g　　紫苏梗 10 g　　广木香 10 g　　陈皮 10 g
茯苓 15 g　　粉甘草 6 g　　鲜生姜 3 片

案5 张某，女，50岁。

【初诊】 2014年5月20日，大便次多三四年。大便次多，每日三四行，有大便不净感，有时有黏液，伴腹痛，痛则欲便，腹胀，腹有冷感，胃脘嘈杂，舌红，苔黄腻，脉弦细弱。此乃脾虚湿蕴，拟方健脾化湿助消化。

炒白术 10 g　厚朴 10 g　陈皮 10 g　粉甘草 6 g
紫苏梗 10 g　制香附 10 g　茯苓 15 g　枳壳 10 g
木香 10 g　制半夏 10 g　砂仁(后)5 g　生薏苡仁 20 g
藿香(后)10 g　杏仁(后)10 g　滑石(包)15 g

上方后，胃脘不适减轻，大便已转正常。

案6 王某，女，32岁。

【初诊】 2013年11月5日，大便偏溏多年。素有大便偏溏，大便常规及肠镜检查未见明显异常，平时乏力肢困，纳少，曾服中药治疗有所缓解，舌淡，苔白偏腻，脉细。此乃脾胃虚弱，拟方益气健脾和中。

太子参 15 g　炒白术 20 g　厚朴 10 g　陈皮 10 g
茯苓 15 g　粉甘草 6 g　炒枳壳 10 g　木香 10 g
黄芪 20 g　桂枝 10 g　炒白芍 15 g　砂仁(后)4 g
法半夏 10 g　鲜生姜 3 片

【二诊】 2013年11月21日，进上方，大便成行，但便次仍多，肢困减而未除，舌淡，苔白偏腻，脉弦。此乃脾虚气虚，再拟方仍益气健脾为主。

炒白术 20 g　厚朴 10 g　陈皮 10 g　法半夏 10 g
党参 15 g　茯苓 15 g　炒白术 20 g　砂仁(后)4 g
黄芪 20 g　桂枝 10 g　炒枳壳 10 g　木香 10 g
粉甘草 6 g　鲜生姜 3 片

案7 赵某，女，53岁。

【初诊】 2011年7月28日，神疲乏力四五天。四五天前中暑淋雨后一直神疲乏力，下肢尤甚，纳少，喜冷食，晨起恶心，大便日一行，但便前腹痛，有慢性肠炎史，手足心热，舌淡红，苔白偏腻，脉弦洪。此乃暑湿外袭，肠胃失和，拟方祛暑化湿清肠。

紫苏梗 10 g　厚朴 10 g　法半夏 10 g　茯苓 15 g
炒白术 20 g　木香 10 g　陈皮 10 g　砂仁(后)5 g

鸡苏散(包)15 g　枳壳 10 g　炒神曲 10 g　黄芩 10 g
葛根 15 g　黄连 4 g　生姜 3 片

【二诊】 2011 年 8 月 5 日,进上方,症情缓解,停药后,因近日高温,十余天来突然神疲乏力,气短,有不得接续感,纳食、二便可,空调房内症情缓解,心电图示心律不齐,舌淡红,苔白腻,脉弦细。此乃暑湿外袭,拟方清暑化湿。

香薷 10 g　豆豉 10 g　厚朴 10 g　茯苓 15 g
藿香(后)15 g　紫苏梗 10 g　鸡苏散(包)15 g　枳实 10 g
黄连 5 g　制半夏 10 g　炒山栀子 10 g　陈皮 10 g
黄芩 10 g　杏仁(后)10 g

案8 范某,女,34 岁。

【初诊】 2017 年 5 月 8 日,上腹部疼痛,嗳气不舒,兼有内分泌失调。此乃肝气犯胃,拟方清肝理气,解郁和胃。

柴胡梗 8 g　炒枳实 10 g　白芍 20 g　粉甘草 6 g
嫩黄芩 10 g　炒山栀子 10 g　板蓝根 15 g　大连翘 10 g
法半夏 10 g　茯苓 15 g　藿香(后)15 g　川厚朴 8 g
滑石(包)15 g

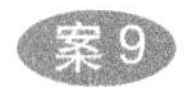

陈某,女,17 岁。

【初诊】 2014 年 5 月 23 日,大便不规则多年。时有腹痛腹泻,脐腹隐痛不适,用脑过度或者精神紧张时易于腹泻,大便溏薄,一日数次,伴口干欲饮,舌红,苔薄白,脉细。此乃脾虚运化失利,拟方健脾祛湿。

制厚朴 10 g　炒白术 20 g　炒枳壳 10 g　广陈皮 10 g
广木香 6 g　香砂 4 g　鸡苏散(包)15 g　淡干姜 4 g
藿香(后)10 g　紫苏梗 10 g　茯苓 15 g　法半夏 10 g
炒神曲 10 g

案10 丁某,女,34 岁。

【初诊】 2015 年 5 月 24 日,腹部绕脐疼痛 1 周,呈阵发性发作,平卧或温熨暂安,脉沉,苔薄腻,舌淡。此乃寒湿内蕴,拟方温中以化寒湿。

明附片 10 g　淡干姜 5 g　炙甘草 6 g　川桂枝 8 g
乌梅 10 g　川椒目 5 g　吴茱萸 3 g　杭白芍 15 g

小茴香 4 g　广木香 10 g　香砂仁(后)4 g　云茯苓 15 g
生白术 15 g

案 11　季某,男,57 岁。

【初诊】 2012 年 3 月 28 日,脘腹胀满,嗳气不舒,时有泛逆吞酸,口干不喜饮,纳可,二便自调,脉沉,苔薄腻,舌红。此乃胃气不和,气湿不化,拟方理气和胃化滞。

川雅连 4 g　淡干姜 5 g　制半夏 10 g　制厚朴 8 g
紫苏梗 10 g　炒枳壳 10 g　广陈皮 6 g　云茯苓 15 g
制香附 10 g　槟榔 10 g　广木香 10 g　台乌药 10 g
沉香(后)2 g

案 12　盛某,女,35 岁。

【初诊】 2013 年 9 月 27 日,胸脘痞闷,嗳气不舒,脘腹时有隐痛,纳谷乏味,两胁肋偶有不适,口干不多饮,平时带下较多,脉沉,苔薄腻,舌红。此乃气湿不化,肝胃不和,拟方理气和胃,健脾化湿。

广藿香(后)10 g　紫苏梗 10 g　法半夏 10 g　川厚朴 8 g
炒白术 10 g　云茯苓 15 g　炒枳壳 10 g　广陈皮 10 g
杏仁泥 10 g　生薏苡仁 20 g　白蔻仁 4 g　鸡苏散(包)15 g
炒山楂 10 g　炒神曲 10 g

案 13　解某,男,56 岁。

【初诊】 2014 年 6 月 30 日,素有胃病史,今日贪凉饮冷致胃病发作,泛逆吐酸,头晕胸闷,胃脘部时有隐隐疼痛,阵发性加剧,脉沉细,苔白腻,舌淡红。此乃气滞寒凝,湿阻中焦,拟方理气温中和胃。

沉香(后)2 g　台乌药 10 g　枣儿槟 10 g　炒枳壳 10 g
制香附 10 g　高良姜 6 g　制半夏 10 g　制厚朴 10 g
紫苏梗 10 g　云茯苓 10 g　广木香 6 g　香砂仁(后)4 g
老甘松 6 g

案 14　吉某,女,8 岁。

【初诊】 2014 年 9 月 28 日,形体消瘦,纳食不佳,消化不良,胸脘痞闷,内热口干，脉沉，苔薄，舌红。此乃脾失健运，胃失和降，拟方理气和胃，运脾化滞。

炒白术 10 g　川厚朴 8 g　广陈皮 6 g　鸡苏散（包）15 g
茯苓 15 g　木香 6 g　炒山楂 10 g　炒神曲 10 g
鸡内金 10 g　大腹皮 10 g　藿香（后）10 g　砂仁（后）4 g
淡黄芩 10 g

案 15　孙某，男，63 岁。

【初诊】 2011 年 2 月 18 日，胃病已久，时有上腹部饱胀疼痛，伴嗳酸，嗳气乃舒，苔薄白，舌红，脉细弦。此乃气滞湿阻中焦，拟方疏肝理气，健胃和胃。

川雅连 4 g　制半夏 10 g　瓜蒌皮 15 g　川厚朴 8 g
沉香（后）2 g　台乌药 10 g　枣儿槟 10 g　广木香 6 g
九香虫 6 g　炒枳壳 10 g　云茯苓 15 g　香砂仁（后）4 g
紫苏梗 10 g　炒白术 20 g

案 16　卞某，女，34 岁。

【初诊】 2009 年 4 月 27 日，上腹部坠胀不适 4 年。四年来，上腹部坠胀不适反复发作，外院检查诊断为胃下垂 2 度，服西药效果不理想，有时嗳气，苔薄白，舌淡红，脉细。此乃正气虚弱，中气不足，脾胃升降功能失和，拟方益气建中和胃，以利生化。

生黄芪 30 g　川桂枝 8 g　白芍 15 g　炙甘草 6 g
太子参 15 g　炒白术 15 g　云茯苓 15 g　陈皮 10 g
炙升麻 8 g　柴胡梗 8 g　制香附 10 g　紫苏梗 10 g
炒枳壳 10 g

案 17　王某，女，52 岁。

【初诊】 2009 年 8 月 12 日，素有便秘，四五日一行，伴腹胀腹痛，便后缓解，内热口干，纳谷乏味，脉沉弦，苔薄腻，舌红。此乃气滞湿蕴未化，拟方清化湿热，祛滞通腑。

沉香（后）3 g　乌药 10 g　槟榔 10 g　炒枳实 10 g
柴胡梗 10 g　黄芩 10 g　法半夏 10 g　川厚朴 8 g
炒苍术 10 g　茯苓 15 g　生大黄 8 g　陈皮 6 g
广木香 10 g　炒山楂 10 g　炒神曲 10 g

案18 邢某，男，17岁。

【初诊】 2010年11月26日，脐腹部疼痛不适，时欲腹泻，便出不爽，尤以精神紧张时明显，苔薄白，舌红，边有齿痕，脉细弦。此乃脾虚健运失司，拟方健脾和胃，以助生化。

制厚朴 8 g　炒白术 20 g　炒枳壳 10 g　炒山楂 10 g
炒神曲 10 g　广木香 10 g　香砂仁(后)4 g　茯苓 15 g
陈皮 10 g　防风 6 g　杭白芍 15 g　鸡苏散(包)15 g
鸡内金 10 g　紫苏梗 10 g

三、肝胆病

案1 张某，女，40岁。

【初诊】 2016年9月5日，素有胆囊炎，胆囊壁毛糙，伴有胃气不和，近来胸闷，痞满，嗳气不舒，胆囊区隐痛，发射至后背，口干口苦，小便赤，大便秘结。此乃胆肝疏泄不利，胃失和降，拟方清肝胆湿热。

金钱草 30 g　蒲公英 30 g　嫩黄芩 15 g　炒山栀子 10 g
黄连 5 g　制半夏 10 g　全瓜蒌 20 g　炒枳实 10 g
碧玉散(包)15 g　茯苓 15 g　制厚朴 10 g　紫苏梗 10 g
炒柴胡 10 g

【二诊】 2016年9月19日，进上方，症情减轻。现时以胸闷不适为最苦，闷塞连接咽喉，嗳气时作，无明显反酸，咽中作干。此乃湿热渐清，气滞不化，拟方继与疏肝理气和胃。

沉香(后)3 g　乌药 10 g　槟榔 10 g　炒枳实 10 g
黄连 5 g　制半夏 10 g　制香附 10 g　制厚朴 10 g
紫苏梗 10 g　陈皮 10 g　粉甘草 6 g　茯苓 15 g
广木香 10 g　鲜生姜 3 片

案2 何某，女，48岁。

【初诊】 2017年5月29日，发现转氨酶升高1年。生化检查示转氨酶升高，乙肝五项检查示乙肝表面抗原(HBsAg)、乙肝e抗原(HBeAg)、乙肝核心抗体三项阳性，病毒复制阳性，曾在某人民医院住院治疗，症情有所好转，现头晕胸闷，内热口干，小便黄，大便干。此乃湿热内蕴，肝脾不和，拟方清肝解毒，利湿热。

茵陈 30 g	炒山栀子 10 g	生大黄 8 g	黄芩 15 g
蒲公英 30 g	板蓝根 15 g	茯苓 15 g	碧玉散(包)15 g
八月札 15 g	平地木 15 g	生地黄 15 g	赤芍 15 g
丹参 15 g	虎杖 15 g		

【二诊】 2017 年 6 月 14 日,进上方,症情缓解,神疲乏力减轻,舌淡白,苔白偏腻,脉弦。此乃湿热未清,仍拟上方继进。

茵陈 30 g	炒山栀子 10 g	生大黄 6 g	茯苓 15 g
黄芩 15 g	蒲公英 30 g	板蓝根 15 g	八月札 15 g
枳壳 10 g	炒柴胡 10 g	丹参 15 g	法半夏 10 g
虎杖 15 g	鸡苏散(包)15 g		

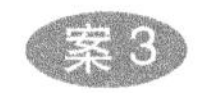
案 3 赵某,女,51 岁。

【初诊】 2014 年 4 月 8 日,脘腹作胀三月余。诊断为乙型肝炎、肝硬化、胆囊炎,曾在南通市第三人民医院住院治疗,现胃脘作胀,右胁下有不适感,嗳气,大便可,肝功能示转氨酶、r－GT 升高,夜寐不佳,神疲乏力,头痛,舌淡红,苔白偏腻,脉弦。此乃湿热蕴结肝胆,拟方清肝利胆,消炎解毒。

茵陈 30 g	炒山栀子 10 g	生大黄 8 g	碧玉散(包)15 g
八月札 15 g	平地木 15 g	蒲公英 30 g	金钱草 30 g
黄连 5 g	制厚朴 10 g	茯苓 15 g	黄芩 15 g
虎杖 15 g	绞股蓝 15 g	丹参 15 g	

上方共服两月余,复查肝功能正常,症情亦不明显。

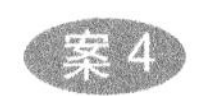
案 4 孙某,男,26 岁。

【初诊】 2011 年 8 月 12 日,神疲乏力半月。半月来,神疲乏力,纳食可,小便黄,生化检查示转氨酶升高,舌红,苔少,脉弦滑。此乃湿热内蕴,拟方清肝解毒,消炎祛湿。

茵陈 30 g	炒山栀子 10 g	生大黄 10 g	碧玉散(包)15 g
板蓝根 15 g	蒲公英 30 g	茯苓 15 g	丹参 15 g
黄芩 15 g	八月札 15 g	平地木 15 g	赤芍 10 g
黄连 5 g	田基黄 20 g		

上方共服一月余,复查肝功能正常,无自觉不适。

四、肾病

案1 高某，男，35岁。

【初诊】 2013年11月20日，腰痛半年。半年来，腰痛时作，每多起于体力劳动之后，劳累后腰痛隐隐，夜寐不佳，晨起有昏沉感，查血脂、血糖在正常范围，舌红，苔黄偏腻，脉弦。此乃肾虚寒邪入侵，腰者肾之府，拟方益气扶阳补肾以治其本。

山茱萸 15 g	熟地黄 15 g	茯苓 15 g	怀山药 15 g
生黄芪 30 g	杜仲 15 g	粉丹皮 10 g	续断 15 g
桂枝 10 g	干姜 6 g	沙苑子 15 g	菟丝子 15 g
巴戟天 10 g	肉苁蓉 10 g	淫羊藿 15 g	

【二诊】 2013年12月3日，进上方，症情减轻，仿原方意继进。

案2 姚某，女，44岁。

【初诊】 2015年12月23日，腰酸多年加重2年。每于劳累后发作或加重，月经周期25天左右，量色可，带下量多，色黄绿，偶有瘙痒，查HPV阳性，末次月经3月20日，内热口干，小便黄，舌淡红偏暗，苔薄偏腻，脉弦细略数。此乃湿热下注，冲任失和，拟方清肝运脾利湿热。

炒柴胡 10 g	黄芩 10 g	炒山栀子 10 g	生大黄 8 g
黄连 5 g	炒枳实 10 g	赤芍 20 g	碧玉散(包)15 g
苍术 10 g	黄柏 10 g	茯苓 15 g	茜草 15 g
丹皮 10 g	生薏苡仁 20 g	败酱草 30 g	龙胆草 15 g

【二诊】 2016年1月13日，上方后，带下减少，颜色转白，腰酸减轻，无明显的口渴口干，舌淡红偏暗，苔薄偏腻，脉弦。此乃湿热渐化，仍拟方清肝运脾，利湿热为主。

炒柴胡 10 g	黄芩 10 g	黄芩 10 g	赤芍 20 g
苍术 10 g	炒枳实 10 g	生薏苡仁 20 g	当归 10 g
炒山栀子 10 g	茯苓 15 g	冬瓜子 20 g	丹参 15 g
黄柏 10 g	生甘草 8 g		

案3 王某，女，25岁。

【初诊】 2016年8月26日，发现蛋白尿4年。四年前因腰痛检查发现蛋白尿，诊断为慢性肾小球肾炎，现时无明显腰痛腰酸，但尿蛋白仍阳性，平时长期口服泼尼松、百令胶囊，月经正常，量色可，末次月经 8 月 10 日，舌红，苔少，脉弦细。此乃脾肾两虚，气阴不足，拟方养阴补肾解毒。

山萸肉 15 g	熟地黄 15 g	怀山药 15 g	茯苓 15 g
太子参 10 g	生黄芪 30 g	知母 10 g	黄柏 10 g
丹皮 10 g	黄精 30 g	赤芍 30 g	生大黄 8 g
六月雪 15 g	女贞子 15 g	墨旱莲 15 g	荠菜花 10 g

上方共进一月余，现时腰痛已不明显，蛋白尿复查阴性。

五、肢体经络病

案1 陈某，女，49 岁。

【初诊】 2013 年 4 月 21 日，腰痛五六年。2012 年 7 月在上海交通大学医学院附属仁济医院检查，诊断为腰椎退变，L_4、L_5 椎间盘突出。近日腰痛似有加重之势，腰酸，行寒肢冷，劳累受凉加重，舌淡，苔薄白，口干喜热饮。此乃风、寒、湿杂合为痹，拟方祛风蠲痹。

独活 15 g	桑寄生 15 g	秦艽 10 g	防己 10 g
当归 10 g	川芎 10 g	赤芍 20 g	桂枝 10 g
细辛 5 g	熟地黄 15 g	杜仲 15 g	川牛膝 10 g
生黄芪 30 g	甘草 6 g		

【二诊】 2013 年 5 月 16 日，进上方，症情缓解，椎间盘突出已久，风、寒、湿合而为病，非一时可去，继以祛风湿除痹。

独活 15 g	桑寄生 15 g	秦艽 10 g	细辛 5 g
防己 10 g	桂枝 10 g	当归 10 g	炒白芍 15 g
制草乌 10 g	杜仲 15 g	川牛膝 10 g	甘草 6 g
鹿衔草 15 g	川断 10 g	生黄芪 30 g	鲜生姜 3 片

上两方反复加减共进两月余，症情缓解。

案2 许某，男，68 岁。

【初诊】 2014 年 2 月 13 日，四肢发麻下肢浮肿 1 年。症情如上，四肢发麻下肢浮肿，伴心悸心慌，视力下降，耳鸣，小便黄，大便常有秘结，步态不稳，舌紫暗，苔白偏腻，脉弦细。此症情复杂，阳虚湿困，心脾两虚，先拟方宣肺温阳化水。

丹参 20 g	生黄芪 30 g	桂枝 10 g	生白术 15 g
茯苓 15 g	炙甘草 8 g	白芍 20 g	川芎 10 g
干姜 8 g	炒枳实 10 g	猪苓 10 g	红花 8 g
党参 15 g	防己 10 g		

【二诊】 2014 年 3 月 2 日，进上方，下肢浮肿已不明显，肢麻减轻，心悸心慌，仍有大便正常，舌淡偏暗，苔白偏腻。此乃气阳渐复，拟方温阳健脾，补中固本。

党参 15 g	炒白术 20 g	桂枝 10 g	猪苓 10 g
茯苓 15 g	炙甘草 8 g	生黄芪 30 g	丹参 20 g
干姜 8 g	防己 10 g	厚朴 10 g	桑白皮 20 g
炙甘草 8 g			

案 3　秦某，女，44 岁。

【初诊】 2015 年 4 月 5 日，头昏头痛半年。头痛多见于后脑勺，见阳光后更甚，头目不清，右下肢发麻作痛，站久更甚，腰部 X 线片无异常发现，纳可，夜寐多梦，舌淡红，苔薄白偏腻，脉弦。此乃风阳上扰，拟方清肝息风。

珍珠母(先)30 g	石决明(先)30 g	紫贝齿(先)10 g	刺蒺藜 10 g
黄连 4 g	制半夏 10 g	陈皮 10 g	炒枳实 10 g
茯神 15 g	粉甘草 6 g	炒竹茹 10 g	远志 10 g
天麻 10 g	生白术 10 g		

【二诊】 2015 年 4 月 28 日，上方进二十余剂，头痛已不明显，头昏减轻，原方继进巩固。

案 4　夏某，女，61 岁。

【初诊】 2011 年 5 月 8 日，头痛三四年。头痛多见于左侧头部与前额，痛如针刺，伴头昏，痛甚时伴呕吐，右侧手臂肿胀，疼痛，连及后背，伴凉感，夜寐不佳，多梦，日寐两三小时，无外伤史，舌红，苔薄白偏腻，脉弦细。此乃风阳上扰，拟方平肝息风。

天麻 10 g	生龙骨(先)30 g	生牡蛎(先)30 g	珍珠母(先)30 g
石决明(先)30 g	羌活 10 g	防风 10 g	白芷 15 g
桂枝 10 g	赤芍 20 g	粉甘草 6 g	葛根 15 g
川芎 10 g	僵蚕 10 g	菊花 10 g	刺蒺藜 10 g

上方反复加减一月余，头痛减轻。

案5 周某，男，30岁。

【初诊】 2013年8月20日，自觉下肢无力，头眩神疲，胸脘痞闷，右胁下不适感，伴有放射背部隐痛不适，口干，小便黄，大便秘。此乃湿热内蕴肝胆，拟方清肝利胆。

茵陈 30 g　蒲公英 30 g　板蓝根 15 g　金钱草 30 g
嫩黄芩 10 g　滑石（包）15 g　炒山栀子 15 g　生大黄 8 g
川厚朴 8 g　藿香（后）10 g　茯苓 15 g　粉甘草 6 g
柴胡梗 8 g　法半夏 10 g　赤芍 8 g

案6 练某，女，52岁。

【初诊】 2011年11月20日，双手指关节肿胀麻木疼痛四月余，晨起加重，活动后好转，外院予扶他林（双氯芬酸二乙胺乳胶剂）口服后肝脏略大，又以保肝治疗后好转，纳可，二便调，月经3个月未行，以往有高血压、高血糖病史。此乃气滞血瘀湿阻，先拟方活血化瘀，通络宣痹。

柴胡梗 8 g　炒枳实 10 g　赤芍 20 g　当归身 15 g
丹皮 10 g　丹参 15 g　桃仁 10 g　川芎 8 g
生地黄 15 g　川萆薢 10 g　茯苓 15 g　炒苍术 10 g
制香附 10 g　紫苏梗 10 g

案7 袁某，女，36岁。

【初诊】 2016年11月24日，腰背疼痛，活动受限，历时半年。尤以右侧腰肌酸痛，无叩击痛，头眩神疲，胸脘痞闷，苔薄白，舌淡红，脉细。此乃风、寒、湿三气杂至合而为痹，拟方祛风化湿宣痹。

川独活 10 g　桑寄生 15 g　左秦艽 10 g　防己 10 g
生黄芪 30 g　全当归 10 g　川芎 8 g　赤芍 20 g
川桂枝 8 g　川杜仲 10 g　粉甘草 6 g　鸡血藤 20 g
北细辛 4 g　川牛膝 10 g　威灵仙 10 g

六、其他

案1 王某，女，72岁。

【初诊】 2011年1月22日，眩晕神疲乏力1年。2010年9月系统检查示缺铁性贫血，其余正常，四肢不温，畏冷，饮食小便尚可，脉弦细，苔薄白，舌红。

此乃气虚血少，拟方益气补血，和营卫。

生黄芪 40 g　当归 10 g　白芍 20 g　熟地黄 15 g
党参 20 g　生白术 15 g　茯苓 15 g　炙甘草 8 g
桂枝 10 g　远志 10 g　陈皮 10 g　干姜 5 g
制首乌 30 g　制黄精 30 g

【二诊】 2011 年 2 月 14 日，进前方症减而未除，气虚血少，加之年至古稀，生化之机衰退，脉细弦，苔薄，舌红。此乃气虚血少，生化之机衰弱，拟方益气养血，调营卫。

党参 15 g　生黄芪 40 g　生白术 10 g　茯苓 15 g
桂枝 10 g　当归 15 g　生白芍 15 g　炙甘草 8 g
淡干姜 6 g　陈皮 10 g　远志 10 g　五味子 6 g
山萸肉 15 g　熟地黄 15 g　制何首乌 30 g

案 2 景某，女，39 岁。

【初诊】 2011 年 12 月 12 日，口腔溃疡反复多年。主诉平时口腔溃疡反复，内热口干，夜寐出汗，心烦，小便黄，带下不多，脉细弦数，苔薄白腻，舌红。此乃肝经郁热，拟方清肝解郁。

黄连 5 g　黄芩 10 g　炒山栀子 10 g　生地黄 15 g
龙胆草 10 g　赤芍 20 g　生甘草 6 g　炒枳实 10 g
茯神 15 g　生大黄 8 g　炒柴胡 10 g　炒竹茹 10 g
泽泻 20 g　生白术 10 g

【二诊】 2012 年 1 月 5 日，进上方，症情缓解，但仍然内热口干，口腔溃疡仍在，易出汗。此乃胆胃之火上炎，拟方清胃火，清胆热。

升麻 10 g　生石膏(先)40 g　知母 10 g　生地黄 15 g
黄连 5 g　炒山栀子 10 g　黄芩 10 g　碧玉散(包)15 g
丹皮 10 g　赤芍 15 g　法半夏 10 g　全瓜蒌 30 g
炒枳实 10 g　桔梗 10 g　太子参 15 g

案 3 张某，男，44 岁。

【初诊】 2014 年 8 月 6 日，自觉内热，咽喉干燥不适，头眩晕，嗳气不舒。此乃外感暑热犯胃，拟方辛凉平剂。

西羌活 10 g　板蓝根 15 g　秋桔梗 8 g　鸡苏散(包)15 g

金银花 10 g　　大连翘 15 g　　嫩黄芩 10 g　　荆芥穗 8 g
炒山栀子 10 g　　淡豆豉 10 g　　炒牵牛子 10 g　　香白芷 10 g
紫苏梗 10 g　　鲜荷叶 2 角

案4　柳某，女，45 岁。

【初诊】　2010 年 12 月 21 日，素体正虚，小便频数，点滴无力，不能自控，无尿痛，有时腰酸，疲劳乏力，苔薄，舌淡，脉细。此乃州都气化不利，拟方益气建中。

生黄芪 30 g　　生白术 15 g　　防风 8 g　　炙甘草 8 g
太子参 15 g　　紫丹参 15 g　　当归身 10 g　　陈皮 6 g
绿升麻 8 g　　益智仁 10 g　　台乌药 10 g　　柴胡梗 8 g
杭白芍 15 g　　川桂枝 6 g　　怀山药 15 g

案5　石某，男，54 岁。

【初诊】　2014 年 7 月 21 日，自汗反复发作 3 年。三年来，患者自汗反复，动则加著，无口渴。此乃营卫不和，拟方调和营卫。

煅龙骨(先)15 g　　煅牡蛎(先)30 g　　川桂枝 6 g　　生白芍 15 g
生黄芪 30 g　　生白术 15 g　　生甘草 6 g　　淡黄芩 10 g
防风 5 g　　麦冬 10 g　　五味子 10 g　　陈小麦 30 g

（曹　健　整理）

第五节　膏方应用

膏方在诊治上具有中医药传统特色，应用范围比较广泛，在内、外、妇、儿等各科均能应用。膏方具有防治、保健作用，确实是治未病之良方。在诊治上，要有原则，脏腑辨证，整体调摄；气血为纲，标本兼顾；证治结合，主兼相参；心身同治，精气神共养。

服用膏方者一定要掌握辨病与辨证相结合，理论与临床相结合，要从脏腑气血虚实辨证，根据各个患者证候，突出主证与兼证，从天人合一整体观念，统筹兼顾，标本兼施。膏方具有整体调摄、攻补兼施的功能，既能攻，可祛实，活血化瘀，祛痹通络；又能补虚，调中保元，阴阳平衡，脏腑和顺，真正起到未病先防，既病防变，摄生防衰的作用。

临床运用膏方，务求体现“防、治、养”的方法。“防”即膏方要根据患者体质情况，未病先防；“治”即从四诊八纲得出的证，进行治疗，解决患者最主要矛盾所在；“养”即养生，延缓患者衰老的进展，永葆健康，活力常在。总之，增强体质，提高自身免疫功能，防微杜渐，综合治理，整体观念。

膏方是因病所需，因人制宜，因时因地运用，才能做到有的放矢。膏方的组合，是复方，是大方，药味多、分量重（一般要 40～50 剂煎方总量），因为服用时间长（一般从入冬开始服用 3 个月左右），炮制加工制炼一定要根据传统手工操作如法制成。在药味组合上，要突出重点，有君、有佐使，配伍有机结合，如补阳配阴，补阴配阳，补气养血，补气益血，主次分明，不能杂乱无章，方药组成要有条有理。

服用膏方亦有禁忌，不是所有人、所有病皆可服用，如糖尿病、高脂血症、中满胀等患者，均不可服用；亦不能恣意滥用，一定要有运用价值，掌握诊治的原则性。所谓“谨守病机，各司其属，有者求之，无者求之，盛者责之，虚者责之，必先五胜，疏其血气，令其调达，而致和平，此之谓也”。

案1　张某，女，54 岁。2010 年 12 月 4 日。

背腰脊柱痹着，椎间盘突出疼痛，历时已有五六年之久，时轻时重，尤其入冬之际，痹痛更甚，有时连及下肢酸楚，四肢不温，此乃风、寒、湿三气杂至合而为痹，寒湿稽留，气血运行不畅，脉数，苔薄腻，舌淡红。治宜祛风活血，通络温阳。除湿以蠲痹，俾营卫调和，全身气血循行不畅，从健脾补肾以治其本，既能消除病变，又能增强机体免疫功能，是标本兼施，综合治理之法也。

羌活 150 g	独活 150 g	防风 150 g	防己 150 g
香白芷 150 g	桂枝 100 g	生黄芪 300 g	全当归 100 g
赤芍 150 g	白芍 150 g	川芎 100 g	党参 200 g
丹参 200 g	生白术 150 g	茯苓 150 g	粉甘草 100 g
地鳖虫 100 g	广地龙 150 g	徐长卿 150 g	续断 150 g
制草乌 100 g	粉葛根 200 g	熟地黄 150 g	杜仲 150 g
左秦艽 100 g	怀牛膝 150 g	补骨脂 150 g	真黄精 300 g

上药共煎熬 5 次，去渣取汁，浓缩至滴水成珠，另用东北红参 50 g 研极细粉末和入，再加鹿角胶 100 g 烊化和入，再加炼白蜜 2 000 g、冰糖 1 000 g 和入收膏。每服 1 调羹，每日早晚 2 次，开水冲服。

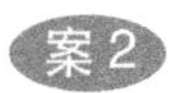

奚某，女，29岁。2014年12月8日。

原有两侧输卵管病变，经输卵管通液术治疗后双侧输卵管通而不畅。结婚近两年未孕，月经时有愆期，经前反应明显，胸闷，乳房胀痛，腰酸，小腹隐痛不适，月经拖延时长，脉弦，苔薄腻，舌红。此乃肝郁气滞，冲任失和，治宜益气养阴、柔肝补肾以治其本，疏肝理气、活血调和冲任以治其标。

太子参 150 g　丹参 150 g　生白术 200 g　茯苓 150 g
泽泻 150 g　粉甘草 100 g　广陈皮 100 g　柴胡梗 150 g
制香附 200 g　炒苍术 200 g　制厚朴 150 g　川桂枝 150 g
山萸肉 200 g　生地黄 200 g　熟地黄 200 g　怀山药 200 g
粉丹皮 100 g　台乌药 150 g　紫河车 100 g　全当归 100 g
赤芍 200 g　白芍 200 g　川芎 150 g　真沉香 30 g
三棱 150 g　炒莪术 150 g　巴戟天 200 g　肉苁蓉 200 g
菟丝子 200 g　生黄芪 300 g

上药共煎熬5次，去渣取汁，浓缩至滴水成珠，另用西洋参30 g研极细粉末和入，再加鹿角胶100 g，龟板胶100 g，东阿阿胶100 g烊化和入，再加炼白蜜2 000 g、冰糖1 000 g和入收膏。每服1调羹，每日早晚2次，开水冲服。

案3　李某，女，35岁。2013年12月7日。

素质气阴两虚，肝肾功能受挫，冲任失和，带脉制约失衡，阴维、阳维二脉失固，胞宫匮乏无力失控，易于松弛，是自然流产之因，经治形体逐渐康复，月经周期正常。经云：任脉通，太冲脉盛，阴阳和，故能有子。为巩固疗效，结合冬季封藏之际，治宜益气培元，补血养血，柔肝补肾，以治其本，理气和中，以助运化，既能清除病变，又能增强冲任功能，是统筹兼顾，综合治理也。

太子参 150 g　丹参 150 g　生白术 200 g　茯苓 200 g
茯神 200 g　炙甘草 100 g　广陈皮 150 g　川桂枝 150 g
生黄芪 400 g　全当归 200 g　生白芍 300 g　川芎 100 g
生地黄 200 g　熟地黄 200 g　五味子 100 g　紫河车 100 g
制首乌 300 g　天冬 100 g　麦冬 100 g　川杜仲 150 g
沙苑子 150 g　枸杞子 150 g　山萸肉 200 g　巴戟天 150 g
肉苁蓉 150 g　锁阳 100 g　菟丝子 200 g　覆盆子 200 g
真黄精 300 g　补骨脂 150 g　川续断 150 g　肥知母 80 g
川黄柏 80 g　淫羊藿 200 g

上药共煎熬5次，去渣取汁，浓缩至滴水成珠，另用西洋参30 g研极细粉末和入，再加鹿角胶100 g，龟板胶100 g，东阿阿胶200 g烊化和入，再加炼白蜜2 500 g、冰糖1 000 g和入收膏。每服1调羹，每日早晚2次，开水冲服。

案4　童某，女，47岁。2002年12月5日。

2001年腊月下旬在某医院做左乳腺癌根治术，2002年12月1日彩超提示子宫小肌瘤，附件囊肿。近来时有头眩胸闷，乳房胀痛，带下少许色黄，口干口苦，末次月经7月3日，量少色暗红，3天即净，迄今未潮，小便黄，大便秘，舌红，苔薄腻，脉沉弦。综上症情，肝郁气滞，氤氲成癥，气阴两虚，肾气匮乏，制约失衡，病变之因也，治宜清肝柔肝，理气解郁，祛除邪毒，补肾养阴，益气扶正，燮理阴阳，增强免疫功能，是标本兼施，统筹兼顾，综合治理之法也。

半枝莲400 g	白花蛇舌草300 g	龙葵150 g	金刚刺150 g
蒲公英300 g	夏枯草200 g	炒莪术150 g	京三棱150 g
土茯苓200 g	沉香30 g	枣儿槟150 g	乌药150 g
制半夏100 g	炒枳壳100 g	柴胡梗100 g	炒苍术150 g
炒白术150 g	紫河车100 g	真黄精300 g	黄芪300 g
全当归150 g	川芎100 g	赤芍150 g	泽泻150 g
生地黄200 g	山萸肉200 g	茯苓150 g	粉丹皮150 g
太子参200 g	丹参200 g	山药150 g	炒黄柏100 g
知母100 g	黄芩150 g	黄连50 g	瓜蒌皮200 g

上药共煎熬5次，去渣取汁，浓缩至滴水成珠，另用西洋参20 g研极细粉末和入，再加龟板胶100 g，东阿阿胶100 g烊化和入，再加炼白蜜2 500 g、冰糖1 500 g和入收膏。每服1调羹，每日早晚2次，开水冲服。

案5　马某，女，45岁。2004年12月17日。

素质气阴两虚，营卫不和，肝阳相火偏亢，肾虚固摄失司，肾水不足，水不涵木，故阳浮外越，夜半盗汗，上半身较甚，夜寐不良，手足不温，口干喜温饮，是阴损及阳，形成阴阳两虚，经常头眩晕，心烦不安，神疲惫。治宜益气养阴，柔肝补肾，潜阳育阴，是辨证求因，审因论治，既能清除病变，又能增强免疫功能，所谓治病必求其本也。

煅龙骨(先)300 g	煅牡蛎(先)400 g	珍珠母(先)300 g	紫贝齿(先)200 g
刺蒺藜100 g	枸杞子150 g	山萸肉200 g	生地黄200 g

熟地黄 200 g	茯苓 150 g	泽泻 150 g	怀山药 150 g
粉丹皮 100 g	五味子 100 g	丹参 150 g	玄参 150 g
天冬 150 g	麦冬 150 g	紫河车 100 g	川杜仲 100 g
炙远志 100 g	茯神 200 g	生黄芪 300 g	真黄精 300 g
生白术 150 g	炙甘草 80 g	当归身 150 g	赤芍 150 g
白芍 150 g			

上药共煎熬 5 次，去渣取汁，浓缩至滴水成珠，另用西洋参 30 g 研极细粉末和入，再加东阿阿胶 200 g 烊化和入，再加炼白蜜 2 000 g、冰糖 1 500 g 和入收膏。每服 1 调羹，每日早晚 2 次，开水冲服。

案 6　王某，女，72 岁。2002 年 12 月 3 日。

阴虚于下，阳浮于上，肝阳相火偏亢，肾水不足，木失水涵，制约失衡，是病变之因也，故头眩晕，眼花，胸痞闷，内热口干，小便黄混，脉弦细数，苔薄黄，舌红。此乃阴虚阳亢，气阴两虚之征，治宜益气养阴，清肝泄相火，潜息风阳，俾使肾阴得充，相火得平，益气培元以制约，增强功能，既能消除病变，又能增强免疫功能，是辨证求因，审因论治，标本兼施之法也。

龙齿（先）150 g	煅牡蛎（先）300 g	珍珠母（先）300 g	石决明（先）300 g
刺蒺藜 100 g	生地黄 200 g	赤芍 100 g	生白芍 100 g
全当归 100 g	丹皮 100 g	丹参 200 g	焦山栀子 100 g
女贞子 150 g	墨旱莲 150 g	夏枯草 150 g	龙胆草 100 g
山萸肉 150 g	茯苓 150 g	泽泻 150 g	怀山药 100 g
知母 100 g	黄柏 100 g	枸杞子 100 g	甘菊花 100 g
嫩黄芩 100 g	川雅连 40 g	太子参 150 g	生黄芪 300 g
天冬 100 g	麦冬 100 g	真黄精 200 g	制何首乌 200 g
决明子 150 g	熟大黄 100 g	桑白皮 100 g	

上药共煎熬 5 次，去渣取汁，浓缩至滴水成珠，另用西洋参 20 g 研极细粉末和入，再加东阿阿胶 100 g 烊化和入，再加炼白蜜 2 500 g、冰糖 1 000 g 和入收膏。每服 1 调羹，每日早晚 2 次，开水冲服。

案 7　罗某，女，34 岁。2011 年 1 月 5 日。

素体气阴两虚，肝阳相火偏亢，肾阴匮乏，水不涵木，阴阳失衡是病变之因，故头眩，神疲，胸闷，内热口干，心烦易躁，夜寐不良，形寒畏冷，经常带下绵绵不断，形成阴损及阳，病变已久，是阴阳两虚之征。治宜益气养阴，柔肝补肾，俾木得水涵，乃能和调于五脏，洒陈于六腑，才能使阴平阳秘，精神乃治。既能消除病变，又能增强体质免疫功能，是统筹兼顾，综合治理，亦是符合治未病之道也。

潞党参 200 g	生黄芪 300 g	生白术 150 g	粉甘草 100 g
全当归 150 g	杭白芍 200 g	川桂枝 100 g	麦冬 100 g
五味子 100 g	枸杞子 150 g	女贞子 150 g	金樱子 100 g
炒川楝子 150 g	山萸肉 150 g	生地黄 200 g	熟地黄 200 g
怀山药 150 g	茯苓 150 g	泽泻 150 g	粉丹皮 100 g
丹参 200 g	炒知母 100 g	川黄柏 100 g	真黄精 300 g
紫河车 150 g	川杜仲 150 g	制何首乌 200 g	墨旱莲 150 g

上药共煎熬 5 次，去渣取汁，浓缩至滴水成珠，另用西洋参 30 g 研极细粉末和入，再加东阿阿胶 150 g 烊化和入，再加炼白蜜 2 000 g、冰糖 1 000 g 和入收膏。每服 1 调羹，每日早晚 2 次，开水冲服。

案 8 金某，男，55 岁。2004 年 12 月 16 日。

阴赖阳旋，阳赖阴长，阴阳互根，相辅相成，素体肾气虚弱，阴阳失衡，形体匮乏，精气不足，命门元阴元阳动气不能制约，形不足者补之以气，精不足者补之以味，俾肾气充沛，乃能和调于五脏，洒陈于六腑。治宜益气补肾，填精补髓，补阳配阴，俾阳生阴长，所谓“阴平阳秘，精神乃治”，燮理阴阳，增强肾气功能，既能消除病变，又能充实机体免疫功能，是治病必求其本也。

山萸肉 100 g	生地黄 200 g	熟地黄 200 g	粉丹皮 60 g
茯苓 100 g	泽泻 100 g	怀山药 150 g	五味子 60 g
肉桂 50 g	明附片 100 g	沙苑子 100 g	菟丝子 150 g
覆盆子 100 g	枸杞子 100 g	炙龟板 50 g	巴戟天 100 g
肉苁蓉 100 g	补骨脂 100 g	阳起石 100 g	锁阳 60 g
生黄芪 300 g	生白术 100 g	炙甘草 60 g	全当归 100 g
杭白芍 100 g	太子参 150 g	丹参 150 g	真黄精 300 g
天冬 100 g	麦冬 100 g	紫河车 50 g	川杜仲 100 g
仙茅 100 g	淫羊藿 150 g		

上药共煎熬 5 次，去渣取汁，浓缩至滴水成珠，另用东北红参 30 g 研极细粉末和入，再加鹿角胶 50 g 烊化和入，再加炼白蜜 1 500 g、冰糖 1 500 g 和入收膏。每服 1 调羹，每日早晚 2 次，开水冲服。

案9 朱某,女,77岁。2004年12月10日。

素有慢性支气管炎、肺气肿病史,历时二十余年,近年来发作较剧,尤其是入冬时咳喘较甚,咳嗽有痰难排,动则气喘不平,喉中有痰鸣音,甚则不能平卧,经门诊5次诊治,症情虽然缓和,唯年老气虚,痰饮内蕴,肺肾功能失司,肺气不宣则痰难排,肾气不纳则气喘难平。治宜清肺化痰,运脾化湿,补肾平喘,俾三者功能协和,既能消除痰饮病变,又能增强体质功能,是扶正祛邪,标本兼施之法也。

山萸肉 100 g	生地黄 200 g	熟地黄 200 g	怀山药 150 g
茯苓 150 g	泽泻 150 g	粉丹皮 100 g	肉桂 60 g
太子参 150 g	丹参 150 g	天冬 100 g	麦冬 100 g
五味子 150 g	炙紫菀 150 g	炙款冬花 150 g	桑白皮 120 g
瓜蒌皮 120 g	生黄芪 300 g	生白术 150 g	粉甘草 100 g
化橘红 100 g	法半夏 150 g	全当归 150 g	杏仁泥 100 g
炙麻黄 50 g	北射干 100 g	白前 100 g	前胡 100 g
紫苏子 150 g	白芥子 150 g	葶苈子 200 g	

上药共煎熬5次,去渣取汁,浓缩至滴水成珠,另用西洋参20 g研极细粉末和入,再用川贝母20 g研极细粉末和入,再加炼白蜜2 000 g、冰糖1 000 g和入收膏。每服1调羹,每日早晚2次,开水冲服。

案10 刘某,男,46岁。2000年12月9日。

素有痰饮病史,继发血压偏高,如劳累感冒则诱发,由秋入冬更为显著,此乃肺肾两虚,兼有木火反侮刑金,水不涵木,是病变之因也,故经常头眩晕,胸闷,间歇性咳嗽,动则气息不平。治宜益气补肺以助布化,抑木清金以杜反侮,养阴补肾以治其本,清金化痰以治其标,既能消除病变,又能增强机体免疫功能。

南沙参 150 g	北沙参 150 g	天冬 150 g	麦冬 150 g
五味子 100 g	肥玉竹 150 g	当归 150 g	杭白芍 200 g
山萸肉 150 g	生地黄 200 g	熟地黄 200 g	丹皮 100 g
丹参 200 g	茯苓 150 g	泽泻 150 g	怀山药 150 g
白前 150 g	前胡 150 g	生黄芪 300 g	真黄精 300 g
制何首乌 200 g	制半夏 150 g	化橘红 100 g	紫河车 100 g
海浮石 150 g	桑白皮 150 g	瓜蒌皮 150 g	川百部 150 g
枳壳 100 g	桔梗 100 g	粉甘草 100 g	杏仁泥 150 g

上药共煎熬5次，去渣取汁，浓缩至滴水成珠，另用西洋参30 g研极细粉末和入，再用川贝母30 g研极细粉末和入，再加炼白蜜2 000 g、冰糖1 500 g和入收膏。每服1调羹，每日早晚2次，开水冲服。

案11 胡某，男，44岁。2010年12月1日。

肺主一身之气，肺病则气虚，输布失司，津水不能生化，则肾气匮乏，免疫功能较差，外邪乘虚而入，痰饮内蕴，故咳嗽气喘，尤其冬令动辄则咎。治宜益气清肺化痰，滋阴补肾以固其本，俾金水相生，乃能调和于五脏，洒陈于六腑，充实肺肾功能，既可消除病变，又能增强免疫功能，是治未病之法也。

太子参200 g	丹参200 g	生白术250 g	茯神200 g
茯苓200 g	粉甘草100 g	广陈皮150 g	法半夏200 g
生黄芪300 g	全当归100 g	熟地黄300 g	白前150 g
前胡150 g	枳壳100 g	桔梗100 g	嫩黄芩150 g
紫河车100 g	天冬100 g	麦冬100 g	五味子100 g
炙款冬花150 g	炙紫菀150 g	炙远志100 g	紫苏子150 g
白芥子150 g	葶苈子150 g	杏仁泥150 g	桑白皮150 g
瓜蒌皮150 g	海浮石150 g	真黄精300 g	

上药共煎熬5次，去渣取汁，浓缩至滴水成珠，另用西洋参20 g研极细粉末和入，再用川贝母20 g研极细粉末和入，蛤蚧尾5对研极细粉末和入，再加炼白蜜2 000 g、冰糖1 000 g和入收膏。每服1调羹，每日早晚2次，开水冲服。

案12 季某，男，63岁。2013年12月1日。

形体素虚，头眩神疲，形寒畏冷，恶风身痹，腰背酸楚，夜寐不良多梦，尿频便溏，夜半口干欲饮。综上症情，此乃阴阳两虚，阴阳互根，阴赖阳施，阳赖阴长，所谓阴无阳不生，阳无阴不长，治宜益气补肾，填精益髓，充实肾气功能，加强命门元阴元阳动力，以达到阴平阳秘，精神乃治。既能清除病变之因，又能增强机体免疫功能，是统筹兼顾，能防能治之法也。

潞党参200 g	壮黄芪400 g	生白术200 g	炙甘草100 g
茯神200 g	茯苓200 g	全当归100 g	紫河车100 g
天冬100 g	麦冬100 g	川杜仲150 g	补骨脂150 g
炙龟板(先)100 g	白芍100 g	山萸肉200 g	生地黄200 g
熟地黄200 g	怀山药200 g	制何首乌200 g	真黄精300 g

仙茅 150 g　覆盆子 200 g　菟丝子 150 g　枸杞子 150 g
沙苑子 100 g　五味子 60 g　丹参 200 g　肉桂 50 g
熟附子 100 g　巴戟天 150 g　肉苁蓉 150 g　锁阳 150 g
淫羊藿 200 g

上药共煎熬 5 次，去渣取汁，浓缩至滴水成珠，另用东北红参 60 g 研极细粉末和入，再用鹿角胶 100 g 烊化和入，再加炼白蜜 1 500 g、冰糖 1 000 g 和入收膏。每服 1 调羹，每日早晚 2 次，开水冲服。

案 13　田某，女，50 岁。2012 年 12 月 1 日。

素体气阴两虚，肝肾功能失和，营血匮乏，卫气不足，抗御力差，头眩神疲易感冒，自汗恶风，夜寐不良，形体瘦弱，精力衰退，稍事劳累更觉疲惫。是阴虚阳亢，约制失衡，病变已久，治宜益气养阴，填精补髓，柔肝补肾以治其本，防微杜渐，阴平阳秘，精神乃治。既能消除病变，又能增强机体免疫功能，即是治未病之法也。

南沙参 150 g　北沙参 150 g　天冬 100 g　麦冬 100 g
五味子 100 g　沙苑子 100 g　刺蒺藜 100 g　炙鳖甲(先)100 g
炙龟板(先)100 g　煅龙骨(先)300 g　煅牡蛎(先)300 g　石决明(先)300 g
珍珠母(先)300 g　肥玉竹 200 g　川石斛 100 g　枸杞子 150 g
壮黄芪 400 g　全当归 200 g　杭白芍 200 g　山萸肉 200 g
生地黄 250 g　熟地黄 250 g　怀山药 200 g　丹皮 100 g
丹参 200 g　茯苓 200 g　泽泻 200 g　生白术 200 g
炙甘草 100 g　女贞子 150 g　墨旱莲 150 g　紫河车 100 g
制何首乌 300 g　真黄精 300 g　炙远志 100 g　酸枣仁 200 g
合欢皮 200 g

上药共煎熬 5 次，去渣取汁，浓缩至滴水成珠，另用西洋参 30 g 研极细粉末和入，东阿阿胶 100 g 烊化和入，再加炼白蜜 2 500 g、冰糖 1 000 g 和入收膏。每服 1 调羹，每日早晚 2 次，开水冲服。

案 14　贡某，男，46 岁。2001 年 11 月 26 日。

两耳鸣历时已有三年余，早晨至上午较轻，由下午至晚入睡前比较重些，夜寐多梦，口干欲饮，间有头眩健忘，尿微频，色微黄，腰酸，手足不温，神疲无力，形成早衰。津气不能上承，水火不能既济，是耳鸣病变之因也。治宜补益肾气，养阴和阳，俾阳生阴长，填精补髓。

鹿角片 100 g	炙龟板(先)100 g	巴戟天 150 g	肉苁蓉 150 g
补骨脂 200 g	肉桂 60 g	山萸肉 100 g	生地黄 200 g
熟地黄 200 g	茯苓 150 g	泽泻 150 g	粉丹皮 100 g
怀山药 150 g	明附片 100 g	真黄精 300 g	壮黄芪 300 g
潞党参 150 g	全当归 150 g	制何首乌 200 g	菟丝子 150 g
蔓荆子 150 g	紫河车 100 g	天冬 150 g	麦冬 150 g
川杜仲 150 g	阳起石 100 g	仙茅 100 g	淫羊藿 200 g

上药共煎熬 5 次,去渣取汁,浓缩至滴水成珠,另用东北红参 50 g 研极细粉末和入,再加炼白蜜 2 000 g、冰糖 1 000 g 和入收膏。每服 1 调羹,每日早晚 2 次,开水冲服。

案 15 张某,男,26 岁。2004 年 12 月 11 日。

肝为刚脏,体阴而用阳,喜条达,恶抑郁,肝为乙木,内寄相火,易于妄动,肾水不能涵木,精气偶有不能固摄,间有遗滑。湿热久羁,肝脾功能失和,邪毒稽留,疏泄失司,是病变之因也,病程已久,邪盛正虚,故形成慢性肝改变,迁延性慢肝之症候,肝胆机枢不利,脾肾功能失司,按此症情,治宜清肝解毒,消炎利胆,结合运脾补肾,滋阴降火,扶正祛邪,标本兼施。

生鳖甲(先)100 g	珍珠母(先)300 g	煅龙骨(先)200 g	煅牡蛎(先)400 g
刺蒺藜 100 g	枸杞子 150 g	甘菊花 150 g	决明子 150 g
五味子 100 g	山萸肉 150 g	生地黄 200 g	熟地黄 200 g
茯苓 200 g	泽泻 200 g	粉丹皮 100 g	丹参 200 g
怀山药 150 g	天冬 100 g	麦冬 100 g	真黄精 300 g
生黄芪 300 g	西茵陈 300 g	炒山栀子 150 g	生大黄 100 g
蒲公英 300 g	板蓝根 200 g	八月札 200 g	知母 100 g
黄柏 100 g	垂盆草 200 g	龙胆草 100 g	金钱草 300 g
白花蛇舌草 200 g	墨旱莲 150 g	女贞子 150 g	川楝子 150 g

上药共煎熬 5 次,去渣取汁,浓缩至滴水成珠,另用西洋参 30 g 研极细粉末和入,再加炼白蜜 2 000 g、冰糖 1 500 g 和入收膏。每服 1 调羹,每日早晚 2 次,开水冲服。

案 16 陈某,男,50 岁。2007 年 12 月 8 日。

恙由 2004 年患升结肠癌,春季在复旦大学附属中山医院手术切除,继用化疗6次，症情基本解除。经此挫折，邪毒虽退，体质虚弱，气阴两虚，脾肾功能匮乏，运化力差，大便稀薄，次数频繁。治宜益气养阴，健脾补肾，滋阴和阳，扶正固本，调和营卫气血功能，乃能调和于五脏，洒陈于六腑，既能清除病变，又能增强机体免疫功能，是综合治理、统筹兼顾之法也。

潞党参 200 g　生黄芪 400 g　炒苍术 200 g　炒白术 200 g
炙甘草 100 g　炙升麻 100 g　春柴胡 100 g　当归身 100 g
杭白芍 200 g　广陈皮 100 g　炙防风 100 g　茯神 200 g
茯苓 200 g　楮实子 150 g　川雅连 40 g　制半夏 150 g
广木香 100 g　香砂仁 50 g　怀山药 200 g　半枝莲 300 g
白花蛇舌草 300 g　真黄精 300 g　紫河车 100 g　天冬 100 g
麦冬 100 g　五味子 100 g

上药共煎熬5次，去渣取汁，浓缩至滴水成珠，另用东北红参 50 g 研极细粉末和入，再加炼白蜜 2 000 g、糖 1 500 g 和入收膏。每服1调羹，每日早晚2次，开水冲服。

案17　顾某，男，6岁。2002年12月13日。

素有支气管炎病史，遇感即发，入冬更甚，咳嗽有痰难排，易自汗，恶风，贪凉饮冷，肺脾功能失和，正气不足，风邪乘虚而入，故经常反复发作。拟方益气清肺化痰止咳，增强机体免疫功能，是标本兼施、能防能治之法也。

太子参 200 g　炒白术 100 g　云茯苓 100 g　生甘草 80 g
广陈皮 100 g　法半夏 100 g　川百部 150 g　白前 100 g
前胡 100 g　炒枳壳 100 g　桔梗 100 g　荆芥穗 80 g
炙紫菀 100 g　川桂枝 80 g　生黄芪 200 g　防风 80 g
杏仁泥 100 g　紫苏子 100 g　紫苏梗 100 g　炙款冬花 100 g
桑白皮 100 g　瓜蒌皮 100 g

上药共煎熬5次，去渣取汁，浓缩至滴水成珠，另用川贝母 20 g 研极细粉末和入，再加炼白蜜 1 500 g、冰糖 1 000 g 和入收膏。每服1调羹，每日早晚2次，开水冲服。

案18　吴某，女，48岁。2011年11月20日。

素体气阴两虚，肝、脾、肾三者功能失和，导致阴阳失衡，气虚血少，是病变之因，今年体检发现脾肿大，乳腺轻度增生，子宫肌瘤，异常Q波，白细胞减少。综上症情，此乃阴损及阳，阴损及阳，先后天匮乏，运化不及，形成气血营卫不和，免疫功能低弱，属慢性范畴，治宜益气养阴，柔肝补肾，健脾助运，养心安神，既能祛除病变之因，又能增强体质免疫功能，是统筹兼顾、标本兼施之法也。

天冬 150 g　麦冬 150 g　生地黄 200 g　熟地黄 200 g
太子参 200 g　丹参 200 g　真黄精 300 g　女贞子 200 g
墨旱莲 200 g　生黄芪 400 g　生白术 200 g　茯苓 200 g
茯神 200 g　炙甘草 100 g　陈皮 100 g　法半夏 100 g
山萸肉 150 g　怀山药 200 g　粉丹皮 100 g　泽泻 200 g
五味子 100 g　夏枯草 100 g　炙龟板(先)100 g　紫河车 100 g
炒知母 100 g　黄柏 100 g　川百合 200 g　台乌药 200 g
沉香(后)30 g　制何首乌 300 g　全当归 200 g　赤芍 200 g
枸杞子 150 g　蓬莪术 150 g　蒲公英 300 g　白芍 200 g

上药共煎熬 5 次，去渣取汁，浓缩至滴水成珠，另用西洋参 30 g 研极细粉末和入，再加东阿阿胶 200 g 烊化和入，再加炼白蜜 2 000 g、冰糖 1 500 g 和入收膏。每服 1 调羹，每日早晚 2 次，开水冲服。

案 19　朱某，男，48 岁。2010 年 11 月 16 日。

原有慢性支气管炎宿疾者，痰饮为病，尤其入冬之际，气候变化，兼之劳累过度，间歇性顿咳，气喘，有痰难排，精神疲惫，头眩腰酸，夜寐不良。综上症情，治宜益气养阴，填精补髓，以治其本，清肺肃邪，以防咳喘，是标本兼顾，充实机体免疫功能，是治未病之法也。

山萸肉 200 g　生地黄 200 g　熟地黄 200 g　怀山药 200 g
茯苓 150 g　泽泻 150 g　粉丹皮 150 g　北五味子 100 g
太子参 200 g　丹参 200 g　天冬 100 g　麦冬 100 g
川桂枝 100 g　炒白术 200 g　炙甘草 100 g　广陈皮 150 g
壮黄芪 300 g　全当归 100 g　杭白芍 200 g　枸杞子 100 g
杭白菊 100 g　巴戟天 100 g　肉苁蓉 100 g　炙龟板(先)150 g
紫河车 150 g　真黄精 300 g　川杜仲 150 g　锁阳 100 g
肥玉竹 150 g

上药共煎熬 5 次，去渣取汁，浓缩至滴水成珠，另用西洋参 50 g 研极细粉末和入，川贝母 30 g 研极细粉末和入，冬虫夏草 20 g 研极细粉末和入，再加炼白蜜

2 000 g、冰糖 1 000 g 和入收膏。每服 1 调羹，每日早晚 2 次，开水冲服。

案 20 蔡某，男，75 岁。2003 年 12 月 20 日。

肺主一身之气，肺气虚则治节失司。肾为先天之本，肾气虚则固摄失纳。肺肾皆虚，故形成气阴不足，气血循环失度，营卫不和，金水不能相生，约制失衡。曾有慢性腰肌劳损，周身痹痛，手足不温，动则气喘，容易感冒咳嗽，免疫功能差。治宜益气培元、填补精髓、益脾补肾以治其本，祛风活血、通络宣痹以和营卫治其标，是统筹兼顾、标本兼施，既能清除病变，又能增强机体免疫功能。所谓正气存内，邪不可干。

山萸肉 150 g	生地黄 200 g	熟地黄 200 g	粉丹皮 100 g
茯苓 150 g	泽泻 150 g	怀山药 150 g	肉桂 60 g
五味子 100 g	太子参 150 g	丹参 150 g	生白术 150 g
炙甘草 100 g	天冬 100 g	麦冬 100 g	益智仁 150 g
台乌药 100 g	熟附子 100 g	煅龙骨(先)200 g	煅牡蛎(先)400 g
紫河车 100 g	川杜仲 100 g	覆盆子 200 g	菟丝子 150 g
枸杞子 150 g	全当归 100 g	明天麻 80 g	炙防风 80 g
羌活 100 g	独活 100 g	香白芷 100 g	制半夏 100 g
广陈皮 100 g	真黄精 300 g	壮黄芪 300 g	

上药共煎熬 5 次，去渣取汁，浓缩至滴水成珠，另用东北红参 50 g 研极细粉末和入，再加鹿角胶 100 g 烊化和入，再加炼白蜜 2 500 g、冰糖 1 000 g 和入收膏。每服 1 调羹，每日早晚 2 次，开水冲服。

（梅九如　刘华骅　整理）

第二章 医 话

一、浅谈临床辨证论治、治病求本*

辨证论治是中医学特色之一，它的内容包括整体观念、治病求本、同病异治、异病同治等方面。因为人的年龄、性别、体质、生活条件、环境气候及发病季节与因素各不一样。同一种疾病在不同患者的身上，或在疾病的不同阶段，可以出现不同的证候，因此临床上不但要重视辨病，更要重视辨证，把辨病同辨证结合起来，才能深刻地认识疾病的本质。

“证”也称证候，包括病因、病位、病机、病症四个方面，是对疾病所表现的各种症状和体征的概括，也是对疾病过程中病位、病变性质和邪正斗争等方面的概括。它既不同于症状，也不同于病名。辨证的目的是透过症状的表现认识疾病的本质。例如，头痛一证病因有外感、内伤之别，病位有偏正不同；病机包括邪正消长，阴阳失调，升降出入失常等；症状有时痛时止，有久病不休等。具体如头痛一证，可由外感、血虚、痰湿、瘀血、肝阳上亢等多种原因引起，治疗时就不能简单地采取止痛的方法，而应该通过全面综合分析，找出致病的原因，分别用解表、养血、燥湿、化痰、活血化瘀、平肝阳等方法进行治疗，才能收到满意的效果。

（一）治病求本

本是对标而言的，标本是一个相对的概念。从正邪来说，正气是本，邪气是标；从病因与症状来说，病因是本，症状是标；从病变部位来说，内脏是本，体表是标；从原发病与继发病来说，原发病是本，继发病是标等。求本是探求致病的各种因素与疾病的关系。因此，标本不仅是治疗原则，而且存在于求本之中。治病

---

* 本文刊载于《中医杂志》1985 年第 5 期，并被《医海拾贝：江苏当代老中医经验选》（江苏科技出版社，1992 年）摘录。

求本之本，本于辨证。标本本于论治，辨证就是求本，论治就是治本，求本是诊治的目的，治本是诊治的原则，因此诊病必辨其证，论治必以证为本。

（二）同中求异，异中求同

疾病是多样而复杂的，又是不断变化的，有的证同而因异，有的证异而因同。这就要求掌握和运用“辨别异同”“知常达变”的辨证方法去同中求异，异中求同。在疾病过程中，由于各种因素的不同，同一疾病可以有不相同的证候，由于证候的不同，治法也不一样，这称为“同病异治”。也有某些不同的疾病，由于病因、病位、病机的相似，或在某一阶段出现相同证候，就可以采取相同的治法，这称为“异病同治”。同时还须认识每种疾病的发生发展及转归，掌握疾病的本质及其规律性，把辨证与辨病结合起来，才能正确处理疾病的普遍性和特殊性两者的关系。

1. 同病异治

一般有四种类型。

（1）同属一种疾病，由于阶段不同，所用治法也不同。

（2）病机和症状都相同，但由于个体有差异，在治疗上亦有区别。

（3）病证相同，由于病因不同，治法就有差异。

（4）疾病相同，病因也相同，其表现症状不同，在治疗上也不一样。

2. 异病同治

一般也有四种类型。

（1）疾病虽不同，但由于病因、症状相同，而用同一治法。

（2）疾病不同，症状也不相同，但病机相同，也可用同一治法。

（3）疾病和症状不同，而病因相同，亦可用相同的治法。

（4）疾病不同，其主治与病机相同，亦可同治。

唐代著名的医学家孙思邈（后人称他为“孙真人”），他的医学造诣很深，是隋唐时期医药界的佼佼者：① 学古人，博极医源；② 学今人，旁搜囊括；③ 学外人，不抱成见；④ 重实践，化裁创新。他的医学巨著《备急千金要方》，简称《千金要方》，有源有证，有说有方，有古有今，有取有舍，一种病有几种治疗方法，也有一个方法治疗几种病的，这是医学上的一个大变革。这种结合实践化裁创新的做法，也可以说是“同病异治，异病同病”创造者。

“同中求异，异中求同”，要辨别异同，必须在“求”字着眼，寻求证候病理机制，透过现象，看其本质，明确病变性质，病因所在，就能由博返约，执简驭繁，分清病证异同点，求得真谛。

“同病异治，异病同治”，必须掌握病变主证证候，明确病因，认真分析临床症候主次和病变特点，就能在治法上善于应变，有理有据，灵活运用，才能中肯。

中医在临床上对一般常见病、多发病不能忽视临床症候、真伪现象（如真寒假热、真热假寒、至虚有盛候、大实有羸状等）。要从证候上辨别分析病因识别异同，所谓同病异治，异病同治的方法，也是辨证施治、治病求本也。正如《黄帝内经》所说：“有者求之，无者求之，盛者责之，虚者责之……谨守病机，名司其属也”，所以说同病异治，异病同治也属于辨证施治的范畴。

辨证施治也叫“辨证论治”，是从整体观念出发，根据患者临床症候反应，既要看到病因又要看到疾病发展的阶段性，既看到症状又要看到患者体质的差异性，通过四诊全面收集临床资料，进行综合分析，得出证候的概念，然后针对病因、病机而选用不同的方法进行治疗。同病异治，异病同治也属于辨证施治的一种治疗法则。但是“辨证施治”既不同于“辨病治疗”，又不同于“对症治疗”。当然辨证施治也有一定的局限性，如有些疾病的早期症状还不明显，或疾病经治疗后症状消失，但尚未痊愈的情况下，要进行辨证施治就比较困难。因此，运用现代医学的检查方法，明确诊断，也是很重要的。临床上有些病证，采取中西结合，把辨证论治和辨病治愈结合起来，以取长补短，相得益彰，是能收到更好的效果的。

二、诊余琐谈——虚实病案治验举隅

（一）肝硬化腹水

案1. 周某，男，46岁，东台县富安乡红卫村，农民，1980年9月门诊。

腹大如鼓，脐突，皮筋暴露，面色潮红，行走气粗，口干不多饮，心烦胸闷，小便短少，微有便秘，饮食乏味，下肢浮肿，步履艰难，脉沉弦涩有力，苔薄腻，黄而滑。追询病史，1979年春患黄疸肝炎，经住院诊疗出院，1980年春反复，检查确诊为肝硬化代偿期，肝功能受损，麝浊15 U，锌浊22 U，转氨酶185 U/L，碱性磷酸酶27 U/L，A超密集微波并见束波，腹部有液平，同位素扫描示肝硬化腹水，脾肿大，肝占位待排？症状日渐加重，中西诊治半年未效，而求治于余。从形体看似乎虚弱，根据临床症候：腹胀如鼓，按之痛，大小便不利，乃邪气盛大实证，所谓“大实有羸状”。此时患者言语刚强，饮食正常，说明邪气盛，正未衰，尚可攻逐，“中满者，泻之于内”。治拟消胀通腑逐水。处方：醋炒甘遂、大戟、牵牛子、三棱、莪术、八月札、防己、川椒、葶苈子、大黄、枳实、厚朴，3剂。服1剂后腹中

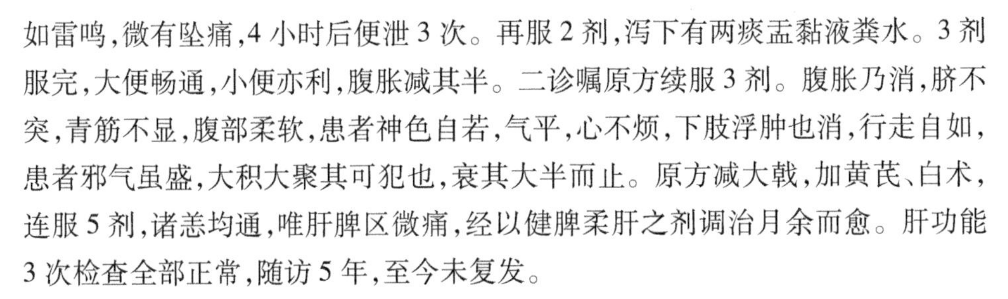

如雷鸣，微有坠痛，4 小时后便泄 3 次。再服 2 剂，泻下有两痰盂黏液粪水。3 剂服完，大便畅通，小便亦利，腹胀减其半。二诊嘱原方续服 3 剂。腹胀乃消，脐不突，青筋不显，腹部柔软，患者神色自若，气平，心不烦，下肢浮肿也消，行走自如，患者邪气虽盛，大积大聚其可犯也，衰其大半而止。原方减大戟，加黄芪、白术，连服 5 剂，诸恙均通，唯肝脾区微痛，经以健脾柔肝之剂调治月余而愈。肝功能 3 次检查全部正常，随访 5 年，至今未复发。

案 2. 唐某，女，50 岁，海安县食品厂。

肝炎后肝硬化，腹胀如鼓，脐不突，青筋不显露，时有肠鸣，小便少，大便溏薄，头眩神疲，脘闷，善太息，纳谷不香，口干不饮，手足不温，下肢浮肿，按之没指，脉沉细无力，苔薄白滑腻，舌胖大、嫩红。肝功能示麝浊 12 U，锌浊 10 U，转氨酶 112 U/L，碱性磷酶 21 U/L，同位素扫描示肝硬化腹水，脾脏肿大，A 超密集微波偶见束波，门诊及住院治疗一年余，均未显效。1980 年春邀余诊治，脉证合参，是脾虚水湿潴留，肝失疏泄之证，从外表看似乎壮实，其实是“精气夺则虚”之证。遵经旨：“见肝之病，知肝传脾，当先实脾”，给予实脾饮加减。处方：川厚朴、炒枳实、炒苍术、草蔻仁、木瓜、干姜、熟附片、云苓、陈皮、泽泻、木香，嘱服 5 剂。二诊时腹胀大减，大便由溏薄烂而转为厚，小便增多，下肢浮肿渐消，仍服原方 5 剂。三诊时饮食精神振作，胸脘痞闷已除，腹胀亦消，原方加黄芪、太子参、杭白芍，益气健脾柔肝。复查肝功能全部正常，超声波也由稀疏—转密微小波。唯肝、脾区时有隐痛，腹部微胀，按之柔软不痛，再予益气健脾柔肝之剂调理 2 个月而愈，3 次查肝功能均正常。3 个月后上班工作，追访 5 年至今未反复。

（二）腹痛泄泻

案 1. 王某，男，31 岁，东台富安九乡 6 组。

腹痛泄泻旬日，曾服西药小檗碱，注射庆大霉素等，并服过中药葛根芩连之类，均未获效。1985 年 7 月 2 日来本院诊治，脉沉弦有力，苔薄黄腻，口干渴不多饮，腹痛拒按，大便滞下难解，小便黄，大便常规检查有脓细胞（++）、白细胞少许。其人面赤，神烦。是阳明府实证，暑湿食滞，蕴结肠府。拟方通因通用，仿木香槟榔丸导滞通府。处方：木香、槟榔、厚朴、炒枳实、大黄、青皮、陈皮、焦山楂、焦神曲、三棱、莪术、云苓。1 剂后下结粪数块，顿觉轻松。3 剂后腹不痛，泄泻敛收；大便常规检查正常；唯觉胸闷，纳少。再方芳化和中，以藿香正气散加减，3 剂调理而愈。此乃邪气盛，而正气尚未衰之府实证。肠中有暑湿食滞之邪，加之苦寒药物困遏，脾阳虚，气滞食阻，运化无力而为患。因此，治以通因通用，通则不痛。

案2. 张某,男,40岁,东台富安南3组。

腹痛,痛后泄泻而缓,历时年余,时轻时重,曾经中西医治效不显,服用抗生素、消炎止泻药及中药健脾益气,抑肝和脾,均未见效。于1985年7月4日来我院诊治,脉细弦而无力,苔薄白滑。腹痛不拒按,时有恶风、头眩痛、神疲、纳少、脘痞闷、口不渴、大便常规检查有黏液,白细胞(+),小便清长。此乃脾虚中阳不振,运化失司,拟方七味白术散,如升麻、白芍益气健脾,升运脾阳,佐以甘酸合化,俾木土约制协和,则泄泻自止。按此原则加减服药15剂,腹泻消失。此证由于中阳下陷,脾阳不振,制约失和,故以健脾而助运化,则阳气得升发,阴气得以收敛,乃是补偏救弊之法也。

(三)小便不利(前列腺肥大)

案1. 赵某,男,32岁,海安古贲乡,农民。

小便不利,淋漓不尽,尿时有灼热感,并伴有刺痛,色黄,大便2日一行难解。历时半载。曾在县某医院泌尿科检查卵磷脂(++)。诊断为前列腺肥大。经消炎治疗未效。于1982年12月求治于余。诊其脉弦细数有力,苔薄黄,舌红,口干欲饮,面红神烦,少腹有坠痛感,饮食尚可。综上症情,乃是湿热下注于阴,州都气化失司,气滞血瘀,决渎失职之实证。此乃予通利之法,清利湿热,解毒化瘀,活血消结,治以五淋散、八正散加减。处方:当归尾、赤芍、焦山栀子、茯苓、甘草、瞿麦、萹蓄、滑石、大黄、木通、生地黄、川芎、红花。3剂服后,小便刺痛消失,仍有灼热余沥不尽。再方减甘草、萹蓄,加冬葵子、丹皮。服5剂,小便爽利,嘱再服5剂,诸恙均平。复查前列腺液阴性,调理月余而愈,3年未发作。

案2. 李某,男,48岁,海安工业局干部。

数年来,小便有余沥不尽,尿频急,夜间尤甚。近两个月来,小便时必须站立两三分钟后尿始排出,短而不爽,有下坠不适感,尿后余沥不尽,不能自止,经县某医院泌尿科检查,诊断为慢性前列腺炎,于1983年2月,邀余诊治。脉弦细无力,苔薄,舌胖大嫩红,形寒,手足不温。此乃肾气虚,州都气化失司,中气不足,溲便为之变。治以补益肾气,以治其本,仿"济生肾气丸"法。处方:山萸肉、熟地黄、怀山药、丹皮、云苓、泽泻、肉桂、熟附子、车前子、川牛膝。3剂服后,尿频大减,小便清长,余沥亦少,再与原方加黄芪,续服5剂。小便顺利,能自主约束,再进5剂,小便通畅,复查前列腺炎,已恢复正常。改予济生肾气丸调治2月而愈,追访3年未曾发作。

（1）以上3种虚实病例症状虽然相似，治疗用药大不一样，但效果都很满意。因此，在临床上必须掌握辨证论治这个基本原则，从证候上要明辨邪正虚实。综合全身证候，脉真有力，真有神，弦滑沉数有力，苔黄腻，舌红赤，才是实证；反之，脉象假有力，假有神，濡弱细小无力，苔光剥无苔，舌胖大嫩红，便是虚证，所谓能合脉色，乃为万全也。

（2）在临床上既要辨病也要辨证，结合现代科学物理诊断，明确病变的所在，为辨病提供客观依据。但是，也要从疾病表现的异同辨别虚实属性，邪正盛衰，分别予以补泻法才能取得良好效果。因此既要辨病又要辨证，纵观全局，不可偏废，掌握中医传统的整体观念。

（3）同病异治的法则运用主要是由于病因的不同，有些疾病的表现虽相同，但由于患者体质强弱不同和盛衰之势不一样，虚实属性不同，治疗上就有扶正与祛邪的不同方法（以上3个病种，6个病例就是很好的说明）。要进一步提高医疗效果，就必须掌握“辨证”，才能灵活运用同病异治，异病同治的法则。

（4）虚实辨证是分析辨别邪正盛衰的两个纲领，《素问·通评虚实论》曰：“邪气盛则实，精气夺则虚”。虚指正气不足，实指邪气过盛。在一定的条件下，证候的性质还可以出现不同性质程度的转变，就虚实而言，实证转虚，因虚致实，真实假虚，真虚假实，以及虚实错杂等。张景岳曰：“虚者宜补，实者宜泻。此易知也，而不知实中复有虚，虚中复有实，故每有虚之病，反见盛势，大实之病反见羸状，此不可不辨也。”所谓至虚有盛候，大实有羸状。从临床证候审察，要透过现象，窥其真谛，明辨虚实，采取相应的施治方法，才能肇肯。

三、略谈肝经郁热证的辨证施治

肝经郁热证系情志所伤，肝郁气滞而成的“肝郁”。郁者滞而不通，郁则气滞，久则化热，热郁则升降之机失度，人体阴阳偏颇，脏腑气血失调，而从本经部位开始出现病变。临床患者以青中年为多，男女皆可出现，但以女子为常见。由于病程有新久，体质禀赋有差异，因而症状上各不见同，在临床上常分轻、中、重三种类型。

（一）肝经郁热证轻型

临床表现：头昏，胸闷，嗳气不舒，咽中如有物梗阻，胃脘痞满，内热口干而不多饮，手心热，小便黄，纳谷乏味，夜寐多梦，有时两肋胀痛，或周身窜痛，性情急躁易怒。女子常见月经先后无定期，腹痛，乳胀，经量或多或少，经色紫夹有瘀块,脉弦苔薄,舌红。其中尤以胸闷内热为主。治以理气为主,清热为辅。

处方:炒柴胡6 g,炒枳实6 g,杭白芍10 g,佛手片6 g,台乌药6 g,沉香(后)3 g,制半夏10 g,广陈皮6 g,淡黄芩10 g,粉甘草6 g,枣儿槟10 g,绿萼梅5 g,炒山栀子10 g。

该方以四逆散合四磨饮加味。因肝郁而气滞,气有余便是火,逆者平之,故治以理气降逆,疏肝和胃,清热消痞,以解郁结。女子月经不调,乳房胀痛者,去枣儿槟、绿萼梅,加制香附、泽兰、丹参。腹痛扪之有块者,去枣儿槟、绿萼梅,加失笑散、制香附。

(二)肝经郁热证中型

临床表现:头晕痛,心中懊憹,胸脘痞闷,心下满,按之痛,两胁胀痛,不思饮食,内热口苦咽干,喜凉饮,手足心热,失眠,多噩梦,牙龈出血,多言善怒,多疑善虑,小便深黄,大便干结两三日一行,脉弦数或弦滑,苔薄微黄,舌红,舌底有青紫筋。其中尤以头晕胸闷、内热口干为主。在治法上应以理气清热为主,佐以平肝。

处方:川黄连3 g,吴茱萸3 g,制半夏10 g,瓜蒌皮15 g,瓜蒌根15 g,珍珠母(先)30 g,刺蒺藜10 g,决明子10 g,嫩黄芩10 g,炒枳实10 g,木贼草10 g,丹皮10 g,丹参10 g,绿萼梅5 g,佛手片6 g。

该方从小陷胸汤、清肝饮二方衍化而来,取其清肝解郁,理气消痞。因肝为刚脏,内寄相火,郁久化热,升腾上炎,非苦寒之品不能清肝之郁热,配合理气解郁,佐以平肝,是以木郁达之,火郁发之,才能直达病所,取得疗效。如有痰湿相兼,加苍术、厚朴、陈皮,减去决明子、珍珠母、刺蒺藜;如兼有血瘀者,可加桃仁、赤芍、当归、川芎、泽兰,减去木贼草、绿萼梅;如素体阴虚者,可加以白芍、生地黄,减去木贼草、绿萼梅;如大便秘结,可加熟大黄10 g。病情缓解后,继服丹栀逍遥散合越鞠丸,健脾和胃,巩固疗效。

(三)肝经郁热证重型

临床表现:头晕胀痛,口干而苦,性情急躁,胸闷胁胀,嘈杂吞酸,五心烦热,夜不能寐,小便黄赤,大便秘结,女子月经量少或闭而不行,或行而量多,甚则时或形寒凛冽,时或面颊烘热,四肢逆冷,口燥烦渴,寒热错杂,脉弦数有力,或脉沉牢,苔薄黄或黄腻,舌红,舌底有青紫筋,牙齿色黄垢,牙龈易出血,牙龈肉红肿。其中尤以头痛胸闷、心烦口干、性情急躁为主。在治法上应以清肝泻火为主,辅以理气解郁，调其升降之机，使其肝经郁热得以解除。

处方：龙胆草10 g，夏枯草10 g，木贼草10 g，珍珠母（先）30 g，佛手片6 g，炒枳实6 g，吴茱萸水炒黄连3 g，刺蒺藜10 g，杭白芍15 g，淡黄芩10 g，沉香（后）3 g，炒山栀子10 g，炒柴胡5 g，熟大黄10 g。

该方是龙胆泻肝汤合珍珠母丸二方加减而组成，因郁结生热化火，火升风动，上干清窍，故治以清肝泻火，以泄其热，平肝息风，以清相火。如火热气郁，灼津成痰，痰火扰心，心神失宁，而见躁动不安者，去佛手片、炒柴胡，加礞石礤痰丸（包）15 g。

综上所述，体会和讨论如下。

（1）本文所谈"肝经郁热证"是《黄帝内经》"五郁"、丹溪"六郁"中的一种类型，并不包括所有郁证在内。其根本成因是情志所伤，肝失调达，疏泄失司而气滞，气滞郁结而化火。从病理变化来说，气郁是肝郁的根本，肝热是气郁的衍化。郁热互结是本证的病理机制。

（2）肝经郁热证的临床特点既有气滞，又有郁热。临床以头晕、胸闷、内热口干、脉弦、苔薄、舌红为主要症状，一般都属实证。如能掌握三型治疗，则病可向愈，不至于迁延发展。若病程日久，气滞郁热互结不解，阴血耗损，虽有气滞郁热见证，但超越肝经郁热证的范畴，当另予治疗。

（3）治疗以理气解郁为主，配合清肝泄热。本病以气、郁、热为特点，治疗首先以理气为主，气和则郁自解，郁解则热自除，因此，运用理气药，调其气降机能，目的是"令其调达，而致和平"。根据病情，还要掌握中病即止，勿使过之。

（4）本病除了药物治疗外，精神治疗极为重要，医者应关心患者的疾苦，做好思想工作，充分调动患者的积极因素，方可收到事半功倍之效。

四、大柴胡汤临床应用体会*

大柴胡汤为张仲景《伤寒杂杂病论》方，由柴胡、黄芩、芍药、半夏、生姜、大黄，枳实、大枣等组成。它是从小柴胡汤和小承气汤两方化裁而来，具有解表攻里，外解少阳，内泻热结的功效，用治少阳、阳明同病。历代医家对大柴胡汤有很多论述，现代医家亦有不少报道。但大多是局限于某些消化系统疾患，如急性胆囊炎、胆道蛔虫、急性胰腺炎及急性肠胃炎等病。而梅老对本方的运用甚为灵

---

* 本文刊载于《南京中医学院学报》1985年第4期。

活,不仅用于新病,还可用于久病;不仅用于消化系统疾病,还可用于神经系统疾病,都取得较好的疗效。

案 1. 胁痛(胆囊炎)。

唐某,女,53 岁,工人。1980 年 5 月 5 日初诊。

右胁肋疼痛放射肩背部,厌食油腻,恶心呕吐,口苦,吸气不舒,头昏而胀,大便秘结,舌红,苔薄腻,脉弦。病程 1 年,发作半月,医院检查确诊胆囊炎。此乃肝胆失于疏泄,脾胃升降失司,气滞热郁,络脉不和。拟方疏利肝胆,理气通络,仿大柴胡汤化裁。处方: 春柴胡 6 g,炒枳实 6 g,杭白芍 10 g,法半夏 10 g,熟大黄 6 g,蒲公英(醋炒)15 g,淡黄芩 6 g,炒川楝子 10 g,炒延胡索 10 g,台乌药 6 g,沉香(后)3 g,炙甘草 3 g。药后大便通行,疼痛缓解,调理而愈。

案 2. 蛔厥(胆胆道蛔虫)。

徐某,女,31 岁,工人。1980 年 4 月 25 日初诊。

胆道蛔虫症在某医院保守治疗,症状缓解出院。当天又上腹部疼痛,阵发性加剧,伴寒热往来,口渗酸水,泛泛欲吐,舌偏红,苔薄黄,脉弦。此乃热郁虫积,阻于胆道,肝失疏泄,胃失和降。拟方疏利肝胆,驱蛔安胃。处方: 炒柴胡 6 g,炒枳实 6 g,淡黄芩 10 g,蒲公英 20 g,法半夏 6 g,使君子 10 g,杭白芍 10 g,炒延胡索 10 g,川厚朴 6 g,生大黄 6 g,广陈皮 6 g,炒川楝子 10 g,苦楝皮 10 g。药后排蛔二十余条,疼痛缓解,3 剂而愈。

案 3. 头痛。

陈某,女,41 岁,农民。1980 年 5 月 28 日初诊。

头痛 3 年,两颏部为甚,发无定时。面部潮红,口干欲饮,纳谷不香,大便秘结,舌红,苔薄白,脉弦。此乃肝热夹痰痰亢于上,阳明燥热蕴于中。拟方清肝泄热,上中兼治。处方: 春柴胡 6 g,淡黄芩 10 g,生大黄 6 g,杭白芍 10 g,抚川芎 6 g,刺蒺藜 10 g,白僵蚕 10 g,制香附 10 g,瓜蒌仁 10 g,炒枳实 6 g,决明子 10 g,制半夏 10 g,生甘草 3 g。药服 10 剂,头痛消失,迄今未发。

案 4. 失眠(神经官能症)。

李某,男,42 岁,工人。1980 年 4 月 10 日初诊。

失眠四月余,须服安眠药方能入睡,时耳鸣,面色潮红,易出汗,口渴不欲饮,精神抑郁,头昏而烦,大便干燥,脉沉实,舌红,苔腻。此方郁热内结,风阳上扰,魂不守舍。拟方清肝泄热,以安心神。处方: 柴胡梗 6 g,生大黄 8 g,炒枳实 6 g,法半夏 10 g,杭白芍 10 g,珍珠母(先)30 g,抚川芎 6 g,粉丹皮 6 g,大丹参 12 g,刺蒺藜 10 g,淡黄芩 10 g,茯苓 10 g,生甘草 3 g。服药 5 剂后不须安眠药

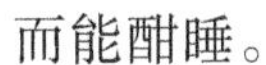

而能酣睡。

综上所述，体会与讨论如下。

（1）本方具有两解少阳阳明之功。不仅如此，其主要作用还在清泄郁热。从理论分析，肝胆为表里，互为络属；脾胃主升降，同司运化。脏腑相互影响，治肝胆能理脾胃，治脾胃可和肝胆。从方中药味按归经则入肝、胆、脾、胃。从药测证，本方实为肝胆疏泄失司，邪热内结，灼伤津液，胃失润，腑气不通而设。故运用本方着重掌握“郁热”二字。方中芍药、柴胡、枳实，若加甘草为四逆散，散郁除烦。运用大黄的目的在于清除热结，而不在于急下。这样，肝郁可达，实热可除，诸症自愈。无论外感热病，抑或内伤杂病，而见“郁热”现象，具有肝经的烦热口苦，两胁疼痛，阳明热结的便秘者，皆可使用本方。

（2）临床报道大柴胡汤多用于急性感染性疾病。如复方大柴胡汤（经验方）、清胰汤一号（《新编中医学概要》）等，都是治疗急腹症的有效方。本文案例中有新病，亦有久病，病势缓急不等，投以大柴胡汤都取得较好效果。如案1、案2都是胆道疾患，服疏利肝胆、泄热通腑之剂，病情很快好转。对案2的治疗，梅老不用乌梅丸，而取大柴胡汤，酸、辛、苦味具备，再配以使君子、川楝子、厚朴，则其力更著。因伴寒热往来，口渗酸水，胆胃郁热不得开泄，迫蛔上扰，解表攻里，和利机枢，则蛔自安。梅老认为，无论外感时病传里，抑或内伤杂症，只要正气不是十分虚弱，而有可下之症者，均可使用“通里攻下”的法则。有邪当以祛邪为主，邪去则正安。

（3）中医学的基本特点是整体观念和辨证论治。人体是有机的整体，五脏六腑之间有着不可分割的联系。人的精神情志活动主要与心、肝、肾三脏有关。五脏之间又是相互影响。肝火旺能影响到心，引起心神不安，肾阴虚可引起肝阳上亢，而肝与脾、胃又有生克制约关系，故肝病可影响全身的功能能活动，出现一系列精神情志的变化。如案3中头痛为甚，发无定时。两颊乃少阳经循行路线；便秘烦躁又是热邪内蕴阳明之征，取大柴胡汤既清少阳之热，又泻阳明之实。用大黄配瓜蒌仁加强泻实之力，又以刺蒺藜、决明子配柴胡、黄芩清泄肝木。用药丝丝入扣，故效果满意。

又如失眠，《内科临证录》论其病因有因“肝胆郁火挟脾湿互蕴而致木土违和，胃不和则卧不安者”，治法“以泄木安中为主”。大柴胡汤清肝和胃，直折其热，肝脾和，心神乃安。案4服药5剂，不需要服安眠药而能酣睡，未安其神而神自安。

本文所举案例虽病名不同，症状各异，但其病因病机相同，所以均以大柴胡汤加减治疗,效果满意。这充分体现祖国医学“同病异治”“异病同治”的科学性。

五、“梦交”三则*

案1. 丁某,女,34岁,海安县仁桥乡农民。

每月在月经净后两三天夜间睡后出现梦交,翌日头晕眩,神疲乏力,心烦易怒,白带增多。起初每周一两次,迁延年余,逐渐增多至两三天一次,甚则连续数夜发作,间有一夜数次发作者。于1981年春,求治于余,诊其脉弦滑有力,苔薄,舌红赤,口苦需饮,小便黄,大便秘结。据其病情,此乃肝阳亢盛,肾间相火妄动,龙雷不潜所致。拟方以龙胆泻肝合当归龙荟丸出入,药用龙胆草、黄芩、山栀子、黄柏、生地黄、丹皮、当归、熟大黄、柴胡、芦荟、黄连等。3剂后,烦热减轻,梦交减少,续服5剂,症情又有好转。再予原方减柴胡、芦荟,加白芍、穿心莲,再服5剂,梦交控制。并给予龙胆泻肝丸、六味地黄丸,调理2个月而愈。随访4年,至今未复发。体质健壮,能参加农业重体力劳动。

按语:此例属相火、肝阳亢之实证,用苦寒折热,泻肝火而获效。

案2. 杨某,女,32岁,海安针织厂工人。

体质素虚,形体瘦弱,常头昏作眩。人工流产1个月后夜寐多梦,并有梦交现象,起初三五天一次,逐至一两天一次,翌日心悸神疲,内热口干,面部潮红,间有盗汗,脉弦细数,苔光剥,舌红。恙延4个月,几次胸透示心肺正常,多方医治无效。1981年仲春邀余诊治。细究上情,此乃气阴两虚之体,人工流产致肾气受损,水不济火,相火无制,阴气不敛所致。拟方壮水之主以制阳光,补阴以潜阳,仿六味地黄合大补阴丸加味,药用茱萸肉、生地黄、丹皮、茯、泽泻、山药、知母、黄柏、龟板、煅龙牡、紫石英。3剂后症状好转,内热已减,头昏、潮热、盗汗亦减,梦交次数减少。继续服5剂,梦交旬日1次。三诊仍循原方减紫石英,加制黄精、麦冬、元参,再服5剂,诸症若失。唯气阴两虚未复,继以河车大造丸、知柏地黄丸交替使用,调理两月余,康复如常人。

按语:此案证属气阴两虚、肾气亏损之虚证,因此用壮水之主以制阳光,养阴潜阳而收效。

案3. 王某,女,38岁,海安县百货公司营业员。

由于情志不遂,抑郁伤肝,经常头眩,胸脘痞闷,吸气不舒,内热口干,纳谷乏

---

* 本文刊载于《江苏中医杂志》1986年第4期。

味，夜寐多梦，迁延2年未愈。半年来出现夜寐偶有梦交，初不以为意，且碍于情面，隐讳不言，及至每月七八次，愈发愈重。近一月来，每一两天辄有发作，多方医治效不显。1981年春求治于余，面带愁容，沉默寡言，诊其脉弦细数而有力，苔薄黄质红赤，边畔有齿痕，牙渗血，需饮不多而喜凉饮，善太息，小便黄，白带多，月经超前。脉症合参，认为情志不遂，肝气郁结气有余便是火，肝失疏泄，郁久化火，肾水伤耗，水火失衡，阴不内守，相火相乘所致。治予清肝解郁，育阴潜阳以平相火法，选四逆散、加味乌沉汤加减，药用柴胡、枳实、白芍、甘草、乌药、沉香、黄芩、山栀子、香附、珍珠母、丹皮、丹参、夏枯草。3剂后，肝阳相火渐平，头眩胸闷亦缓，内热减轻，梦交减少，用药减夏枯草、香附，加生地黄、龙胆草，再服5剂，诸症悉平。后以丹栀逍遥丸调理，月余而愈。随访4年，至今未发。

按语：此证为肝气郁结引起，是虚实夹杂之证，采用理气开郁治其标，佐以珍珠母、丹参、生地黄潜阳养阴治其本。药后阴平阳秘，而获痊愈。

六、遗尿治疗经验

案1. 董某，男，8岁。1979年3月6日诊。

幼时偶然遗尿，4岁后遗尿日增，由两三天一次渐成天天遗尿，尤在冬季天寒地冻，衣被难干，家属及患者苦羞难言，多方求治，效果不显，而就治于余。诊其脉濡细无力尺部尤甚，面色不华，形体消瘦，齿未全更，发黄不泽，大便微溏，此乃肾气不足，固摄无权，州都气化不及所致。拟用散剂，补肾固本。处方：紫河车60 g，北五味子30 g，覆盆子30 g。共研极细末，装空心胶囊，每服6 g（约8粒），服药期间遗尿逐渐减少，10天后已不遗尿，为巩固疗效，续配原方，连服20天已痊瘉，体质渐增，面色转华。随访，至今未再发作。

案2. 陈某，男，12岁。1979年4月2日诊。

六七年来，遗尿由间断逐渐变为每夜遗溺，多方医治无效，来我科就诊，脉浮滑无力，舌淡红，苔薄白，形寒畏冷，有时头痛，易感冒、咳嗽，体质一般，大便尚可，小便频数，此乃肺气失于通调，治节无权，膀胱不约所致。拟方宣肺解表以布水津，治节水道。处方：西羌活6 g，西麻黄3 g，川桂枝5 g，煅牡蛎（先）30 g，北五味子6 g。连服5剂后，只遗尿1次，复诊续服5剂，已不再遗。据患者说服上方5剂，每夜出微汗，服第2次5剂后恶寒头痛皆解，体质精神日振，恢复正常，迄今未复作。

按语：遗尿症大致有两种情况，① 小便失禁，② 睡中遗尿。睡中遗尿，多见于儿童,其病理机制多数由于肺、脾、肾不足,膀胱之气不固所致,治疗应以肺、肾二脏为主。因为小便的排泄必须依赖膀胱的气化作用,正如《黄帝内经》说:“膀胱者,州都之官,津液藏焉,气化则能出矣。”但小便的来源与三焦的功能有密切关系。《黄帝内经》又说:“三焦者,决渎之官,水道出焉。”而三焦的气化,上焦以肺为主,中焦以脾为主,下焦以肾为主,若三焦气化不足,皆能影响膀胱,以致膀胱不能约藏,则小便每有不禁和夜遗之患,故《素问·宣明五气》:“膀胱不利为癃,不约为遗尿。”《金匮翼》说:“水虽主于肾,而肾上连肺,若肺无权,则肾水终不能摄。”根据以上所说可知睡中遗尿是肾与肺病变所形成。

案1属于肾气亏虚,下元不固,男子8岁肾气盛,齿更发长,而患者齿未全更,发黄不泽,由于平素体弱,膀胱约束无权,故用紫河车血肉有情之品,填精补益肾气,以培真元,五味子收敛肾气配合覆盆子固肾益精,肾气得固,膀胱约束有权而收效。

案2属于肺气治节通调无权,则肾气不能固摄。因“肺为水之上源”“肾上连肺”,所以用宣通肺气解表,使肺气得以输布津液,肺主皮毛、腠理开合,则肺肃降有权,小便自能约束(是提壶揭盖的变法,衍化运用)。因此,重用麻黄、桂枝、羌活,宣肺以利治节,用牡蛎、五味子酸敛,约束肾气,这样使升降疏纳有权,则遗尿自除。

同是遗尿用两种不同方法治疗,取得相同效果,这充分体现“同病异治”的实践价值,因此在临床诊断治疗过程中,必须善于辨别患者证候的不同情况,综合分析,区别对待,要识同异。同中求异,异中求同,治病必求其本。

七、脱发治验简介

脱发的原因较多,大致上有因湿热疫病(即传染病)后引起的,病愈后,即复生;有因气血亏损引起的;有因血热引起的;也有因药物引起或其他原因引起的。总之,脱发不单独是发的本身病变,而是与血和内脏经络有密切的联系。“发乃血之余”,脱发是全身病变在局部的表现,不能片面地看问题。近数年来笔者在临床上诊治脱发患者中以青年和壮年居多(女性多于男性),有数天内头发全部脱光者,也有1个月内脱光者,体质一般强健,服补肾滋阴养血剂无效,采用清热凉血生发汤(自订方)取得良好效果,兹做简介如下。

药物:山苦参15 g,胡黄连6 g,嫩黄芩10 g,炒山栀子10 g,生大黄10 g,粉丹皮10 g,京赤芍10 g,大生地15 g,土茯苓15 g,川芎6 g,香白芷6 g,刺蒺藜10 g。

方义:胡黄连、黄芩、大黄、山栀子清热泻火解毒;苦参清热燥湿杀虫;生地黄、赤芍、丹皮凉血，清血中伏热；土茯苓清热利湿解毒；刺蒺藜祛风热；白芷祛风燥湿；川芎行气活血，扩张血管。以白芷、刺蒺藜、川芎引药上行，以“三黄一栀”引热下降，生地黄、赤芍、丹皮清血中之伏热，苦参、土茯苓清热解毒，配合“三黄”清热力强，配生地黄、赤芍、丹皮加强凉血之功，全方能上行下降，共奏清热凉血解毒的作用，既能清三阳经之邪热，平督脉之阳亢，又能凉血解毒，除血中之风热，使阳亢得平，血热得清，营血得和，则发得以新生。

案1. 马某，男，38岁，海安县体委干部。

头发逐渐脱落，开始头部作痒，脱发由少渐多，1个月全部脱光，曾经服用中药滋阴补肾养血剂，西药胱氨酸、维生素、激素等，非但不能控制，反感头晕胀，头皮烘热，面部潮红，医治年余未效，停药后反应虽缓，而发脱依然不生，迁延年余，丧失治疗信心，经人介绍于1975年夏季邀余诊治。观其头部发全脱，头皮光滑，面部潮红，脉弦数有力，苔薄，舌红赤，小便黄，大便秘，饮食正常。从脉证看是阳亢无制，血中有热，随三阳经上行至头，血热阳亢熏蒸，使发枯槁脱落，拟方清热凉血生发汤5剂。服后头皮烘热消失，头部亦觉轻松，又服5剂，发根出现，继服10剂，发根有黄色软毫毛生长，服药期间并无不良反映。根据前方减土茯苓，加制黄精，服10剂(并嘱每周剃头1次，促其新生)，1个月后头发已逐渐生长，由黄色细软毫毛转变为黑色软发，先由后脑发际及发鬓，逐渐由周围向中心生长，又服10剂，头部中心亦出现黑色软发，基本上头全部新生黑色软发，接着服10剂，头发由细软变为粗而黑，后以基本方减土茯苓，加制黄精、知柏、紫草，配成丸剂，每服10 g，连服2个月，巩固疗效，发全部新生黑色头发，一切正常，至今未复发。

案2. 杨某，男，36岁，海安染织厂工人。

1978年秋季，头部作痒，数日后头发全部脱光，无自觉症状，经4个月治疗(中西药结合并服激素、滋阴首乌片等)无效，来我处诊治。诊察头发全部脱光，头皮光滑，脉沉弦数，苔薄，舌红。用基本方服10剂后，出现发根渐渐生黄色软毫毛，生长很快，效果显著。续服10剂后，软色黄毫毛变成黑色粗发(嘱每周剃头1次)，逐渐生长，如同常人，再服龙胆泻肝丸巩固1个月，至今未复作。

案3. 王某，女，21岁，海安县化工厂工人。

1979年6月，先觉头部瘙痒，数日后头发全部脱光，多方医治无效，连服中药滋阴补肾之类，西药胱氨酸治疗近四月效果不显，10月来笔者处诊治。观其头皮光滑、红亮，有灼热感，面部充血，饮食尚可，余无所苦，诊其脉沉弦数有力，苔薄，舌红，口干，小便黄，大便秘，此乃血中伏热随三阳经上冲于头，血热熏蒸，使发枯槁脱落。拟基本方5剂，服后头皮烘热已退。又服5剂，出现发根，续服10剂，发根部生长黄色软毫毛，根据前方，减土茯苓加龙胆草，续服10剂，并嘱每周剃头1次，1个月后头发已逐渐新生，由黄色细软毫毛转为黑色粗发，后再服原方加黄精30 g，10剂。2个月后头发生长一如常人。

案4. 许某，女，29岁，海安工艺品公司干部。

1980年3月突然头眩，发际作痒，头皮烘热，数日后，头发全部脱光，曾经中西医诊治，中药滋阴补肾，西药胱氨酸和维生素、激素等无效，又至上海求治，历时五月余，效果不显，而佩戴假发，在1980年9月来笔者科室诊治，诊其脉滑数有力，苔薄，舌红赤，面部潮红，发全脱，头皮光亮，无痛痒感，头皮烘热，饮食如常，大便微秘。分析病机是肝阳相火上扰，血中有热，蕴于三阳经，上攻外越，使其发枯萎脱落。拟清热凉血生发方5剂，服后头部烘热消退，大便畅通，继服10剂后，头部发根见有黄色软毫毛生长，接服10剂，嘱每周剃头1次，新生黄发转为黑色软毫发，仍按原方减土茯苓、刺蒺藜，加紫草、知母、黄柏各6 g，连服15剂，以后由软毫发逐渐生长粗黑头发。1个月后头发新生如常。后继上药10剂，间日服，巩固疗效。3个月后头发生长已长，抛弃假发，一切恢复正常。

综上所述，体会与讨论如下。

（1）脱发属于发病中一种，发病有脱发、落发、斑秃、秃发、断发、稍卷曲发、油发、花白发、黄赤发、早白发、迟发、发癣等，大致可以概括为六种类型。① 成斑而脱者斑秃也，俗称鬼舔头。② 专脱囟门头顶为秃顶，早衰也。③ 无屑而痒，发脱均匀，病在皮肤殃及于发，即发癣也。④ 陡然成片而落，三四日间，重斗牛山然，西医所谓急性中毒，中医称为风秃。⑤ 日落一二十根，随梳而下，乃人体新陈代谢，何病之有。⑥ 发脱均匀，发根日稀，则其可有气虚者，如病久病后，可有血虚者，如产后贫血也。更有脱发虽然不多，成年累月不已，乃神经衰弱也。

（2）对于脱发，古人虽说明一些片言只语，但言简意深，如《灵枢·寒热》曰："皮寒热者不可附席，毛发焦。"又说："肌寒热肌痛，毛发焦。"从肺主皮毛，毛窍为肺之合，肌肤寒热疼痛，毛发枯焦，症有阴虚血热之分，痨瘵病久，不但常见寒热，而见毛发枯焦，血热阳亢也可出现毛发焦枯，前者属虚，后者属实，正如《金匮要略》所说："肺热叶焦。"五味偏嗜也可出现发落。如《素问·五脏生成》曰："多食甘则骨痛发落"，又说："多食苦则皮槁而毛拔"，这正是说明"五味入胃，各归所喜……久而增气，物化之常也，气增而久，夭之由也"。由此可见，脱发原因很多，不外乎虚实两个方面。总之，因病而脱发属虚者多，无病而脱发属实者多。

(3) 脱发又名全脱(头发全脱),严重者连眉毛、腋毛、阴毛也脱落,名曰普脱。本文所谈的是全脱,在病理机制上属血热引起的病变,笔者临床上所见头发全脱者,大都发生于青壮年,起病突然,发病快,在诊治时要掌握全身症状,不能孤立看问题,外病是内病的形成,所谓“有诸内必形乎外”。

(4) 本文所谈用基本方,清热凉血生发汤专治属血热型的脱发,因为“发乃血之余”,血热蕴于三阳经和督脉经,三阳经皆上行于头,督脉总督一身之阳,血中有热引起阳旺,督脉无制,助长三阳妄动,故头部皮发受热的熏灼阳气亢盛,“头为诸阳之首”,犹如酷暑炎夏,天气干燥禾苗枯槁,形成脱发,因此应清热解毒,凉血泻火,清血中之热,以降三阳之火,佐以引经祛风,则血中热邪头部阳亢得以平息,内部阴阳得和,血热得清,则发可复生也。

(5) 有斯病用斯药,从中医中药治疗各种疾病,以四诊结合八纲归纳掌握辨证施治的精神,以此法治此病,才能中肯。总而言之,笔者认为脱发是临床常见病之一,从病变看,大都阳亢血热引起的较多,但也有少数属于阴虚血亏和其他原因引起的又当别论。发病的种类很多,病因亦各有不同,本文所治的脱发是发病一个类型,当否请指正。

八、疏肝理气法治疗失眠*

失眠病因有多端,如劳伤心脾,阴虚火旺,心肾不交,肝阳扰动,胃中不和,病后胆虚等,辨证有虚实之分,故张景岳曾将不寐症概括为“有邪”“无邪”两类。他说:“本乎阴,神其主也,神安则寐,神不安则不寐,其所以不安者,一由邪气之扰,一由营气之不足耳,有邪者多实证,无邪者皆虚证。”(《景岳全书·杂证谟》)梅老认为,除了分清邪正、虚实,还要根据发病始由、症状表现来分析。近年来,曾治三十余例失眠者,从疏肝理气论治,取得良好的效果。如周某,男,42岁,于1984年4月就诊。入夜难眠,夜半方寐,寐则多梦,片刻即醒,时寐时醒,睡眠不稳,翌日头痛眩晕,神疲无力,而饮食及大小便尚可。病延一载余,曾多方求治,服地西泮片(安定)、甲丙氨酯、司可巴比妥等药,以及中药归脾丸、朱砂安神丸、天王补心丹等汤丸并进,均无效果。初求治之时,患者面带愁容,脉弦微滑,苔薄微腻,舌红,头眩,胸脘痞闷,吸气乃舒,胃脘自觉有气上冲,情绪不宁,易于烦躁,

---

* 本文刊载于《上海中医药杂志》1987年第12期,并被《医海拾贝:江苏当代老中医经验选》(江苏科技出版社,1992年)摘录。

口干不多饮。详询以往病史,答曰:在得病前2个月,因家事纠纷,胸怀不畅,忧思忿郁,遂成此病。辨证为郁怒伤肝,肝木横逆犯胃,使胃气不得下降,上逆为忤。正如丹溪云:“一有怫郁,百病生焉。”拟方理气降逆解郁,以疏肝和胃。药用:真沉香(后)2 g,台乌药10 g,海南子10 g,炒枳实10 g,川厚朴6 g,制香附10 g,炒苍术6 g,川芎10 g,全当归10 g,杭白芍10 g,炒柴胡6 g,炒山栀子10 g,粉甘草5 g。3剂。复诊述上方服后,即能入寐,胸脘宽畅,眩晕亦解,精神渐振,脉弦而缓,舌红,苔薄。再服5剂,诸恙均愈。随访两年余,至今未发。病由于肝气怫郁引起,故采用丹溪法,治以越鞠合四磨饮子加减而获效。

又曾治女患者陈某,失眠4年,曾服安眠、镇静药皆无效,又续服中药益气养阴、清化痰热、养心安神、潜阳息风之剂,均未见验。诊其脉弦有力,左关尤甚,苔薄腻,舌红,口干不欲饮,面色不华,两眉皱促,沉默寡言,两胁时有窜痛,善太息,忧思疑虑,神志不安。追究原委,始知病前三年先伤母,越一年又伤其子,由斯逐渐成病。综上病情,辨证为气滞抑郁伤中,肝失条达,胃失和降,升降之机逆乱。拟方用木香、青皮、陈皮、炒柴胡、砂仁、川厚朴、沉香、乌药、香附、川芎、苍术、海南子、炒枳壳等。理气疏肝,降逆和胃,俾升降协和,气顺郁解,则寐自安。服方5剂,病有机转,原方减海南子、炒苍术,加生白芍15 g,炒山栀子10 g。续服5剂,诸恙霍然,嘱接服加味逍遥丸调理1个月。经两次诊治,不但解除失眠之苦,还调整了月经周期(月经后期)。后怀孕,不胜喜悦。

此证由于抑郁伤中,肝气失于条达,郁结上逆,神明受扰所致,故用《沈氏尊生书》木香顺气散合五磨饮子加减,疏其气机,令其条达,治其因也。近在临床上失眠因气机抑郁所致者不乏其例,如本文所举既非气血亏虚之证,也非肝火湿热之患,医者必须进一步结合临床证候,追询病因,辨证求因,审因论治,方能获效。

九、“自汗”“盗汗”临证治验*

“自汗”“盗汗”是临床常见的症状,可以在许多急、慢性疾病过程中出现,其病因、病机各不相同。《金匮要略》汗证,分为自汗、头汗、冷汗、黄汗及盗汗五种,其证候各不相同,在临床上以自汗、盗汗为多见。

自汗、盗汗,既可单独出现也可同时出现。其辨证当区别阴阳虚实,一般而言,虚多实少。分言之,自汗多属气虚阳虚,盗汗多属阴虚内热;若因肝火、湿热

---

* 本文刊载于《江苏中医》1987年第2期。

等邪热郁蒸而汗出者，则属实证，或表现阴阳虚实错杂的情况。自汗久则伤阴，盗汗多则伤阳，终至气虚血虚、阴阳两虚之证。

治疗法则上，大抵自汗以益气固表、盗汗以养阴清热；虚证宜益气养阴、固表敛汗，实证宜清肝泄热、化湿和营。如阴阳俱虚、虚实夹杂者，应当根据虚实主次适当兼顾之。

案1. 自汗。赵某，男，54岁，海安县粮食局干部。

自汗3年，春夏为甚，秋冬略缓。每日由平旦至薄暮周身有汗，动则汗出较多，恶风，头眩胀痛，神疲身痹，胸脘痞闷，口苦咽干，不欲饮，有时下午微恶寒，饮食、大小便正常，脉弦细数无力，苔薄白，舌偏红。曾经多方治疗，中药用玉屏风、桂枝汤、当归六黄汤、补中益气汤牡蛎止汗散，西药用止汗片、维生素、谷维素等均未见效。体温、血常规、血压均在正常范围。于1983年7月2日来我院诊治，从脉证合参，是少阳机枢不利，表里失和，兼有湿邪相搏，阳浮外越，阴气不敛，开合失司，卫气不固所致。拟方和解少阳，以利机枢，佐以潜阳敛阴，升清化湿，以和营卫。处方：太子参15 g，春柴胡6 g，嫩黄芩10 g，制半夏10 g，生甘草5 g，煅龙骨（先）15 g，煅牡蛎（先）30 g，绿升麻5 g，炒苍术6 g，生姜2片，大枣5枚。5剂。

1983年7月7日复诊：据述服上方2剂出汗渐少，5剂汗止，头眩胀痛已解，精神亦振，脉弦，苔薄，舌红。原方去升麻、苍术、加生白芍15 g，续服5剂，症状消失，一切正常。随访至今未复发。

按语：自汗多属阳虚，治疗常以益气固表收效。此例由于少阳机枢不利，兼有湿邪相搏，表里不和，阴阳升降失司，营卫功能失和所致，故运用小柴胡汤和解少阳，加龙骨、牡蛎潜阳敛阴，配合清震汤升阳化湿。经云："少阳为枢，司开合"。少阳和则汗止，湿化则机枢利，阳潜则卫气固，药证相投，故获效如许。

案2. 盗汗。刘某，男，38岁，古贲小学教师。

三四年来间歇盗汗，1983年春节后每夜盗汗，翌日头眩神疲，多方检查未见器质性病变。曾服中西药效果不显，于1983年8月16日来院求治。诊其脉沉细数而有力，舌红，苔薄黄而干，口渴不欲饮，心频，头眩，难以入睡，寐则盗汗，周身如浴，醒后不易复睡，饮食尚可，小便黄，大便燥结，三四天一次。形体虽弱，尚能勉强工作，下班后很觉疲倦。综上症情，此患者既有阴虚津液不足，又有阳明热结腑实，治宜虚实兼顾，攻补兼施，养阴通腑，以增液和营。处方：京元参15 g，麦冬10 g，生地黄、真黄精各20 g，肥玉竹15 g，生大黄10 g，生甘草6 g，玄明粉 12 g(分 2 次冲服)。3 剂。服 1 剂后下燥屎结粪较多,出汗已去其半。3 剂服完,盗汗已止,头眩、心烦等症均退,饮食精神亦振。

8 月 20 日复诊:仍照原方,芒硝、生大黄减其制,用原量一半,再服 3 剂。再诊时,患者盗汗止,睡眠安,一切如常。为巩固疗效,继予原方,嘱间日服 1 剂,后服知柏地黄丸 1 个月善后。随访至今,身体精力充沛。

按语:盗汗一般属于阴虚,治多用滋阴、清热、固表敛汗法取效。本例既有阴虚津液不足,又有阳明热结腑实,法宜增水行舟,增液生津,因此运用增液汤合调胃承气汤而奏功。

案 3. 自汗、盗汗并病。许某,男,45 岁,海安印刷厂工人。

自汗已有年余,初期间歇性出汗,继则稍事劳累即汗出。近四个月来,夜半又出现盗汗,近来头眩神疲,曾多方医治无效。于 1983 年 10 月 9 日来我院诊治。诊其脉沉细无力,苔薄白微腻,舌胖大,形体虚弱,面色㿠白,手足厥逆,口不渴,头眩恶风,神疲无力,饮食乏味,小便短少,大便溏薄,日行两三次。血常规:血红蛋白 80 g/L,白细胞 3.2×10^{9}/L,余正常。综上症情,此乃脾阳不振,输布失司,阳气外越,阴气不做,中阳式微,营卫失和所致,拟方益气温中回阳,俾阳生阴长。处方:潞党参 15 g,炒白术 15 g,淡干姜 5 g,炙甘草 6 g,熟附子 10 g,杭白芍 15 g,云茯苓 15 g,补骨脂 10 g,淫羊藿 15 g,北五味子 6 g,生姜 3 片。5 剂。

10 月 16 日复诊:上方服后夜间盗汗已止,日间出汗亦少。头眩、畏冷恶风已解,手足转温,精神转振。前方既效,击鼓再进。原方加生黄芪 30 g,连服 10 剂,自汗盗汗,均得控制,小便增多,大便转实,日行一次,精神亦振。血常规复检:血红蛋白 120 g/L,白细胞 6.5×10^{9}/L。续以附子理中丸、香砂六君子丸,早晚分服,巩固疗效,调理月余,如常人。随访 3 年,体重增加,未再复作。

按语:自汗、盗汗同时并病,是阴阳两虚之证,一般采用益气养阴、和营固表法治疗。本例是阳虚引起阴虚,脾肾两虚,一方面津气外泄,另一方面阳气不能固摄。因此运用理中汤合真武汤加味,温阳行水敛阴,俾阳气回,津气复,不治汗则汗自止。诚如张景岳云:"无火而汗出者,以表不固,阳虚可知也。"

自汗、盗汗是由于人体阴阳偏盛偏衰,营卫失调,津液外泄所致。其病理性质有虚实之别,病程有新久之分,体质有强弱之殊。笔者认为,自汗、盗汗证初期应以常法为治,久则应根据具体症候,审因论治,病变方药亦变,所谓知常达变是也。上述三例,均经年累月,久治不愈,症情错杂,故组方亦着眼临床而法于古会,不拘于一方一法。

十、治疗真性红细胞增多症1例*

徐某，男，61岁，农民。1981年7月夜间，突然右侧肢体沉重无力，不自主动弹，语不出音，经数分钟后消失。此后反复发作，烦躁不安。经住院检查，确诊为真性红细胞增多症，使用高三尖杉酯碱、白消安治疗好转出院。次年因家庭纠纷，间歇性右肢瘫痪又复发作，并伴右上肢不自主扭曲、耸肩，疼痛不能入睡。1982年7月22日再次入院治疗。查体：神清，烦躁不安，醉酒貌，呼吸平稳，唇发绀，语言含糊，右上肢不自主耸肩甩动，两眼结膜充血，肝于肋下2 cm，质Ⅱ度，压痛，脾肋下3 cm，神经系统未引出病理反射。血常规：红细胞8.34×10^{12}/L，血红蛋白175 g/L，白细胞21.0×10^{9}/L，中性粒细胞比率78%，淋巴细胞比率12%，嗜酸性粒细胞比率10%，血小板66×10^{9}/L，尿常规：尿蛋白(+)，红细胞(+)。心电图示左心室肥厚。入院后使用两次高三尖杉酯碱静脉滴注，引起静脉炎，疼痛不能忍受而停药，转请中医治疗。刻下：患者面色潮红，目赤神烦，右上肢挥舞抽掣不能自禁，口干不饮，胸闷，便秘。脉洪数，苔黄起刺，舌红绛，皮肤有灼热感，颈胸部皮肤有红丝赤缕。综上症情，此乃热毒火邪蕴伏营血，阳明热盛，弥漫三焦，津液被灼，营阴受损，肝风内动，形成气血两燔之候。治宜清热凉血，通腑解毒，佐以活血化瘀，拟清瘟败毒饮加减。处方：水牛角50 g，大生地黄30 g，丹皮10 g，丹参10 g，玉泉散50 g，黄连5 g，黄芩10 g，生山栀子10 g，生大黄10 g，人中白10 g，赤芍10 g，知母10 g，黄柏10 g，紫草10 g，大青叶10 g。服3剂后，症状稍有改善。服5剂，大便畅通，下褐黄稀粪较多，面红目赤消退，烦躁消除，夜寐亦安，饮食增加，脉滑数，苔薄黄，舌红。原方连服20剂，诸症消除。血常规复检：红细胞5.2×10^{12}/L，血红蛋白150 g/L，白细胞8.0×10^{9}/L，中性粒细胞比率70%，淋巴细胞比率30%，血小板88×10^{9}/L，尿液检查正常。再予原方去人中白、大黄，加玄参20 g，麦冬10 g，间日服1剂。调治月余，再查血常规正常，于8月30日出院。随访已有两年余未曾复发。

运用清瘟败毒饮加入人中白、大青叶、生大黄、紫草，加强凉血解毒热通腑的作用，又佐以活血化瘀。这样配合，通腑实，破积热，以去营血之枭毒，其力更著，能使经脉中“营气”壅遏郁热，过实之邪得以清除。从而起到抑制骨髓增生过旺，血容量相对减少，血黏稠度下降的作用，病机转化，则全身症状自然解，是釜底抽薪，治病求本之法也。

---

* 本文刊载于《上海中医药杂志》1985年第6期。

十一、祖传验方“通关利尿散”运用经验举例*

方名：通关利尿散。

方药组成：续随子20 g，牵牛子30 g，蝼蛄30 g，大黄20 g。共焙干，研为细末，备用。每次服3～5 g，6小时服一次，以温开水调服（此方是吾师陈尔山先生祖传验方）。

案1. 前列腺肿大。徐某，男，58岁，搬运工人。

小便淋漓不爽已有十载，近两月来，小便困难，经检查为前列腺肿大。尿液检查示有精液、卵磷脂（+）。诊断：尿潴留（前列腺肿大引起）。曾服氢氯噻嗪片及注射呋塞米效果不显，并做常规导尿，但拔除导尿管后小便仍不能自排，因此，保留导尿管二十余天，患者苦不堪言，泌尿科医师动员患者做前列腺摘除手术，遭拒绝。乃于1983年10月26日邀予诊治。切其脉弦数，苔黄腻，舌红绛，口干欲饮，少腹急，按之痛。辨为湿热下注，决渎失司。速予通关利尿散8包（每包5 g），每6小时服1包。服药3次后自觉尿量增多，排尿较快，再服药2次后少腹胀满渐消，试行拔除导尿管。继续服药2天，能自行小便，制约如常。随访至今未复发。

案2. 尿路感染。王某，女，32岁，农民，住南屏乡。1983年6月12日门诊。

近十余天来，尿频急，欲解不能，少腹胀满，须用力努责方能滴沥，伴有尿路灼热感。尿常规检查示蛋白（+），红细胞少许，白细胞（++），脉弦细数，苔薄，舌红，口干欲饮，小便不爽，大便秘结。诊断为尿潴留（尿路感染）。曾注射庆大霉素，口服复方磺胺甲噁唑颗粒及中药八正散、五苓散等均未见效。参合脉证，辨为湿热互结，尿阻膀胱，气化失司，邪毒下注之实证。给予通关利尿散8包（每包5 g），每6小时服1包。服药2次后小便畅通，续服2次，大便亦行。连续服药2天，大小便顺利，诸症消失，尿常规检查正常。随访至今未见复发。

案3. 产后尿闭。李某，女，28岁，农民，住青萍乡。

产后十余天，小便不利，恶露未净，大便秘结，近三天小便困难，用力努责始见滴沥，小腹拘急胀痛。用呋塞米及针灸时有效，停用复如故，穷急时由家人扶坐桶上，用力按摩小腹，压出小便少许。余诊之，其脉沉弦滑，苔黄腻，舌红，口

---

* 本文刊载于《江苏中医》1989年第5期，并被《医海拾贝：江苏当代老中医经验选》（江苏科技出版社，1992年）摘录。

干欲饮，此乃湿热恶血瘀阻下焦，溺窍闭塞不通之证。速予通关利尿散 8 包（每包 5 g），每 6 小时服 1 包。服至 4 包时小便逐渐通利，2 天后大小便均能自解，但恶露未尽，小便通而不畅，稍有频急感。复诊时，散剂改为每日 2 次。同时配合汤剂。药用桃红四物汤加失笑散、丹参、香附、泽兰，连进 3 剂。三诊时，二便复常，恶露已净，精神、食欲转佳，诸症霍然。

案 4. 术后隆闭。杨某，男，48 岁。

患内外混合痔，于 1984 年 9 月 26 日经手术摘除，次日大小便困难，每登厕一时许大小便都不能出，小腹及肛门胀痛。邀余诊治时，见脉弦滑，苔薄黄，舌红，口干作渴而不敢饮。证属肛肌痉挛，气血循行受阻。亟予通关利尿散 8 包（每包 5 g），每 6 小时服 1 包。服 2 次后大小便俱通，2 天后恢复正常。

综上所述，体会和讨论如下。

（1）通关利尿散为吾师陈尔山先生祖传验方，以续随子为君，其味辛温入肝、肾之经，功能利水消肿，破血散瘀；牵牛子为臣，其味苦性寒，入肺、肾、大肠之经，功能祛肠胃积滞，泻血分实热，逐瘀破癥，与续随子配伍，一温一寒，寒温合化，既能监制续随子温性，又可加强通利逐水之力，并能清热解毒，相得益彰；蝼蛄为使，其味咸性寒，利尿功著，晋代葛洪方："用大蝼蛄二枚取下体，以水一升渍饮，（小便）须臾即通。"四药相伍，通关利水之力甚捷。

（2）此方药性虽猛，但无副作用，用于尿潴留通关救急，颇为应手。尿毒症初期，周身水肿而属于实证者，用之奏效亦佳。此方运用宜暂不宜久，掌握中病即止，毋使过之。

十二、二血丹的临床应用介绍

方名：二血丹（自订方）。

方药组成：血竭 30 g，血琥珀 30 g，参三七 60 g。

制法和服法：共研极细末，装空心胶丸，每服 3 g（约 4 粒），每日 2 次，早晚开水送服。

药理作用：血竭散瘀活血，生新止痛。血琥珀安神定悸，利水散瘀。参三七行瘀止血，消肿定痛。三味合用，既能活血化瘀，又能止血定痛，能通能守，能化能走，调和气血，相辅相成，它具有改善血液循环，调整内脏功能，缓解平滑肌痉挛的作用。

主治功用：气滞血瘀，脉络阻滞，循环障碍引起病变（如心绞痛、胸痹痛、跌打损伤、妇女痛经闭经等症），皆可服之。

案1. 陈某,男,50岁。1977年11月1日就诊。

胸闷心慌,头眩神疲,阵发性心前区掣痛历时5年,曾经某医院心电图检查诊断为冠心病,经中西医诊治一度缓解,稍劳累又再发作,尤以胸闷、心悸、痹痛为主,邀余诊治,脉沉涩间有结代,苔薄,舌暗紫,舌边尖有青紫点,因患者经常外出工作,服中药煎剂不方便,即配二血丹给服,药后胸闷痹痛有所缓解,唯间有心悸,前药既效,嘱再配一料续服,症情基本消除。

案2. 张某,女,42岁。1978年1月26日就诊。

月经来潮时腹痛拒按,经量时多时少,有紫血瘀块,每次持续10天左右方净,历时2年未能正常,来我科诊治,脉沉涩有力,苔薄腻,舌下有青紫筋,舌边有紫痕,月经刚来潮一天疼痛颇剧,少腹手不可近,量多有瘀块。因不习惯服汤药,即配二血丹一料(制法和服法同上)嘱先服5天,服后腹痛逐渐消除,月经量亦减少。据患者说服药2天后,下瘀血十余块,瘀下痛除,服药第5天月经快来潮,嘱停服。下次(相隔25天)来潮,腹痛比前次减轻,还有少量瘀块,少腹轻微不适,服二血丹5天其效显著,诸恙消退。第3月来潮一如常人,再服归脾丸调理,随访两年余至今未复发。

按语:以上两例患者病证虽然不同,而病因病机皆属气滞血瘀血液循环受阻,心脾功能障碍所致,都以二血丹治疗,均获良好效果。这就贵在临证时掌握审证求因,“异中求同”,以一方治多病,异病可以同治,亦即治病求本之意耳。

十三、消坎汤的临床应用体会

方名:消坎汤(自订方,曾用名:乌沉三石五苓汤)。

方药组成:真沉香5 g,台乌药10 g,枣儿槟10 g,蓬莪术10 g,小叶石韦30 g,滑石15 g,石见穿15 g,桂枝10 g,猪苓15 g,茯苓15 g,生白术15 g,泽泻15 g。

功能:疏肝理气,化湿利水。

主治:急性或慢性盆腔炎炎性液渗出积于子宫直肠窝凹陷,B超探查呈液性暗区之盆腔积液属于肝郁气滞、湿邪内蕴者。急性者常有发热恶寒,小腹部偏左或偏右疼痛,按之痛。尤以腰骶酸痛为特点;慢性者虽无寒热,但腰酸痛,小腹隐痛,下坠感,常伴月经增多,经期延长,淋漓不尽,多发于已婚青中年。舌红,苔薄腻,脉弦或沉弦。

用法:每日1剂,加水适量,大火烧开,小火慢煎20分钟,二煎半小时,2次煎液混合均匀,分2份,早晚各服1份,饭后半小时服用。一般连服10剂,症状减轻,再服10剂,积液减少,重者连服30~40剂,屡次应用是能消除盆腔积液的,且卓有成效。

案1. 王某,30岁,海安白甸镇人。

两年来经常腰骶酸痛,尤以经行时明显,伴带下黄白相兼,无阴痒及异味,平素月经不调,先后无定期,B超探查子宫后穹窿见3.5 mL液性暗区,经用乌沉三石五苓汤10剂,水煎服。复诊患者主诉症状减轻,腰腹酸坠疼痛,续服10剂,临床症状基本消除,再服10剂,B超探查盆腔积液全部消失,带下亦减少,月经正常,随访半年未曾复发。次年秋,生一子活泼可爱。

案2. 张某,35岁,李堡镇人。

生育一胎9岁,人工流产2次。带下增多,黄白相兼,无异味,月经常推迟5~8天,经前后腰酸痛,历时3年,时轻时重,发病期间于2007~2008年曾2次做B超检查示子宫后穹窿液性暗区积液3.2 mL,余无异常。曾用抗生素消炎治疗未效。于2008年11月15日转我院门诊。主诉:腰酸痛,小腹隐痛,下坠感明显。末次月经5天方净,伴带下增多。经用乌沉三石五苓汤连服10剂,症情缓解,带下亦有减少,小腹部仍时感酸痛伴轻微下坠感。再予原方加赤芍、白芍各15 g,生甘草8 g,连服10剂诸症消失。一个月后复查B超,盆腔积液完全消失,月经如期来潮,饮食、睡眠及二便无异常,精神转佳,能恢复正常上班。

案3. 李某,42岁,海安县雅周镇人。

经前胸闷腰酸,下腹坠胀感明显,经期拖延10天左右方净,历时4年,近年来加重,带下较多,曾在当地医院妇检提示轻度宫颈炎,B超检查示子宫后穹窿液性暗区2.8 mL,余无异常。2009年秋来我院体检发现盆腔积液增多,达3.4 mL,2009年10月10日就诊于我院门诊。主诉:腰酸痛,小腹胀痛不拒按,伴有下坠感;形体素弱,间有恶寒怕冷,月经延期十余年。每逾十余天来潮,现经净1周,带下量多稀薄如水,口不渴,大便溏,小便微频。舌淡红,苔薄白,脉沉弦。综上分析,此乃肝郁气滞,湿邪内蕴,兼有阳虚之证,应用乌沉三石五淋汤,减去枣儿槟、猪苓、莪术,加熟附子10 g,白芍20 g,粉甘草8 g,鲜生姜15 g,嘱服10剂。复诊主诉症情改善,腰腹胀痛减轻,亦不恶寒,小便不频而尿量多,效不更方,续服10剂,仍予疏肝理气,化滞行水,佐以温阳化水,加重剂量。处方:熟附子15 g,生白芍30 g,甘草10 g,吴茱萸5 g,生姜15 g,连服20剂。11月12日B超复查盆腔未见积液。患者精神、饮食转振,二便正常,体重增加,一如常人。

方解:盆腔积液常为盆腔炎患者的临床体征,结合患者常有下腹坠胀、腰骶酸痛等症,多属肝郁气滞,湿邪内蕴稽留,引起奇经带脉病变。因带脉绕腰一周,阳维、阴维二脉相互制约调节，则带脉循环运转有度，维持正常生理。湿邪入侵，肝郁气滞，疏泄不利，带脉失控，阳维、阴维二脉失衡，不能化气行水，导致水湿内蕴，湿性下注，潴留于胞宫肠间低凹之处，如坎中之水，形成盆腔积液之病变。方中以沉香、乌药、枣儿槟、蓬莪术化滞行气，推动盆腔积液，用三石（石韦、滑石、石见穿）通下焦隧道以利水湿，佐以五苓（桂枝、猪苓、茯苓、生白术、泽泻）以除秽浊之水，则盆腔积液逐渐消失。全方共奏疏肝理气、化湿利水之功，有利于奇经维护功能，主要消滞积液，排除坎中之水，故创新定名“消坎汤”。

加减运用：腹痛重者加炒枳实 10 g，生白芍 15 g，生甘草 8 g；白带量多色黄者加红藤 15 g，败酱草 15 g；便秘者加生大黄 6 g，炒枳实 10 g；阳虚者加熟附子 10 g；血虚者加生地黄 15 g，熟地黄 15 g，全当归 10 g；脾虚者加生黄芪 30 g，党参 15 g。

十四、清肝抑冲汤*

方名：清肝抑冲汤（自拟方）。

方药组成：龙胆草 15 g，仙鹤草 30 g，紫珠草 10 g，炒柴胡梗 10 g，赤芍 10 g，白芍 10 g，炒枳实 10 g，粉甘草 6 g，全当归 15 g，大生地 15 g，丹皮 10 g，丹参 15 g，嫩黄芩 10 g，炒山栀子 10 g。

功能：清肝经郁热，抑制冲脉妄动、血溢外流。

主治：① 经行先期，不规则出血；② 排卵期出血；③ 接触性出血；④ 青春期功能性子宫出血（肝经郁热型）。

用法：每日 1 剂，煎煮 2 次。煎液混合均匀，分 2 份，早晚各服 1 份，饭后半小时服用。

方解：龙胆草、茜草、仙鹤草、紫珠草能清肝相之火，凉血止血；炒柴胡、赤白芍、炒枳实、甘草能解除肝气郁结；当归、生地黄、丹参能养血归经；黄芩、丹皮、炒山栀子加强清肝经郁热。诸药配合，俾能清肝以抑冲，和任以止血。

十五、梅九如的一点行医心得

最推崇的医家：张仲景、王旭高、叶天士、李士材、程钟龄。

---

* 本文刊载于《江苏中医药》2014 年第 1 期的《名医长廊》。编者按语：南京中医药大学黄煌教授 20 世纪 90 年代中后期曾主编《方药心悟——名中医处方用药技巧》一书，书中搜集汇总了江苏省 113 位名中医的用药经验及有效验方。此文即为当年梅九如先生亲自提供并收载其中。

必读的中医书籍：《黄帝内经》《伤寒论》《金匮要略》《温病条辨》《方剂学》《中药学》《医学心悟》《济阴纲目》。

治学格言：业精于勤，道德为本，以诚待人，严于律己，树立廉洁奉公本色。学无止境，潜心好学，师古不泥古，辨证与辨病相结合，从实践中钻研总结经验。

行医准则：医乃仁术，以德慈为本，对患者不分贫富亲疏，一视同仁。诊治疾病一定认真负责，不为名利所惑。要有求实精神，任劳任怨，为广大患者解除疾苦，多看病，看好病，热爱中医事业。

最擅长治疗的疾病：肝硬化腹水、胃脘痛、眩晕综合征、功能性子宫出血。

最擅长应用的药物：沉香。

最擅长应用的方剂：四磨四七汤。

1. 沉香

主治：一切因气郁引起的病变，如胃脘痛、两胁痛、腹胀痛、肌肤水肿等症状。

指征：胃脘部有压痛，嗳气不舒；上腹部胀痛满，有轻度压痛；因情志不遂引起的病变；妇女痛经，经水淋漓不尽；脉沉弦，舌苔薄，舌底有青筋暴露。

禁忌：胃脘疼痛喜按，体弱大便溏泄者；阴虚火旺，气虚下陷者；有外感恶寒发热者。以上情况不宜用本品，有伤中耗气之弊。

配伍：配乌药、炒枳壳、木香，治气滞抑郁胃脘痛者；
配砂仁、高良姜、荜澄茄，治伴寒邪者；
配枳实、厚朴、香附、半夏，治有上逆泛恶者；
配黄连、木香，治寒热错杂证者；
配柴胡、香附、紫苏梗，治气郁较深连及两胁肋者；
配生白芍、甘草、木香、砂仁，治兼腹痛者；
配柴胡、枳实、生白芍、甘草，治有郁热者。

用量：1.5~5 g。采用切片煎服，用量宜大，质次者更要加量。

体会：本品性偏温，善能行气，使中焦之气能降能升，气行则郁解，郁解则病除。临床应重视辨证，注意配伍，视患者体质强弱、病变时间长短而定。

2. *四磨四七汤*

组成：党参 10 g，乌药 10 g，槟榔 10 g，半夏 10 g，茯苓 10 g，紫苏叶 10 g，沉香 3 g，厚朴 8 g，生姜 3 片，大枣 5 枚。

主治：七情内伤，肝胃不和，见胸脘胀满疼痛、发无定时、痛有定处、气逆上冲、嗳噫呕恶、纳谷乏味等症状。如胃脘痛，嗳气不舒，每在剑突下隐痛，按之更甚，头眩、神疲，口干不饮或有上逆，于咽中如梗阻状，或横逆两胁隐痛，中医称之为肝气犯胃或肝胃气病。患者多脉沉，苔薄腻，舌红，舌底有青筋暴露。此类病使用本方必定有效。

禁忌：中气虚弱或胃下垂中度、口干、胸中嘈杂烧灼痛、大便溏泻，不宜用本方。对体质虚弱，气虚下陷，阴虚火旺，忌用本方。误用后患者胸中有不适感，疼痛反加重。

体会：使用本方的关键在辨证和辨病相结合，明确病变性质。体实者可减去党参、大枣，加枳实、木香、砂仁，取效更捷；体质稍差有内热便秘者可减去党参、大枣，加黄连、瓜蒌、枳壳、木香。服药期间忌食辛辣酒类及刺激性食物，勿贪凉饮冷，要劳逸结合，特别是同时要进行心理疏导。

第三章 学术传承

一、运用梅九如老师治疗不孕症经验的临床体会①

婚后有正常性生活未避孕，同居2年未受孕者或曾经孕育而后未避孕连续2年不孕者，统称“不孕症”，前者为原发性不孕，《千金要方》称“全不产”，后者为继发性不孕，《千金要方》称“断绪”。现代医学研究，其原因男女方各占1/2，女性不孕又以排卵障碍和输卵管因素居多。西医治疗多以对症治疗为主，必要时以人工授精、体外受精、胚胎移植等生育辅助技术助孕，但由于一些激素或促排卵药物应用所致的副作用，或辅助技术的费用高昂和治愈率尚不高的现状而受到一定局限，很多患者临床上仍求诊于中医药的调治。

吾师梅九如，江苏省名中医，悬壶海陵八十载，医术精湛，学验俱丰，尤善于妇科病的诊治，虽已99岁高龄，仍坚持在临床一线工作。我有幸跟随梅老侍诊十余年，亲见其治疗妇人不孕症无数，立法有度，处方缜密，疗效卓越。

梅老根据前贤对不孕症的论述，在长期的临床实践中，在辨证、立法、用药等方面形成了自己独特的风格。经云：“女子肾气盛，任脉通，太冲脉盛，月事以时下；男子肾气盛，精气溢泻，阴阳和，两精相搏，才能有子。”梅老认为，妇人不孕多由肾气不足，冲任气血失调所致，临床多与肾、肝、脾功能失调有关。立法用方，重视分期论治，经期活血化瘀、祛旧生新；经后期益气健脾、养血滋阴；经间期补肾益精、暖宫种子；经前期虚实夹杂、气血两调。理气行滞、活血化瘀、温经散寒、清肝泻热、化痰利湿、健脾补肾、滋阴养血等诸法，灵活运用。梅老强调，治疗不孕尤其要重视促进经间期（排卵期）“氤氲之气”的发生，《女科经纶》嗣育门引袁了凡语曰：“天地生物，必有氤氲之时，万物化生，必有乐育之候。猫犬至微，将受娠也，其雌必狂呼而奔跳，以氤氲乐育之气触之，不能自止耳。此天然之节

① 本文由刘华骅（海安怀仁中医诊所）整理。

候，生化之真机也。凡妇人一月经行一度，必有一日氤氲之候，于一时辰间，气蒸而热，昏而闷，有欲交接不可忍之状，此的候也。此时逆而取之，则成丹；顺而施之，则成胎矣"，因此，只有氤氲之气旺盛，精血充足，才能受精成孕。我在临床根据老师经验辨证用之，卓有成效，兹举几例，以就正于同道。

案1. 刘某，女，34岁。2013年7月28日初诊。

婚后四年余未孕。患者婚后四年余，配偶体健，精液常规检查正常，夫妻生活正常，刻尚未孕。既往月经不调，一般两三月来潮一次，此次已有两月余未潮，尿HCG阴性。平时白带不多，有时头晕，其他无明显不适，形体肥胖，饮食大小便正常，脉沉，苔薄腻，舌红。拟方仿苍附调经。处方：炒苍术10 g，制香附15 g，川芎8 g，炒山栀子10 g，炒山楂10 g，神曲10 g，陈胆星10 g，粉甘草6 g，云茯苓15 g，福泽泻15 g，柴胡梗10 g，泽兰10 g，炒枳实10 g，赤芍15 g，紫丹参15 g。

2013年8月4日二诊：月经仍未来潮，口干喜饮，间有小腹疼痛，脉沉细，苔薄腻，舌红。再拟方加重理气化湿。处方：炒苍术10 g，制香附15 g，陈胆星10 g，粉甘草6 g，云茯苓15 g，福泽泻15 g，炒枳实10 g，紫丹参15 g，川根朴10 g，陈皮10 g，制半夏10 g，台乌药10 g，藿香梗15 g，川芎10 g，失笑散(包)20 g。

2013年8月24日三诊：前方服后，月经于8月14日来潮，量多，夹血块，胀胸，无腹痛，6天净。刻下白带较多，胸闷不适，胃脘亦有痞胀，时嗳气，脉细弦，苔薄腻，舌红。拟方疏肝和胃，理气化滞。处方：炒苍术10 g，炒白术15 g，制香附15 g，紫苏梗10 g，炒枳实10 g，粉甘草6 g，云茯苓15 g，福泽泻15 g，柴胡梗10 g，川根朴10 g，广木香10 g，陈皮10 g，花槟榔10 g，台乌药10 g，沉香(后)3 g。

2013年9月1日四诊：药后颇觉舒适，诸恙悉减，继服上方巩固疗效。

五诊、六诊略。

2013年9月22日七诊：月经愆期8天未潮，时有胀胸，小腹隐隐不适，带下较多白黏，不痒，无异味，苔薄白，舌淡红，脉细弦。拟方理气化滞通经以和冲任。处方：炒苍术10 g，制香附10 g，泽兰10 g，紫丹参15 g，台乌药10 g，全当归10 g，川芎10 g，赤芍15 g，粉甘草6 g，炒三棱10 g，炒莪术10 g，鸡血藤20 g，炒枳实10 g，桃仁10 g，红花10 g。

2013年9月30日八诊：月经今日来潮，量不多，色暗红，少许血块，小腹隐隐疼痛，苔薄，舌淡红，脉弦。再拟方因势利导，活血通经。处方：柴胡梗10 g，制香附10 g，泽兰10 g，茺蔚子10 g，台乌药10 g，全当归10 g，川芎10 g，赤芍

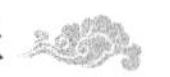

15 g,炒三棱 10 g,炒莪术 10 g,桃仁 10 g,粉甘草 6 g,红花 10 g,沉香(后)3 g,失笑散(包)20 g。

九至十四诊略。

2014 年 1 月 25 日十五诊：前法调理 5 个月,月经基本 35 天一潮,量色正常,六七天净。月经 1 月 15 日来潮,刻下已净三四天,带下不多,腰部酸楚,下肢乏力,苔薄腻,舌淡红,脉濡。拟方健脾祛湿,兼以补肾促孕。处方：川桂枝 10 g,炒白术 15 g,云茯苓 15 g,福泽泻 15 g,猪苓 10 g,炒苍术 10 g,制香附 15 g,怀山药 15 g,炒山楂 10 g,山萸肉 10 g,潞党参 10 g,熟地黄 15 g,皂角刺 8 g,菟丝子 15 g,六一散(包)15 g。

2014 年 12 月 20 日,患者抱一婴儿来门诊相告,年初服药后月经又有 2 个月未潮,至医院测血 HCG、孕酮,提示怀孕,于 2014 年 11 月 20 日顺利分娩一男婴。

案 2. 杨某,女,37 岁。2011 年 11 月 5 日初诊。

备孕 2 年未孕。患者生育一胎 16 岁,近两年来,夫妻生活正常,未采取避孕措施,配偶体健,精液常规检查精子活力等均正常,刻尚未孕。平时月经周期一般 37 天一潮,量不多,初来鲜红,2 天后渐渐转暗,五六天净,无痛经。末次月经 10 月 23 日。平时手足不温,腰膝酸痛,纳可,眠佳,大便偏溏,苔薄白,舌淡红,脉细。拟方先与健脾补肾促孕。处方：山萸肉 10 g,怀山药 15 g,云茯苓 15 g,泽泻 15 g,熟地黄 10 g,金樱子 15 g,车前子 15 g,蛇床子 10 g,沙苑子 10 g,菟丝子 10 g,仙茅 10 g,淫羊藿 10 g,杜仲 10 g,陈皮 10 g,鸡内金 15 g。

2011 年 11 月 20 日二诊：仍有畏寒,近两天胃脘不适,饱胀,嗳气,有时恶心感,大便 2 天一行,成行,自测尿 HCG 阴性,苔薄,舌淡红,脉细。拟方温经活血调经,佐以理气和胃。处方：桂枝 10 g,全当归 10 g,抚川芎 10 g,细生地 15 g,赤芍 15 g,紫苏叶 10 g,制半夏 10 g,炒川连 3 g,干姜 6 g,桃仁 10 g,杜红花 10 g,益母草 30 g,陈艾叶 10 g,紫苏梗 15 g。

2011 年 12 月 11 日三诊：药后月经 11 月 27 日来潮,量较前增多,色亦鲜红,唯第一两天小腹隐隐疼痛,5 天净。平时胃常不适,易于恶心呕吐,上方服后已有好转,苔薄,舌淡红,脉细。拟方和胃健脾促孕。处方：紫苏叶 10 g,制半夏 10 g,炒川连 3 g,淡子芩 10 g,潞党参 10 g,炙甘草 6 g,干姜 6 g,川续断 15 g,怀山药 15 g,炒白术 15 g,杜仲 10 g,砂仁(后)4 g,云茯苓 15 g。

2011 年 12 月 25 日四诊：近来症情尚属平稳,胃脘亦觉舒适,恶心明显好转,呕吐未作,近来面部易生痤疮,苔薄,舌淡红,脉细弦。拟方理气和胃,佐以活血调经。处方：紫苏梗 15 g,制半夏 10 g,炒川连 3 g,淡子芩 10 g,潞党参 10 g,炙甘草 6 g,干姜 6 g,全当归 10 g,熟地黄 15 g,赤芍 15 g,川芎 10 g,桃仁 10 g,杜红花 10 g,失笑散(包)20 g。

2012 年 1 月 5 日五诊：月经前晚来潮,初期量少色暗,今渐增多,伴胸胀,此次腹痛未作,近来胃脘症状亦控,苔薄,舌淡红,脉细弦。拟方因势利导,理气活血调经。处方：全当归 10 g,大生地 15 g,赤芍 15 g,川芎 10 g,桃仁 10 g,杜红花 10 g,泽兰 10 g,茺蔚子 10 g,炒柴胡 10 g,制香附 10 g,枳壳 10 g,紫苏梗 15 g,失笑散(包)20 g。

2012 年 1 月 12 日六诊：上方服后,月经来潮 5 天净,刻下无明显不适,偶尔胃脘不适,恶心感,苔薄,舌淡红,脉细。再方继与健脾和胃,补肾促孕。处方：紫苏梗 15 g,制半夏 10 g,炒川连 3 g,淡子芩 10 g,潞党参 10 g,炙甘草 6 g,干姜 6 g,淫羊藿 10 g,熟地黄 15 g,金樱子 15 g,菟丝子 10 g,云茯苓 15 g,鸡内金 15 g,山萸肉 10 g,炒白术 15 g。

2012 年 4 月 22 日电话相告,药后月经未再来潮,今日医院血 HCG、孕酮,提示怀孕,彩超显示宫内双活胎。

案 3. 蔡某,女,29 岁。2015 年 10 月 29 日初诊。

继发性不孕 4 年。患者四年前人工流产 1 次,术后至今未孕,配偶精液常规检查正常,夫妻生活正常。刻下月经周期尚准,26 天左右一潮,末次月经 10 月 3 日,量偏少,色鲜红,无血块,无痛经。近来口干欲饮,手心烘热,乳房胀痛,白带稍多,黄白相兼,体瘦,饮食、睡眠、二便正常,脉弦,苔薄腻,舌红。拟方先与清肝解郁。处方：柴胡梗 10 g,粉丹皮 10 g,紫丹参 15 g,炒山栀子 10 g,嫩黄芩 10 g,制香附 10 g,炒苍术 10 g,生白芍 15 g,全当归 10 g,生地黄 15 g,炒枳实 10 g,粉甘草 6 g,云茯苓 15 g,福泽泻 10 g。

2015 年 11 月 6 日二诊：月经 11 月 1 日来潮,量较以往为多,色亦鲜红,无明显不适,4 天净,有时胸脘痞闷不适,头眩晕,手心热,脉弦,苔薄腻,舌红。再拟方仍与清肝解郁。处方：柴胡梗 10 g,粉丹皮 10 g,炒山栀子 10 g,粉甘草 6 g,嫩黄芩 10 g,制香附 10 g,炒苍术 10 g,赤芍 15 g,全当归 10 g,生地黄 15 g,台乌药 10 g,云茯苓 15 g,福泽泻 10 g,沉香(后)3 g。

2015 年 11 月 13 日三诊：前药颇和病机,诸恙悉减。脉舌如前,再方仍步原法,前方继服 7 剂。

2015 年 11 月 20 日四诊：余症尚属平稳,近几天带下偏多色黄,有时豆渣样,异味,脉弦,苔薄黄,舌红。此乃原有肝经郁热,夹湿下注,拟方清肝胆湿热。处方：龙胆草 10 g,柴胡梗 10 g,粉丹皮 10 g,川黄柏 10 g,嫩黄芩 10 g,炒山栀子

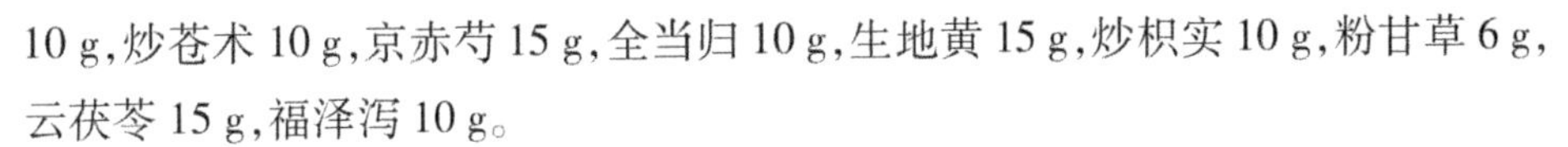

10 g,炒苍术 10 g,京赤芍 15 g,全当归 10 g,生地黄 15 g,炒枳实 10 g,粉甘草 6 g,云茯苓 15 g,福泽泻 10 g。

2015 年 11 月 27 日五诊：药后带下明显减少,今日月经来潮,小腹隐隐疼痛,经量不多,有时头晕、胸闷,脉弦,苔薄,舌红。再拟方疏肝理气,活血调经。处方：柴胡梗 10 g,紫丹参 15 g,全当归 10 g,桃仁 10 g,京赤芍 15 g,制香附 10 g,抚川芎 10 g,茺蔚子 15 g,泽兰 15 g,生地黄 15 g,台乌药 10 g,杜红花 10 g,失笑散(包)20 g,沉香(后)3 g。

2015 年 12 月 5 日六诊：前药中肯,月经增多,有血块,5 天净,头晕、胸闷等症近来未作,带下不多,脉细弦,苔薄,舌红。再拟方清肝泄相火。处方：龙胆草 10 g,柴胡梗 10 g,粉丹皮 10 g,川黄柏 10 g,嫩黄芩 10 g,炒山栀子 10 g,熟大黄 8 g,京赤芍 15 g,当归身 10 g,生地黄 15 g,粉甘草 6 g,云茯苓 15 g,福泽泻 10 g,车前子 15 g,六一散(包)15 g。

七诊、八诊略。

2016 年 1 月 2 日九诊：连从清肝泄相火法出入,症情逐步好转,末次月经 2015 年 12 月 24 日来潮,量色均可,五六天净。头晕胸闷近来未作,口干亦减,烘热显稀,带下亦止,脉细弦,苔薄,舌淡红。拟方益气养阴,滋补肝肾。处方：太子参 15 g,女贞子 15 g,川黄柏 10 g,知母 10 g,嫩黄芩 10 g,墨旱莲 15 g,生白芍 15 g,当归身 10 g,生地黄 15 g,粉甘草 6 g,云茯苓 15 g,福泽泻 10 g,山萸肉 10 g,枸杞子 15 g,生黄芪 15 g。

2016 年 4 月 6 日,患者前来门诊相告,末次月经 2015 年 12 月 24 日来潮后未再来潮,2016 年 2 月 18 日检查血 HCG、孕酮阳性,提示怀孕。2017 年 1 月电话随访,患者 2016 年 10 月 4 日顺利分娩一男婴。

二、梅九如运用活血化瘀治疗痛经的经验①

梅九如是副主任医师、江苏省名老中医,业医已近八十载,擅长中医内、妇科,有较深的中医学理论基础和丰富的临床实践经验。在临床上治疗病变时,主张辨证与辨病相结合,经方与时方化裁运用,皆能获得卓越的疗效。本文将梅老运用活血化瘀法治疗痛经的经验介绍如下。

痛经是妇科临床上常见病、多发病之一,痛经只是月经不调中的一种疾病,其原因往往由于外感六淫,内伤七情及饮食、房事不节等,而引起肝、脾、肾功能

① 本文由梅周元(海安镇医院)整理。

失常，以致冲任失调，气滞血瘀，经行不畅，所以表现的症状也不一样，必须审因论治。

梅老认为治血必兼理气，气行则血行，所谓运用活血化瘀法也是以通调气血为主，既能改善血液循环调整人体各内脏器官平滑肌的功能，又能缓解平滑肌痉挛的作用，以达到瘀血不去新血不生，瘀血去则新血得以归经。因此从临床实践中精心钻研，反复验证，筛选药物，制定了治疗痛经的基本方。药物组成：当归10 g，川芎10 g，香附10 g，延胡索10 g，桃仁10 g，茺蔚子10 g，丹参10 g，失笑散15 g，白芍15 g为基础，当归、川芎养血活血，香附、延胡索理气解郁入血，桃仁、茺蔚子入血理气祛瘀，丹参、失笑散养血活血化瘀，配以白芍敛阴和营相佐能守，方药组合共奏理气活血化瘀之功，调和冲任之力更著，随证加味运用治疗痛经颇有成效。根据临床上不同的病情证候，分为如下治法。

（一）行气活血化瘀法

由于七情内伤引起脏腑气血功能紊乱，导致气滞血瘀，此种类型是临床上比较多见的，其主要症状：腹部剧烈疼痛，拒按，阵发性剧痛，脉沉弦或沉涩，苔薄，舌红暗紫，白带赤色，胸脘痞闷，或经前数月乳房胀痛，在治疗过程中配合理气药见效尤著，在基本方中加沉香3 g，乌药9 g，炒柴胡6 g，气郁痛甚者加黄郁金10 g，蓬莪术10 g。

（二）清热活血化瘀法

由于患者情志内伤，肝阴相火偏亢，而致脏腑阴阳气血失调，热入血分，可使冲任固摄失常，脉络扩张充血瘀滞，迫血妄行，可以使血溢于络外，而发生瘀血出血。临床上见少腹疼痛拒按，月经量多有瘀块，紫血丝相杂，脉弦数，苔薄，舌红边紫，唇红，口干欲饮，手足心热，小便黄，便秘，头眩胸闷等，在治疗时应以清热凉血化瘀通清兼施，才能奏效，在基本方中加醋炒大黄10 g，丹皮10 g，炒山栀子10 g，热甚者加黄芩10 g，龙胆草10 g。

（三）温经活血化瘀法

血得寒而凝结，贪凉饮冷，坐卧湿地，或涉水游泳，或房事后感受寒冷之气等以致寒滞胞宫，凝结不行，则留聚为痛，症见月经来潮时少腹冷痛，或绕脐作痛，按之痛且喜按，量少有紫色瘀块，经行不爽或经忽停止，面色青，唇淡，口不渴，头晕目眩，形寒畏冷，脉沉紧或沉涩。其人经行每逾期，治宜温经散寒，活血化瘀，

 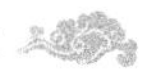

使气血得温则行，寒凝气滞得温则自化，经水顺行，其痛乃止，在基本方中加官桂5 g，吴茱萸3 g，干姜5 g，小茴香4 g。

（四）止血活血化瘀法

冲任受损，气滞血凝胞宫，阴虚阳搏，血随气行，血不归经，妄行无度，制约无权，如崩中之症，此病多发生在中年妇女，或在更年期时，月经每超前5~10天，月经往往拖延10天左右才净。临床上常见月经初期脐腹疼痛拒按，有初见一两天量多如注，后渐减少，有初来两三天不多，以后经量逐渐增多，也有持续不断出血，脉沉涩或沉弦有力，苔薄，舌红，舌边尖有紫点，月经量多夹有紫色瘀块较多，甚则腥秽稠黏，面色垢腻兼红，口苦，心烦，少寐，或少腹热痛，按之更痛，头眩胀重，胸脘痞闷等症。在治疗上止血活血同时并用，通守兼顾，一般初期量多防其转化为崩，基本方配合止血药；后期瘀血久久不清宜多用活血药，少佐止血药，根据临床症候灵活运用，既能去瘀生新以止血，又能得到监制以调整。在基本方中如热盛量多加大黄炭10 g，贯众炭10 g，侧柏炭10 g，牛角腮15 g，如拖延时间长，经量又不多加紫珠草10 g，茜草炭10 g，地榆炭10 g，墨旱莲15 g。

（五）益气活血化瘀法

中气不足，统摄无权，循环失度，瘀血凝结胞中，气滞运行受阻，血行不畅，引起月经不调，经行淋漓不净，腹痛隐隐，痛时拒按，经色淡红夹有紫血丝，经量时多时少，经前白带较多，形体素虚，面色不华，头晕神疲，气短乏力，口淡乏味，脉虚迟或弦细而涩，苔薄白或薄腻，舌淡红，舌边有齿痕。治宜益气活血化瘀，使其中气足，既能运血以祛瘀止痛，又能统血以摄血归经，在基本方中加党参10 g，黄芪30 g，白术10 g，炙甘草6 g，熟地黄15 g。

（六）养阴活血化瘀法

素体阴虚阳亢，血虚气滞，肝不生血，脾不统血，血不循经，内溢胞宫，瘀邪交阻，胞络受内热熏灼，冲脉受损，任脉失和，经行无度，时多时少，月经每每超前至，甚则一月两至，初来一两天量多色鲜红，夹有瘀块，后略少，也有反复出血，拖时日长，有十余天才净，少腹隐隐作痛，并有下坠痛感，时有阵痛，痛时不能重按，患者形体消瘦，内热口干，甚则五心烦热，面色憔悴而呈晦暗，脉沉涩或弦细数无力，苔花剥光滑，舌嫩红，舌边舌底呈现青筋，法宜养阴凉血，理气化瘀，养阴增强柔肝摄血作用，理气改善血液循环。在基本方中加生地黄15 g，墨旱莲10 g，女贞子 10 g,煅龙骨(先)30 g,牡蛎(先)30 g,阿胶(兑入)15 g。

(七) 祛风活血化瘀法

月经来潮发热恶心,有汗,头晕眩痛,一种是感受风寒,恶寒发热,有汗或无汗,脉浮紧或浮缓,苔薄白,舌暗紫;另一种是月经刚到时头痛较甚,发热恶风或不恶风,口干欲饮,面色潮红,夜寐不安,脉弦数,苔薄微黄,舌红边紫。前者营卫不和,感受风寒,后者是肝风内动,风阳上扰。使用基本方外,如兼有表证者加紫苏叶 10 g,荆芥 6 g,防风 5 g,如肝阳上亢,风阳上扰,头眩痛发热者加珍珠母(先)30 g,夏枯草 10 g,刺蒺藜 10 g,黄芩 10 g,炒柴胡 6 g。

(八) 利水活血化瘀法

由于气滞血瘀而引起水液代谢功能失常,下肢浮肿,小便短少,面部微浮,眼睑水肿,头眩神疲,胸腹胀满,月经色淡,滞行不爽,夹有瘀块,少腹坠痛,轻按不甚痛,重按乃痛,脉沉涩无力或沉弦,苔薄白滑,舌淡边紫有瘀斑,在治疗时既要活血化瘀以行其经,又要健脾淡渗利湿,以利水肿。在基本方中加黄芪 20 g,白术 10 g,茯苓 15 g,泽泻 10 g,山药 12 g,车前子 15 g,同时以益母草 100 g 先煎代水煎药①(益母草既能调经,大剂量时又有利水之功,因量多故采用先煎代水煎药,确有疗效)。

梅老认为,在临床上一定要掌握痛经时痛的特点,也要结合全身证候,必须探求病变的起因,以四诊八纲来进行诊断分析,当以辨证论治为准则,运用活血化瘀法治疗气滞血瘀,血瘀郁结之痛经,目的是有瘀则行,无瘀则止,即通因通用,通则不痛。重点的经验有三个掌握:① 掌握基本方运用活血化瘀法时配以理气解郁之药则功效尤捷;② 掌握痛经痛证候要领,辨证与辨病相结合;③ 掌握痛经病病理机制,创新立法,组合方药,按证运用,恰到好处,方能中用。

三、柽柳功劳汤治疗类风湿关节炎的经验②

类风湿关节炎是一种活动性关节的慢性化脓性疾病,在临床上极为常见,不论性别、年龄均可罹患,好发于小关节呈对称性变形,病程较长,经年累月,如不

---

① 先煎代水煎药:即用先煎汤汁代替水泡药。

② 本文由梅周元(海安镇卫生院)整理。

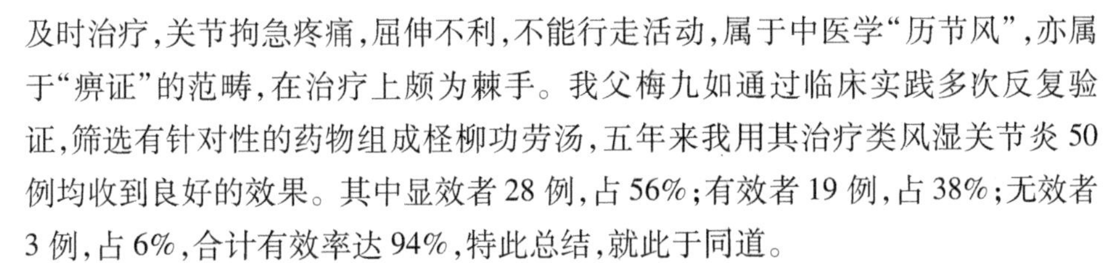

及时治疗，关节拘急疼痛，屈伸不利，不能行走活动，属于中医学“历节风”，亦属于“痹证”的范畴，在治疗上颇为棘手。我父梅九如通过临床实践多次反复验证，筛选有针对性的药物组成柽柳功劳汤，五年来我用其治疗类风湿关节炎 50 例均收到良好的效果。其中显效者 28 例，占 56%；有效者 19 例，占 38%；无效者 3 例，占 6%，合计有效率达 94%，特此总结，就此于同道。

方药组成：柽柳(新)30 g，功劳叶 30 g，豨莶草 15 g，赤芍 12 g，防己 10 g，威灵仙 15 g，虎杖根 30 g，秦艽 10 g，地鳖虫 10 g，当归 10 g。

上药每剂煎 3 次，每日分 3 次(早、中、晚)服完，服药后休息半小时，10 剂为 1 个疗程，轻者 1 个疗程即愈，重者连服 2 个疗程，顽固者连服 3 个疗程。大多数患者经过治疗获得了痊愈，也有少数患者临床症状基本消失，症情好转。上方以柽柳、功劳叶为主祛风透邪，化湿宣痹，清热消肿，和营止痛，配以豨莶草祛风湿，利筋骨；秦艽除风湿，退虚热；防己、威灵仙祛风消肿，活络止痛；虎杖根清热分化，通利关节；赤芍、地鳖虫活血通络，息风解痉，搜风定痛，更以当归入血补血，活血止痛。诸药配伍相得益彰，功效显著。

案 1. 徐某，女，36 岁，海安明胶厂，工人。

患者周身酸楚痹痛，尤以两膝关节尤甚，历时年余，逐渐加重，两膝两踝关节均肿胀变形，屈伸不利，不能行走，数月后两肘两腕及两指关节亦变形疼痛，曾多方治疗，血液检查抗“O”1250 单位，血沉 60 mm/h，曾服吲哚美辛、吡罗昔康、保泰松、泼尼松、倍他米松等药物，临时止痛，久服无效，后改服氯芬那酸、布洛芬也无效，继服中药独活寄生汤、大防风汤、胜湿汤、桂枝芍药知母汤均未见效。于 1984 年 10 月 5 日来笔者处求治，诊其脉弦细而数，舌红，苔薄黄，关节疼痛处拒按，有热感，食欲尚可，小便黄，大便正常。患者素体肝阳偏盛，贪凉饮冷，劳累过度，感受风寒湿邪，郁久化热，以致经络闭阻，气血运行不畅，留于关节，蕴结酿成此病。用上方连服 10 剂，关节肿胀疼痛已除，步履如常，1 个月后复查抗“O”500 单位以下，血沉 10 mm/h，能正常上班，参加劳动，随访 3 年至今未复发。

案 2. 杨某，男，42 岁，海安县搬运公司。

素禀肝阳内热偏盛，又喜贪凉饮冷，风、寒、湿三气侵袭。一年来，肘关节及腕关节常感酸痛，初不以为意，逐渐痹着疼痛加重。近三个月来，发现手指小关节(中指、食指、无名指)对称性变形，腕关节亦肿大变形，两手活动受限，手指不能伸直，两下肢亦感酸楚疼痛，血液检查抗“O”833 单位，血沉 75 mm/h，类风湿因子乳胶试验阳性。多方求治，服西药抗风湿药加激素，并注射当归注射液、祖师麻注射液等未效，也服过中药蠲痹汤、牛蒡子汤、桂枝白虎汤均未见明显效果。于1985年3月邀余诊治时，早上起床后手指关节有1 h僵硬不能伸直活动，手指关节有触痛感，舌红，苔薄黄，脉弦而数，此乃风湿热之痹证。拟用上方，连服10剂，症状大减，关节肿胀变形已消，疼痛亦减，但活动仍不灵活，复查抗“O”625单位，血沉30 mm/h，类风湿因子乳胶试验阳性。继服10剂，诸恙均退，临床症状消失，血液检查抗“O”、类风湿因子乳胶试验均属正常，可以做些轻便工作，患者又自行服10剂，1个月后已能正常上班，随访3年至今未复发。

案3. 孙某，女，28岁，海安石灰厂，工人。

患者由感冒后引起周身痹痛，经治愈后又复感风寒，以致四肢关节酸痛，感冒虽除，但关节疼痛未解，起初未加重视，逐渐加重，尤以腕关节踝关节形成对称性变形，疼痛时妨碍行动，早上晨起时为甚，腕踝关节自觉强硬灼热，曾检验血抗“O”1 250单位，血沉70 mm/h，类风湿因子乳胶试验阳性。两年来多方医治服西药抗风湿药及激素，中药祛风湿蠲痹之剂均未见效。于1986年2月邀笔者诊治，脉弦而滑，舌红，苔薄黄微腻，关节变形处手不可按你，轻擦有灼热感，不能伸屈，形成强直，动之则痛甚。此乃风、寒、湿邪外来，经络气血闭塞受阻，邪郁化热，而稽留关节所致。拟上方连服10剂，症状衰其大半，关节肿胀变形已逐渐消退，亦能活动，但行走屈伸尚不灵活，疼痛已减仍有酸感，继服10剂，诸恙悉平，已能步履屈伸，复查抗“O”500单位以下，血沉10 mm/h，类风湿因子乳胶试验阴性，又调治1个月而愈。今年春季陪同邻人来诊时询问近况，她欣喜地告诉我，不但关节病变彻底消除，还解决了月经病(原有痛经)现已怀麟五月，不胜喜悦。

《素问·痹论》《金匮要略·中风历节病》中均对痛经做了详细的论述，历代医家多认为本病主要是由于风、寒、湿邪三气侵袭人体，流注关节，以致气血不和，风、寒、湿三气大都合并，但常有偏胜，故临床上症候也有所区别。一般有风胜为行痹，寒盛为痛痹，湿胜为着痹的区别。除上述三痹外尚有一种热痹，多因患者素质属热盛，加之风、寒、湿邪外来，邪郁化热而成的。梅老认为类风湿关节炎绝大多数属于风湿热痹证，治以祛风透邪，化湿宣痹，清热活血，和营止痛。本方的药物组成具有上述功用，俾使风、湿、热邪得以分化宣解，气血调和，经络通畅，关节滑利，则病变可除。

运用此基本方一般不需要变更，如有兼证或者素体禀赋气血虚弱者，或者疼痛较剧者，可以随症加味。如气虚者可加党参、黄芪，血虚者可加熟地黄、白芍，脾虚者可加白术、薏苡仁，肾虚者可加鹿衔草、补骨脂，肝阳亢盛者可加黄芩、山栀子，疼痛较剧者可加制川乌、制草乌、乌梢蛇等。病愈后宜调补肝肾，慎重护理，戒房事，避免风寒感冒，勿贪凉饮冷，适当进行体质锻炼，以防反复。

四、从师梅九如学习治疗郁证闭经心得①

1961 年的秋天，笔者被县卫生局录取至县人民医院中医班学习，在这期间，中医科安排笔者拜梅九如为师，笔者很高兴。梅老为人厚道，对学生慈父样的关怀，对学生孜孜不倦的教导，至今记忆犹新。实习的第 1 天，我们 3 个同学坐在他桌案旁，上班前首先要我们各自引用经文说两句话，笔者曰："持脉有道，虚静为保"（《素问·脉要精微论》），另一个同学曰："谨守病机，各司其属"（《素问·至真要大论》）。他微笑着说，做一个医生，对患者就要认真负责，发扬救死扶伤的精神。言语不多，却给我们很大的启发。

在实习期间，我学到了梅老用药的独特之处，对妇科闭经症，运用中医辨证施治，做到了"必伏其所主，而先其所因"（《素问·至真要大论》），举例如下。

严某，女，34 岁，住古贲公社常河大队 1 队。1965 年 10 月 8 日初诊。

患者嗳气，胸胁时胀痛，咽中如物梗阻 1 年，时咳嗽，有痰，乳房作胀，月经 3 个月未来潮，苔白微紫，脉弦。梅老要求我们先拟诊，有人用血府逐瘀汤，有人用四物汤。梅老细言慢语，追问病史发现，夫妻经常吵闹，患者常有泪流满面的现象，梅老脱口而出："二阳之病，发心脾，有不得隐曲，女子不月""肝在志为怒"，我接着说："怒则气上""大怒则形气绝，而血苑于上，使人薄厥"。梅老又问气血关系，另一同学答道："气能生血，气能行血，气能摄血，血为气之母。""既然你们知道这些道理，为何不从七情诊治?"梅老归纳如下。

病机：肝主疏泄，气机郁滞，不能条达，气滞血瘀。

中医诊断：郁证。

西医诊断：抑郁症。

治疗：以四七汤加减疏肝理气，气行则血行。

处方：当归 10 g，川芎 10 g，半夏 10 g，厚朴 10 g，茯苓 10 g，香附 10 g，柴胡 10 g，黄芩 10 g，沉香（后）4 g，郁金 10 g，六曲 10 g，甘草 6 g，7 剂。

1965 年 10 月 17 日二诊：患者嗳气好转，咽中异物感消失。再方减厚朴，加白术 10 g 健脾养胃，7 剂。

1965 年 10 月 30 日三诊：患者诸恙大减，月经来潮，唯时有咳嗽。原方减去沉香，加杏仁 10 g，大贝母 10 g 祛痰止咳，5 剂。

---

① 本文由马世钰（海安海北医院）整理。

按语：初诊用厚朴宽中下气，治七情郁结之要药。川芎行血中之气，活血止痛。郁金既入血分，又入气分之药，行气解郁，效果尤佳。沉香行气治胸腹之痛。得此方药效，气行则血必行，不要活血药，月经自来潮。

多年来，梅老辨证施治，用行气、破气药物如厚朴一类，治疗闭经，令人匪夷所思，我亦是获益匪浅。

光阴似箭，不觉5年学习结束，到临床上，笔者也遇到了上述病例，现略举2例，以供同道共同商讨。

案1. 殷某，女，30岁，海北新丰村2组。2012年5月16日初诊。

患者胸闷不适，咽中如梗状半年，时咳，吐少量痰，腹胀，时隐痛，月经2个月未来潮，苔白，脉弦细。屡医不愈，追问病史，丈夫外出打工，常年不回，回来也无分文归家，故经常气闷。

病机：患者气郁伤肝，肝气郁结，失于疏泄，气机不畅则血瘀，致冲任失调。

中医诊断：郁症。

西医诊断：抑郁症。

治疗：四七汤加减（仿梅老）。

处方：柴胡10 g，黄芩10 g，当归10 g，半夏10 g，厚朴10 g，香附10 g，川芎10 g，槟榔10 g，乌药10 g，郁金10 g，茯苓10 g，木香10 g，甘草6 g，7剂。

2012年5月25日二诊：药后胸闷、咽中如梗状好转，原方减去厚朴，槟榔，加神曲10 g，白芍10 g，7剂。

2012年6月8日三诊：诸恙大减，月经来潮，唯乏力，腹部不适，原方减去木香，加党参20 g，白术20 g，5剂。

接语：初诊以四七汤治七情之气，方中厚朴配槟榔除积气力更强。香附疏肝理气得郁金能行血中之气，活血止痛，行气解郁效果更佳。半夏降逆祛痰配茯苓健脾渗湿，以杜生痰之源。

案2. 涂某，女，39岁，隆政乡德兴村7组。2010年5月2日初诊。

患者呃逆，嗳气1年，吞咽咽中有不适感，腹胀时痛，月经3个月未来潮，带下绵绵，苔黄微腻，脉弦微涩，经胃镜、B超检查，无器质性病变。追问病史发现，丈夫整日以打麻将为业，家庭开销，入不敷出，经常吵架。西医治疗，效果不佳。

病机：丈夫败家，妇女生气，气则伤肝，肝主疏泄，条达失常，气滞血瘀。

中医诊断：郁症。

西医诊断：抑郁症。

治疗：四七汤加减兼越鞠之方（仿梅老），疏通肝气，以达气行血行之功。

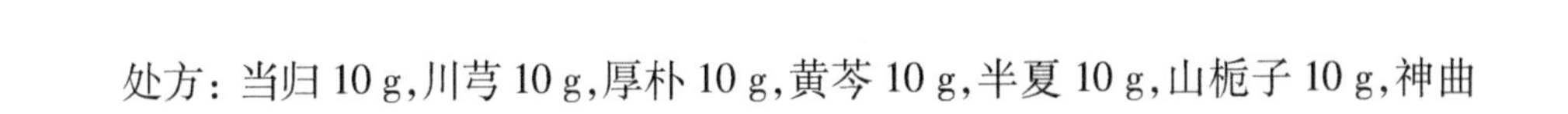

处方：当归 10 g，川芎 10 g，厚朴 10 g，黄芩 10 g，半夏 10 g，山栀子 10 g，神曲 10 g，苍术 10 g，沉香(后) 4 g，旋覆花(包) 10 g，香附 10 g，乌药 10 g，甘草 6 g，7 剂。

二诊：呃逆，进食有异感，带下症状好转，原方减去厚朴、苍术，加白术 10 g，党参 10 g 健脾养胃。

三诊：诸恙均减唯腹胀，原方减沉香、旋覆花，加山楂 10 g，怀山药 20 g 补脾养胃。

按语：该患者初诊苔微腻，有带下，用山栀子、苍术清热燥湿，香附配旋覆花降气效果更佳，加之有厚朴之类行气，威力可想而知。二诊减厚朴、苍术防破气、燥湿过甚，耗伤精气，加白术、党参健脾养胃。三诊减旋覆花、沉香，加山药、山楂以起补脾胃之效。

梅老业医，德艺双馨，现已鲐背之年，仍在工作，一生辛勤劳苦，真是我们学习的榜样，是一位值得称赞的良师。

五、梅老治疗妇女更年期综合征经验总结①

笔者从 1961~1966 年 5 年间跟随梅老习医，梅老学识渊博，经验丰富，擅长中医内科、妇科，诊治脾胃病、肾病、肝病、妇女病均有卓越疗效，尤其对妇女经、带、产和疑难杂症有独特见解，又有高效的专病专方，兹将梅老在临床中治疗妇女更年期综合征的相关经验整理如下。

更年期综合征是指妇女绝经前后，肾脏渐衰，脏腑功能日趋减退，卵巢功能衰退之际所出现的一系列以自主神经功能紊乱为主的症状，中医无此病名。大部分妇女更年期可有不同程度的症状出现，少数人症状比较严重，以致影响日常生活和工作。

《黄帝内经》云："女子七岁，肾气盛，齿更发长，二七而天癸至，任脉通，太冲脉盛，月事以时下，故有子……七七任脉盛，太冲脉衰少，天癸竭，地道不通，故形坏而无子也。"梅老认为妇女七七肾脏衰是造成本病的主要原因。由于肾虚不足，阳失潜藏，或者肾阳虚衰，以致脏腑经络失于濡养而造成脏腑功能失调，阴阳失于平衡所致，或肾虚肝旺，或心脾两虚而致。本病之本在肾，常累及心、肝、脾等多个脏腑。因此，在临上表现的症状多端，如眩晕或头痛、头晕，耳鸣，腰膝酸软，潮热汗出，情绪易激动，烦躁易怒，心悸，失眠多梦，浮肿，食欲不振，精神倦怠，口干舌燥，月经异常，颜面皮肤潮红等。本病病势较缓慢，时轻时重，每因情

① 本文由赵正德(南通卫生高等职业技术学校)整理。

志变化或生活起居失常而加重病情。

临床上,妇女更年期综合征出现的一系列症状,梅老大致可分为以下 6 种类型进行辨证诊治。

(一) 肾阴虚型

临床表现为潮热盗汗,面红,眩晕耳鸣,腰膝酸软,五心烦热,失眠多梦,月经紊乱,小便色黄,大便秘结,舌红少津,少苔或无苔,脉细数。治宜滋阴补肾。

处方: 熟地黄 20 g,山药 15 g,山茱萸 10 g,炙龟板 10 g,女贞子 15 g,墨旱莲 10 g,丹皮 10 g,茯苓 30 g,远志 10 g,生甘草 6 g。水煎服,每日 1 剂,早晚分服。

(二) 肾阳虚型

临床表现为浮肿,下肢尤为明显,形寒肢冷,腰膝冷痛,精神萎靡不振,面色晦暗,便溏,夜尿增多,月经紊乱,带下量多色白,质稀,舌淡,舌边有齿痕,舌苔白而润,脉沉迟而弱。治宜温补肾阳。

处方: 熟地黄 20 g,山药 15 g,茯苓 15 g,茯神 15 g,泽泻 15 g,杜仲 15 g,川续断 10 g,怀牛膝 10 g,狗脊 10 g,淫羊藿 10 g,肉豆蔻 10 g,益智仁 10 g,肉桂 5 g,甘草 6 g。水煎服,每日 1 剂,早晚分服。

(三) 肾阴阳两虚型

临床表现为眩晕耳鸣,腰酸乏力,四肢不温,时而烘热,自汗或盗汗,月经紊乱,舌淡,苔薄白,脉沉细。治宜滋阴助阳。

处方: 熟地黄 20 g,山药 15 g,枸杞子 15 g,山萸肉 10 g,女贞子 10 g,墨旱莲 10 g,茯苓 15 g,泽泻 15 g,淫羊藿 10 g,肉桂 5 g,杜仲 10 g,甘草 6 g。水煎服,每日 1 剂,早晚分服。

(四) 心肾不交型

临床表现为心烦不安,失眠多梦,健忘,眩晕耳鸣,腰膝酸软,五心烦热,口咽干,月经紊乱,舌红,少苔,脉细或细数。治宜滋阴降火,交通心肾。

处方: 生地黄 20 g,山萸肉 10 g,润元参 10 g,怀山药 15 g,肥知母 15 g,川黄柏 10 g,川雅连 5 g,大麦冬 10 g,五味子 10 g,枣仁 10 g,夜交藤 10 g,远志 10 g,生甘草 6 g。水煎服,每日 1 剂,早晚分服。

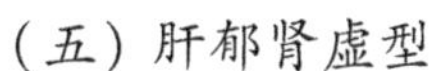

（五）肝郁肾虚型

临床表现为心情抑郁，烘热汗出，胸胁胀痛，嗳气叹息，烦躁易怒，无故悲伤，腰膝酸软，失眠多梦，月经紊乱，大便不调，舌淡红，舌苔薄白或薄黄，脉沉弦。治宜补肾疏肝解郁。

处方：生地黄 20 g，山萸肉 10 g，女贞子 15 g，柴胡 10 g，广郁金 10 g，制香附 10 g，炒川楝子 10 g，白芍 15 g，焦山栀子 10 g，粉丹皮 10 g，远志 10 g，夜交藤 15 g，粉甘草 10 g，浮小麦 30 g，大枣 15 g，水煎服，每日 1 剂，早晚分服。

（六）心脾两虚型

临床表现为心悸气短，倦怠乏力，面色萎黄，失眠健忘，腹胀便溏，食少纳呆，月经紊乱，舌淡，舌苔薄白，脉细弱。治宜健脾养心。

处方：黄芪 20 g，党参 15 g，炒白术 10 g，当归 10 g，川芎 10 g，炒白芍 15 g，山药 20 g，炒薏苡仁 20 g，茯神 10 g，柏子仁 10 g，龙眼肉 10 g，炒枣仁 10 g，远志 6 g，广木香 10 g，生甘草 6 g，水煎服，每日 1 剂，早晚分服。

六、梅九如治疗子宫肌瘤临证思想与经验①

梅九如主任医师是江苏省名老中医，临证七十余载，尤擅长妇科病的诊治，享誉周边数县区。梅老在治疗子宫肌瘤方面颇具特色，疗效斐然。笔者多年来从师学习，获益良多，今将其治疗子宫肌瘤的临证思想与经验小结如下，与读者共同学习探讨。

（一）疏肝行气治本

梅老认为，女子“以肝为先天”“肝为将军之官”，司疏泄，以柔和为顺。如情志伤肝，以致肝失疏泄，气机不畅，先为气滞，渐致血瘀。女性常因忧思、悲怒等七情之伤，导致肝失调畅，气机郁结；子宫为血海，月经的定期藏泻为其生理特点，与肝的疏泄功能密切相关。血气运行不畅，余血未净，瘀结胞宫，日久形成肿块，故子宫肌瘤为慢性器质性病变，气滞血瘀为子宫肌瘤的基本病机。血瘀源于气滞，气滞因于肝郁，治疗时“治病求因”，始终紧扣这一基本病机，治宜疏肝理气，活血化瘀。梅老临床特别注重疏肝行气，善于灵活运用柴胡疏肝散、逍遥散、越鞠丸、七制香附丸等古方，疏肝解郁，从本论治。

① 本文由王珺（海安县中医院）整理。

（二）注重气血关系

癥瘕的形成，是为瘀血阻滞之实邪，活血化瘀，散结消癥为其治疗大法。充分掌握气血之间的关系，治疗可事半功倍。梅老临床多以行气药配伍活血之品，行气与活血并重，甚至行气药的运用重于活血，而绝少直接攻逐瘀血，因“气为血之帅，血为气之母，气滞则血滞，气行则血行”，气机调畅，瘀血渐消渐散，可达四两拨千斤之效。如担心瘀血顽固难消，一味攻逐瘀血，急于求成，反而耗伤正气，气虚血瘀更甚，欲速而不达，适得其反矣。

（三）结合体质用药

梅老认为，气滞血瘀为子宫肌瘤的基本病机，而临床所见，不同患者的体质差异很大，在围绕基本病机的同时，须根据不同的体质确立个性化的制法，方能收到好的疗效。按体质的虚实分，有素体肝郁，气滞血瘀，壅阻胞宫之邪实证；亦有虚实夹杂证；又可分为素体脾虚致肝郁，瘀结胞宫兼痰湿之因虚致实证；或肌瘤阻滞，冲任不固之因实致虚证。实证行气化瘀消癥，虚实夹杂者攻补兼施，根据体质情况及虚实的孰轻孰重，确定先攻后补还是先补后攻，峻攻少补还是重补缓攻，抑或攻补奇施，临证时加以权衡。

（四）顺应周期论治

子宫肌瘤为胞宫之病变，梅老治疗本病，善于顺应子宫的生理特性，有规律地进行治疗。肾水至于胞中，肝藏血与疏泄协调，冲任应之，月事乃下。梅老认为，经后至经前期，胞宫聚冲任之血而藏，气血渐旺，宜行气化瘀消癥，攻逐病邪；经期经血由满而泻，气血骤虚，每多虚多瘀。病理特点为排经不畅或出血太过，注意养血化瘀，既不留邪亦不伤正。

（五）独具用药特点

梅老治疗子宫肌瘤的用药特点：① 用药平和，顾护脾气。肝之郁，多横逆犯脾，故“见肝之病，当先实脾”；梅老喜用柴胡疏肝散、越鞠丸、柴平散，理气同时均可兼健脾和胃之功，如有纳呆积滞，更选用鸡内金、山楂健脾散结消癥之品。② 活血兼顾养血。女性多“气有余而血不足”，选用活血之品，梅老喜养血活血之类，如桃红四物汤、鸡血藤等，使活血而不伤正。如血虚明显，更用黑逍遥丸、仙鹤草等补虚化瘀。③ 顺应周期，循序渐进。癥瘕之形成，多日久渐结，癥瘕之消散，不能骤攻，只可缓图，并按月经周期有规律地进行。梅老治疗本病，平时以疏肝理气、活血消癥为主，经期则以养血活血、行气化瘀为主。药物的选用：理气药一般从柴胡、香附入手，再者乌药、沉香、郁金，甚者海南子、天师粟；活血药一般从桃仁、红花入手，渐者失笑散、三棱、莪术，再者石见穿、白花蛇舌草、刘寄奴，甚者大黄、䗪虫、炮山甲。根据患者出血的多少，体质的强弱、症状的改善程度循序渐进地调整药物，使瘀血消散的同时，减少耗损，不冒进地攻坚散癥。总而言之，梅老着重整体机能的调整，避免虚虚之戒，以软坚散结而不伤正。

（六）典型病例举例

许某，34岁，于2009年6月26日初诊。主诉：少腹隐痛时作2个月，带下黄白相兼，情志抑郁，月事常衍后。末次月经5月28日。2009年4月B超示子宫肌瘤：子宫峡部前壁19 mm×11 mm低回声区，舌淡红，苔薄白，脉细弦。辨证：肝郁气滞，冲任不和，瘀血成瘕。值经前期治以疏肝理气，活血调经。选方柴胡舒肝散合桃红四物汤出入，处方：柴胡10 g，香附10 g，泽兰10 g，丹参15 g，当归10 g，赤芍10 g，白芍10 g，川芎10 g，熟地黄15 g，失笑散（包）20 g，茺蔚子10 g，桃仁10 g，红花10 g，鸡血藤30 g，莪术10 g，台乌药10 g，沉香（后）3 g，7剂，水煎服，每日2次。2009年7月6日二诊：月经延期未至，伴胸闷神疲，上方加三棱10 g，地鳖虫10 g，益母草30 g，改丹参20 g，7剂。2009年7月13日三诊：月经仍未至，乳胀明显，原方加卷柏10 g，王不留行15 g。7月14日月经来潮量多，7天净。此后继守原法疏肝理气，化瘀消癥，根据月经周期调整用药。月经逐渐规律，带下量减少，10月7日复查B超示子宫峡部前壁回声不均。继续治疗数月2010年4月10日B超示子宫肌层回声均匀，未见明显异常。子宫肌瘤已完全消失，嘱患者每半年复查B超，随访。

七、梅九如从肝论治盆腔炎总结[①]

慢性盆腔炎是妇科常见病症，治疗难点在于反复发作，迁延难愈。梅老治疗本病擅长从肝入手，颇具特色，每获良效。

（一）疏肝化滞，利湿行水

梅老认为，肝气郁结，奇经八脉功能失调为盆腔炎的重要病因。肝经与奇经

---

① 本文由王珺（海安市中医院）整理。

八脉，尤其与带脉、阴维脉、阳维脉关系密切。带脉环腰一周，主司健运水湿，与肝经相通，阳维、阴维二脉相互制约调节，则带脉循环运转有度，肝郁疏泄不利，带脉失控，阴维脉、阳维脉失衡，不能化气行水，导致水湿内蕴，湿邪下注。湿性趋下、重着，易袭阴位，潴留胞宫肠隙，如“坎中之水”，故患者疼痛以持续性坠痛及肛门坠胀为特征，腰骶酸重，舌体偏胖，苔黄腻，脉弦，且B超检查多伴有盆腔积液偏多。此乃湿邪下注所致。治宜疏肝化滞，利湿行水，促进水液代谢，并自拟了“消坎汤”。方药组成：沉香、乌药、槟榔、莪术化滞行气，推动盆腔积液；三石（石韦、滑石、石见穿）通下焦隧道以利水湿，佐五苓（桂枝、猪苓、茯苓、生白术、泽泻）以除秽浊之水。全方疏肝化滞，利湿行水，有利于维护奇经八脉功能，消除盆腔积液。腹痛重者加炒枳实、生白芍、生甘草；白带量多色黄加红藤、败酱草；便秘者加生大黄、炒枳实。

（二）疏肝理气，活血化瘀

盆腔炎病位在胞宫，冲、任脉，肝经与冲脉交汇，“八脉隶于肝肾”“治胞宫即是治肝肾”。女性的生理特点是“气有余而血不足”，病理多见肝郁气滞。梅老把握盆腔炎气滞血瘀型的临床辨证要点为下腹坠痛，伴有阵发性刺痛，腰痛甚至向大腿部放射，经前乳房胀痛及刺痛，经量不多有血块，可伴有痛经，腹痛常于情绪波动时发作或加重。舌偏暗，有瘀点或瘀斑，脉弦涩。其病理因素为气滞、血瘀。梅老从肝入手，疏肝理气，活血化瘀。临证喜用越鞠丸、血府逐瘀汤合方出入。疏肝理气多选柴胡、郁金、佛手。气滞较重，两侧少腹痛者予金铃子散；腹痛甚者予川芎、莪术；情志不畅者予薄荷、合欢皮；乳房疼痛明显者予王不留行、山栀子；病久难愈瘀血明显者予丹参、三菱、莪术，甚至水蛭、䗪虫；伴有月经量少或痛经者予刘寄奴、苏木、泽兰、乳香、没药。治疗同时注意调畅情致，可予玫瑰花泡茶，气机调达则减少复发。

（三）疏肝健脾，扶正散结

梅老认为，久病必虚，久病必瘀。盆腔炎日久，正邪交争，正气受损，瘀血久留，这类患者疼痛以绵绵疼痛为特点，多伴有体力不足，长期疲劳感，平时，尤其经期下肢乏力明显，常常稍感疲劳腹痛即作，月经偏少，色暗，可有小血块，舌淡，苔薄白或微腻，脉细弦无力。对于这一类型，梅老予疏肝健脾，益气养血，化瘀散结。选方多用逍遥散、补中益气合桂枝茯苓丸出入。腹胀纳呆者，予平胃散加鸡内金、煨木香；血虚明显者加黄芪、当归、熟地黄；月经量少者，加泽兰、鸡血藤、益母草;久治不愈者,加三棱、莪术、土鳖虫、皂角刺。并可予大黄䗪虫丸峻药缓图,长期服用。病案举隅如下。

张某,女,31岁,因下腹坠痛反复发作2年,加重1年,2018年2月27日就诊。患者下腹坠痛较甚,持续性坠痛,肛门坠胀感,腰部酸重,带下量中等,色白质黏稠。纳谷不香,夜寐安,二便调。舌体偏胖,苔黄腻,脉弦。B超示子宫及双侧卵巢大小正常,盆腔积液6.1 cm×2.5 cm。辨证属湿热内蕴,胞脉阻滞,拟疏肝化滞,利湿行水,治以消坎汤出入。处方:沉香(后)3 g,乌药10 g,槟榔10 g,莪术10 g,石韦10 g,六一散(包)10 g,石见穿10 g,桂枝10 g,猪苓10 g,茯苓10 g,生白术10 g,泽泻10 g,红藤10 g,败酱草10 g,5剂。2018年3月5日二诊,下腹坠痛明显减轻,带下减少,腰酸好转,仍肛门坠胀,纳谷不香。舌体偏胖,苔薄黄微腻,脉弦。治以疏肝行气,化湿利水,佐以健脾和中。处方:沉香(后)3 g,乌药10 g,槟榔10 g,莪术10 g,广木香6 g,厚朴6 g,桂枝10 g,猪苓10 g,茯苓10 g,生白术10 g,泽泻10 g,红藤10 g,败酱草10 g,7剂。2018年3月12日三诊,患者精神明显好转,无腹痛,无肛门坠胀感,食欲好转。复查B超示子宫及双卵巢输卵管未见异常,未见盆腔积液。

八、运用理气降逆法治疗"胃神经官能症"的体会①

神经官能症,即神经症,属于功能性疾患,神经、组织无实质性病理形态学方面的改变。中医学无这个病名,它属于肝胃气痛的范畴。其形成的原因主要是大脑皮层兴奋和抑制过程失去协调,中枢神经系统功能紊乱。中医认为本病多由七情内伤、肝胃不和形成,如忧思郁结、恼怒伤肝等皆可引起。临床表现有胸脘胀痛,发无定时,痛无定处,气逆上冲,嗳噫呕恶,食少等。由于胃主受纳水谷,以降为和,诸如肝气横逆,胃失和和降,则水谷不化,食聚于胃,气滞于经,胃不降而上逆,则为胀痛,为气逆呕恶,此乃胃家所生病。正如李东垣所说:"先由喜怒悲忧恐,为五贼所伤,而后胃气不行,劳役食继之,则元气乃伤。"所以说,精神因素在发病过程中居主导地位,中医称为肝气犯胃或肝胃气痛。由于肝气上逆,痰随气升,气机阻滞,升降失常,故治宗逆者平之,使胃降气调则气血痰火湿食等邪皆能消散,而诸证自解。古称抑肝安胃,即是此意。

案1. 王某,女,30岁。于1980年2月4日就诊。

情志怫郁,胸脘常感不适,咽中如有痰脔,吞之不下,吐之不出,嗳气不舒,食

---

① 本文由梅莉(海安市中医院)整理。

少乏味，口干不饮，二便正常。曾经多处治疗未效，并经喉镜、食道造影均未发现异常，西医诊断为胃神经官能症。脉弦滑，舌苔微腻。夫肝脉上贯膈布于胁肋，循喉咙，怫郁伤肝，肝气上逆犯侮胃气。宗逆者平之，拟四七、四磨方与之。处方：制半夏 10 g，川厚朴 5 g，茯苓 10 g，紫苏梗 6 g，台乌药 6 g，槟榔 10 g，沉香片（后）3 g，潞党参 10 g，生姜 5 片，大枣 5 枚，5 剂。

1980 年 2 月 12 日复诊：服上方后，咽中如有痰脔消失，噫气亦除，胸脘痞闷已减，饮食渐增，精神好转。效不更方，继用 5 剂，诸恙悉平。

案 2. 许某，女，38 岁。于 1980 年 4 月 4 日就诊。

胸脘痞满胀痛，两胁隐隐胀痛，发无定时，嗳气不舒，泛泛欲呕或吐涎沫，纳谷欠馨，大便干燥。历时年余，日新加剧。曾经某医院多种检查，拟诊为胃神经官能症，中西医治疗少效，近来发作较剧，胸满喘息，胸胁攻撑作痛，烦闷不食，甚则呕逆，脉弦涩有力，舌苔薄白微黄腻。此乃肝气郁结，胃气上道，肝木肆横，胃失和降，气机阻滞。治宜降逆行滞，解郁止痛，仿四七、四磨大意进治。处方：制半夏 10 g，川厚朴 6 g，茯苓 10 g，紫苏梗、台乌药各 6 g，花槟榔 10 g，沉香（后）3 g，炒枳壳 6 g，炒川楝子 10 g，炒延胡索 10 g，5 剂。

1980 年 4 月 10 日复诊：服药后，胸脘胀满、喘息已除，泛呕亦止，胸宇宽畅，唯脘胁稍有痹痛，饮食尚少。继与上方去炒川楝子、炒延胡索、炒枳壳，加潞党参 10 g，大枣 5 枚，生姜 5 片，再服 5 剂，诸证皆退。

按语：四七汤来源于《和剂局方》，实际是从《金匮要略》半夏厚朴汤加大枣而成，四磨饮子来源于严用和《济生方》，两方的作用大体相似，均适用于七情内伤，肝胃不和、胃气上逆、气滞阻结痰涎凝聚、胸脘胀满、泛恶、脘痞、梅核气等症。两方的性味皆是苦、辛，温，具有苦降逆、辛开气、温开郁的作用。二方一则于化痰降逆行气药中伍以甘缓补气之大，二则于破结行药中伍以人参，均具有攻邪不忌养正之意。尽管如此，两方仍以治气滞实证为主，临证应用要无使过之，以适度为务。

九、梅九如诊治疑难病症经验简介[①]

梅九如老中医是江苏省海安县中医院副主任医师，业医五十余年，经验丰富，许多重证、顽证，经他治疗每能转危为安，化险为夷。有幸随诊目睹诊治疑难病症多例，皆取得良好的效果。兹选择 3 例，简介如下，以飨读者。

① 本文刊载于《江苏中医》1991 年第 12 期，由曹翠芳（南京中医学院实习生）整理。

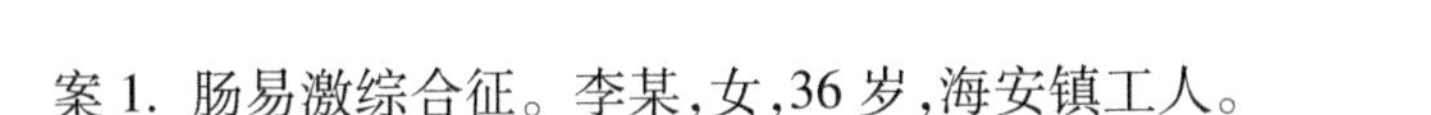

案 1. 肠易激综合征。李某,女,36 岁,海安镇工人。

主诉大便秘结 3~5 日一行,解时困难已有 3 年,多方医治效果不显,攻泻润肠剂只能见效一时。于 1991 年 6 月 26 日前来就诊。梅老详询病史,患者诉伴有头眩、失眠、多梦,胸闷心烦,口干,小便黄,脉弦细数,苔薄微黄,舌红。梅老认为,证系肝阳上扰,气郁化火、气火内郁,耗伤津液,阳气上逆,阴气下陷,水津不布,肠腑失和,故形成便秘。治宜从肝论治,拟方清肝理气,平肝潜阳。处方:柴胡梗 6 g,炒枳实 10 g,生白芍 15 g,粉甘草 5 g,嫩子 10 g,珍珠母(先)30 g,石决明(先)20 g,刺蒺藜 10 g,生地黄 15 g,桑叶、菊花各 10 g,沉香(后)2 g,郁金 10 g,5 剂。

1991 年 7 月 3 日复诊:服药 2 剂后大便自通,每日 1 次畅行,头眩晕亦减,服完 5 剂夜寐能安,胸闷、口干亦除。脉惑,苔薄微腻,舌红。因肝为刚脏,非平不安,前药既效仍循原法加减。原方减桑叶、菊花,加炒山栀子、粉丹皮各 10 g,增强清肝泄相火之力,续 5 剂。

药后诸恙悉平,嘱服丹栀逍遥丸以善其后。

按语:此病乃因郁致病,气滞郁结。气有余便是火,肝为风木之脏,体阴而用阳,气火上逆,津液受灼,上下不相及,阴阳逆乱,则见便秘、眩晕、失眠诸症。方用四逆散清肝理气。合珍珠母丸平肝潜阳,俾肝阳得平,气郁得解,气火消匿,阴津不再受灼,则大便自通,眩晕、失眠等症亦迎刃而解。

案 2. 原因不明性血尿。蔡某,男,5 岁,住海安县南屏乡。

血尿已有两年余,但不痛,血尿色泽时淡时深,伴腰膝酸软,手足心热,口干欲饮。曾经肾盂造影、同位素、肾图、B 超检查均未发现异常。尿常规检查示红细胞+++,余无特殊。曾有认作肾炎治疗,亦有以单纯性出血性疾病治疗,多方求治,抗菌、消炎、止血,均不见效。于 1991 年 6 月 25 日请梅老诊治,切其脉沉细而数,苔薄,舌红赤。体形略瘦,精神疲倦,饮食、大便如常,面色潮红,口唇干,齿垢发黄。证属阴虚内热,灼伤阴络,血自内溢,是心经有热,移热于小肠,溲为之赤。小儿乃稚阴稚阳之体,既不宜过度克伐,淡渗之品又不胜任,乃拟泻心火清肾火之热,结合时令清暑利湿,采用钱乙导赤散加味。处方:生地黄 15 g,细木通、甘草梢各 6 g,滑石(包)、猪苓各 10 g,鹿衔草 20 g,六月雪 10 g,知母、黄柏各 6 g,炒山栀子、泽泻各 10 g,青竹叶 20 片,5 剂。

1991 年 6 月 30 日二诊:患儿家属代诉,小儿小便略有淡黄色,无血尿,口渴亦止,面色不红,脉沉细微数,苔薄,舌红,口唇不裂,齿垢黄色亦减。尿常规检查示脓细胞+,余正常。前药既效,不必更张,嘱再服 5 剂。

1991 年 7 月 5 日三诊：尿清白，尿常规检查正常，饮食增，精神振，口不渴，面色转华，为巩固疗效续以原方加黄精 15 g，补益气血。

按语：原因不明的血尿，病有多端。本例实验室检查未发现异常，属中医学"血淋"范畴；从临床症候辨证求因，属于心经有火移热于小肠；小儿稚阴稚阳之体，肾气未充，热伤阴络则血内溢，心、肾二经阳亢，州都受热熏蒸，故湿为之赤，所以用导赤泻心火，加鹿衔草、六月雪清肾火，佐以六一散、知母、黄柏、猪苓、泽泻、山栀子清三焦湿热，使心、肾二经之火得清，州都气化得司，三焦决渎有权，水道则清也。

案 3. 月经过多。胡某，女，28 岁，海安纺织厂工人。

主诉一年前生产，产后未有月经，1991 年 5 月初突然月经来潮，量多如崩，当即行刮宫术并服止血药片，才抑制出血。6 月 7 日月经又至，量多如注，症情比上个月更为严重，妇产科采取措施不能控制，于 6 月 17 日来院请梅老诊治。患者面色皖白，神疲乏力，气短懒言，切诊腹部隐痛不拒按，头眩晕，胸闷纳少，口干欲饮，大便干结。脉沉弦无力，苔薄，舌红。由于出血过多，肝脾统摄失司，冲任固摄无权，虚实夹杂，症情较重，先塞其流，运用大黄炭合当归补血汤、胶艾四物汤加减。处方：大黄炭 20 g，当归身 10 g，黄芪 50 g，炒白芍 20 g，生地黄 15 g，熟地黄 15 g，蒲黄炭（包）10 g，阿胶 15 g（烊），川芎 6 g，茜草根 15 g，贯仲炭 10 g。3 剂。每剂煎 2 次，日服 3 次，2 天服完。

1991 年 6 月 19 日二诊：经水已止，只有少量淋漓，头眩晕，腹痛已减，精神转振。脉弦、苔薄、舌红。上方见效，为防反复，仍以原方减其制：大黄炭减用 10 g，减去川芎，加丹参 10 g，续 3 剂，每日 1 剂。

1991 年 6 月 22 日三诊：月经已净，诸恙均退，饮食亦增，口不渴，大小便正常。为巩固疗效，照原方减大黄炭、川芎，加女贞子、墨旱莲各 15 g，炒丹参 10 g，再服 3 剂。续以归脾丸，以善其后。

按语：此病属于血崩，按照治疗法则，急则治其标，当先塞流，后再澄源复旧。因证系虚中夹实，素体肝阳偏亢，血热迫血妄行无度，故重用大黄炭为主，既能清血中之热，又能凉血止血；气虚血少用当归补血汤益气生血，以胶艾四物汤补血养血，加茜草、贯仲炭增强止血之功；以蒲黄炭换艾叶，以避艾叶性温，更为切合病机。出血已净，即去大黄炭，加二至丸、丹参调和冲任，澄清其源，后服归脾丸以复旧。于此足见梅老构思精巧，用药灵活，师古而不泥古，颇能启迪后学。

 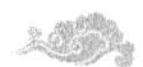

十、梅九如治疗反应性精神病经验举要①

（一）病机治法

反应性精神病临床较为常见，病情较为复杂，多数由七情所伤。从其病理机制分析，是由气郁情志不遂所引起。梅老认为“百病皆因痰作祟”，对于本病应从痰论治，临床自订“涤痰解郁汤”随症加减应用，取得满意疗效。兹举其治验数例，以飨读者。

涤痰解郁汤组成：制半夏 10 g，广陈皮 10 g，茯苓 15 g，甘草 10 g，炒枳实 10 g，陈胆星 10 g，天竺黄 10 g，石菖蒲 8 g，郁金 15 g，瓜蒌 15 g，大贝母 10 g，礞石滚痰丸（包）15 g。胆怯喜惊者加炙远志、琥珀末；哭笑交替失常者加灵磁石、飞铁落；狂躁不安者加羚羊角粉、代赭石、川黄连。

（二）病案举例

案 1. 陆某，男，13 岁，住瓦甸乡丁庄。1991 年 7 月 2 日就诊。

9 天前因不慎脚踩一蛇，突遭其缠绕腿上，受惊恐继而神志失常，心神不安，夜不入寐，易惊悸，语无伦次，整天乱说乱动乱跑。家人一不注意，不知跑向何处。问其何故？回答言语不清，表情烦躁，纳谷尚可。经使用地西泮、奋乃静等药，疗效不显。苔薄腻，脉弦细。证属肝胆郁热夹痰，突受惊恐，痰蒙清窍。治拟涤痰解郁，开窍醒脑，予以涤痰解郁汤加炙远志 6 g，琥珀末 4 g（分吞）。5 剂服后言语清楚，精神安定。再服 5 剂，思维活动如常，随访半年未复发。

案 2. 刘某，女，27 岁，住墩头镇汪舍。1986 年 1 月 25 日就诊。

6 天前因家里的鸡被邻居打死而动怒吵嘴，致神志失常，狂躁不安，整天要向河里奔，语无伦次，吵闹不宁。家属只好整天看守监护。经使用氯丙嗪、奋乃静等药物治疗 2 周，疗效不显。苔黄腻，脉滑数。证属暴怒伤肝，动其心火，痰随火升，壅塞神明之府。治拟涤痰解郁汤加羚羊角粉 0.6 g（分 2 次吞服），川黄连 6 g。服 5 剂后，狂躁消失，神志稳定，但言语尚重复、啰唆不停。再服 5 剂，诸恙顿失，精神逐渐恢复，已能从事家务劳动。继予化痰理气以善其后，随访 2 年再未复发。

案 3. 张某，女，32 岁，住集庆镇益民。1991 年 10 月 1 日就诊。

因家务纠缠，长期抑郁而发病，嗳气频频，胸闷善叹息，一年来逐渐发展至神

---

① 本文刊载于《江苏中医》1995 年第 16 卷第 7 期，由王应模（海安仇湖卫生院）整理。

志失常。近一个月烦躁不安,常与人争吵,甚则不分昼夜,有时默默无言,啰唆不休,但饮食尚可,舌红,苔黄腻,脉弦滑。曾经服中西药镇静安神之剂,效不显。诊见情志急躁,答非所问,有时泛呕黏痰。拟方从痰论治,运用涤痰解郁汤加灵磁石(先)15 g,飞铁落(先)30 g。服 5 剂后,症情好转,能说清自觉症状:头晕胸闷,夜间有时咯痰,口干,大便 3 日 1 次。仍投原方加海蛤粉 10 g(包),川黄连 6 g。并进行诱导劝说,减轻其思想负担。服 5 剂后,诸恙均消。再从调理肝脾,化痰理气入手,巩固治疗 1 个月而愈。经随访 2 年未再复发。

(三) 临证体会

梅老认为,反应性精神病目前尚无特殊疗法。在中医学领域里属于"癫狂"的范畴。朱丹溪云:"癫痫专主在痰,有惊有火。"张景岳云:"癫痫皆由痰气,气有所逆,痰有所滞,皆能壅闭经络,格塞心窍。"由此可见,气郁生痰,闭塞诸经,痰迷心窍,扰乱清空,是其病变之由。案 1 因受惊恐,则肝不藏魂,神不守舍,导致痰凝气滞而蒙蔽神明所发,是以随其症候而治之,故能奏效。案 2 因素体肝阳偏亢,情绪剧变,暴怒伤肝,木火鸱张,痰气上扰,痰火壅盛,神明之府为之蒙闭。运用涤痰解郁汤是从其病因而求之。案 3 是长期气郁,忧虑过度,木郁侮土,郁久化痰,导致痰与气互结,上干清窍,神明受扰所致。应用涤痰解郁汤清泄痰热,使痰化火清郁解,病情霍然而愈。

反应性精神病症情多端,其病理机制也多错杂。梅老指出,临床对此要善于应变,而不可胶柱鼓瑟,对非痰气为患者,不可滥用祛痰行气之品。同时,要耐心运用精神疏导,始可取得良效。笔者在临床上,仿效运用,每多获效。

十一、眼底出血治验举隅①

恩师梅九如是江苏省名中医,笔者早年有幸跟师随诊,深得其传。其学术思想颇具特色,认为气机失调是疾病发生的主要因素。所谓正气存内,邪不可干,梅老从广义上高度概括认为正气即五脏六腑、气血津液在人体内的动态平衡,疾病的发生发展即气机失于平衡,认为百病皆生于气,从中医整体观念临证处方用药,每获良效。如疏肝理气治疗失眠,活血化瘀治疗崩漏,清热泻火燥湿治疗脱发等,皆有文献可查。受其学术思想影响,笔者在临床每多深刻审因论治,从而取得良好的治疗效果。近年运用祛瘀化痰治疗眼底出血症疗效颇佳,兹举典型

① 本文由王建民(海安健民中医诊所)整理。

 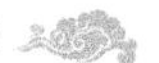

病例两则供同道参考。

案1. 王某，男，68岁。

左眼视物模糊逐渐加重1周，当地人民医院眼科诊断鼻上支静脉阻塞，视力0.6以下，予丹红注射液等对症治疗不效。后转至苏州100医院治疗，诊断为视网膜动脉硬化，鼻上支静脉部分出血。同样对症治疗1个月无效，后来我处求治。主诉：左眼视野内呈粉红网状物，口干，颧红，小便点滴难下，大便秘结，伴腰膝酸软，血压170/100 mmHg，脉弦滑，舌苔薄白，质微紫。分析其为年高肝肾两虚，水不制火，肝阳上亢，阳络损伤而至血液离经，久不能化，痰瘀阻滞，瞳无血养而致视力障碍，予以平肝清热，凉血止血之法。处方：羚羊角粉（冲服）0.3 g，生地黄15 g，山栀子炭10 g，大黄炭10 g，侧柏炭10 g，生龙骨（先）30 g，生牡蛎（先）30 g，元参10 g，桔梗6 g，车前子10 g，丹皮炭10 g，7剂。药后患者自觉粉红色网状物消失，但自觉视野内出现散在性黑色条索状物漂浮，大便通行，药证相符，原方继续5剂，出血止。改用活血祛瘀化痰法，处方：白芥子10 g，广地龙10 g，陈胆星10 g，石菖蒲10 g，郁金10 g，茯苓15 g，泽泻15 g，生牡蛎（先）30 g，炙鳖甲（先）20 g，桔梗6 g，红花10 g，丹皮10 g。药服5剂后，患者自觉黑点与条索状物变小，色变淡，原方加海藻、昆布各10 g，服10剂。复诊时黑点与条索状物变稀疏，腰膝仍酸软，小便难尽。嘱原方继续服1个月，再加服六味地黄丸2个月。后随访视物正常。

案2. 储某，男，59岁。

视力模糊，视野内有一黑圈，正中有一白色光圈，视力0.3以下，某人民医院眼科诊断为右眼底玻璃体积血，视网膜颞侧上、下支动脉硬化伴微循环障碍。平时嗜烟酒及肥甘之品，既往有气管炎病史，现仍咳嗽气喘，痰多色白，纳少，大便时结，脉细滑，舌苔白腻。辨证认为痰瘀阻络，拟方化痰通络。陈皮10 g，法半夏10 g，茯苓15 g，泽泻15 g，桔梗6 g，浙贝母12 g，桃仁10 g，红花10 g，枳壳10 g，当归10 g，炒竹茹15 g，7剂。药后右眼出现微弱光感，双目干涩，原方继续服10剂。再诊患者自觉视野内黑圈散开，眼前出现红色光感，如隔纱视物，并见少量散在性瘀点及不规则絮状物漂浮。原方加夏枯草、海藻、昆布各10 g，10剂。再诊时黑点及絮状物色变淡，并且上下浮动，体积变小，上方继续服1个月，查视力1.0以上。

按语：此两病例同为眼底出血，辨证施治各异，共同点都运用活血化瘀治法，再结合患者体质及临床表现，按症状不同施治。所谓离经之血便是痰，瘀血从痰论治，获得临床疗效，乃得益于恩师之学术思想的指导。

十二、江苏名中医梅九如运用鹿角胶经验[①]

鹿角胶为鹿角熬成的胶块，味甘，咸，性微温，功效补肾阳、益精血、止血，温补之力较鹿茸为逊，临床多用于肾阳精血不足之证，见“虚劳羸瘦”及“吐衄崩漏”等虚寒出血者。江苏省名老中医梅九如主任医师从事临床工作80年，对鹿角胶的应用积累了丰富的经验，临床运用，更具卓见。笔者有幸随师临证，耳提面授，受益匪浅。现撷取几则案例，以供同道参考。

案1. 乳腺增生。杨某，女，36岁。2010年3月18日初诊。

两乳房肿块一年多。患者去年春天发现两乳房肿块，近来有逐渐增大的趋势，伴乳房胀痛，痛连两腋窝，情志抑郁及劳累时疼痛加重。月经基本正常，生育1次，流产1次，饮食尚可，余无不适。体格检查发现，左右乳房外上象限各有肿块数枚，硬度中等，有轻度压痛，与周围组织无粘连，活动度好，腋下淋巴结不肿大，舌淡红，苔薄白，脉沉略弦涩。乳房红外线检查提示乳腺小叶增生，辨证属寒痰阻络，治当温阳化痰，与阳和汤化裁。处方：熟地黄15 g，麻黄5 g，鹿角胶10 g，白芥子10 g，桂枝5 g，赤芍20 g，全瓜蒌10 g，枳壳10 g，炒防风5 g，炮山甲5 g，当归10 g，川芎10 g。

上方服10剂，肿块逐渐缩小，患者亦无不适反应。加入夏枯草、生牡蛎，再服20剂，肿块消失。

按语：乳腺增生是乳房部一种非炎症性疾病，其特点是乳房肿块，经前肿痛加剧。本病属于中医学“乳癖”的范畴。《诸病源候论》谓：“癖者，癖侧两胁之间，按时而痛也。”本病多由肝郁气滞，或思虑伤脾，脾失健运，痰湿内生所致。治乳癖，梅老常用阳和汤化裁。辨证分析认为乳癖者，其皮多不变，酸胀少痛，性当属寒，此乃肝郁脾虚，痰湿内生，寒邪与痰湿互结于乳络所致，在治疗上，当温阳散寒，化痰通滞。《神农本草经》上载鹿角胶“主恶疮臃肿，逐邪恶气，留血阴中”。《本草纲目》亦载其“主阴疽，疮疡肿毒”。全方组成，寒消痰化，阴破阳振，乳腺增生自然而愈也。

案2. 神经性耳聋。高某，女，45岁。2009年12月初诊。

患者自2008年下半年开始，逐渐出现耳鸣，听力下降，曾在海安县人民医院、江苏省人民医院，以及华山医院等多家医院诊治，皆诊断为神经性耳聋。服耳聋左慈丸、维生素、激素类及神经营养药物等中西药未见好转。2009年12月

① 本文由曹健（南通卫生高等职业技术学校）整理。

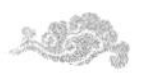

经人介绍，延请梅老诊治。就诊时耳鸣如潮轰然，听力减退，心烦失眠，目涩口干，腰膝酸软，入夜尿频。梅老认为，耳为督脉之窍，此乃肝肾亏虚，督脉不能上养。处方：熟地黄 15 g，山药 20 g，山萸肉 20 g，鹿角胶 10 g，泽泻 10 g，菟丝子 20 g，柴胡 5 g，升麻 5 g，丹皮 10 g，蔓荆子 15 g，桔梗 6 g。

服上方 14 剂，耳鸣减轻，呈阵发性，听力有所恢复，已能辨别一般声响，再服 30 剂，腰痛瘥，入暮溲次亦减，耳鸣不作，已能与人打电话交谈。

按语：梅老认为，耳者，督脉之窍，肾与督脉开窍于耳。《本草汇言》认为鹿角胶“壮之阳，补之血，生精髓”。《本经逢原》亦认为其有“益阳补肾，强精与血，总不出通督脉，补命门之用”。方中鹿角胶补肾精，壮督脉，六味地黄丸养肾阴，再配以柴胡、升麻，升阳气、达郁滞，桔梗走上焦，引药达病所。在服药期间，嘱咐患者保持心情舒畅，坚持服药，耳鸣自然停止，听力恢复。

案 3. 腰腿痛。刘某，女，57 岁。2008 年 7 月 16 日初诊。

患者自 2005 年起，渐感腰痛，经针灸推拿及服用中西药未见明显好转。现腰痛甚时则连及臀部，右腿常常麻木连及脚趾，每遇阴雨天及感寒受风后加重。查腰椎正侧位片，其提示腰椎生理曲度变直，$L_2 \sim L_5$ 椎边缘骨质增生。血压 130/80 mmHg，饮食尚可，二便正常，余无不适，苔脉无异常。梅老指出，此为风寒久留，痰瘀凝滞，肾阳匮乏所致。当以王洪绪之阳和汤治之。处方：麻黄 5 g，鹿角胶（烊）10 g，桃仁 10 g，威灵仙 10 g，熟地黄 15 g，独活 6 g，桑寄生 10 g，杜仲 20 g，怀牛膝 15 g，当归 10 g，川芎 10 g，秦艽 10 g，细辛 3 g，川续断 15 g，炙甘草 6 g。

上方 10 剂后，腰腿痛缓解，服药 24 剂后，腰腿痛若失，至今未复发。

按语：腰腿痛者，形成原因较多，但无非虚实两类，其中以虚证多见。《诸病源候论》有“劳损于肾，动伤经络，又为风冷所侵，血气击搏，故腰痛也”。鹿角胶温肾散寒，其血肉有情之品，非草类药物所能比；有温经活血作用，主跌打损伤。《本草汇言》载“生精髓，暖筋骨，主伤中劳绝，腰痛羸瘦……较草木无情，更增一筹之力矣”。患者农村劳作，年逾八七，肾精亏虚，闪挫血瘀久留，配以鹿角胶，一举两得，再配以草木类散寒祛湿补肝肾，辨证求因、标本兼施，既祛除侵袭之风寒，又温补肾阳，有的放矢，效若桴鼓。

案 4. 月经不调。朱某，女，23 岁。2007 年 11 月 18 日初诊。

患者月经两月一潮一年多。月经来潮前 1 周左右，乳房作胀，来时月经量少，色淡，三四天净。平时小腹隐痛，白带量多，黄白不等，口干舌燥，嘴角常有皲裂，自感神疲乏力，睡眠差，多梦易惊扰，面色欠华。2007 年 11 月 6 日在海安县人民医院 B 超检查。B 超提示子宫及双侧附件未见异常，白带常规检查示清晰度Ⅱ级,霉菌(-),滴虫未见,WBC 3~5个。末次月经2007年10月6日,现乳房仍未有来潮反应。自述16岁初潮,初时月经周期尚可,17岁开始周期推迟,常常月经2月一行,甚则3月一次。结合病史,辨为肝肾不足,气血亏虚,阴阳匮乏,拟从补肝肾益气血,阴阳相求,佐以活血通经。处方:熟地黄15 g,当归10 g,赤芍20 g,川芎10 g,鹿角胶15 g,怀山药30 g,山萸肉20 g,太子参20 g,制香附10 g,淫羊藿10 g,补骨脂10 g,黄芪20 g,桂枝5 g,炒白术15 g,桃红10 g。

上方12剂后,面色转红润,月经来潮,继用30剂,至今月经按时而至。

按语:患者肝肾不足,天癸乏源,故此月经初潮较迟,气血亏虚以致面色欠华,神疲乏力,夜寐不佳,月经不能按时来潮,虽来潮亦量少色淡。故治以补肝肾益气血,佐以活血通经。方中以鹿角胶为主。《神农本草经》有载:"主伤中劳绝,腰痛羸瘦,补中益气,妇人血闭无子。"《玉楸药解》记载其"温补肝肾,滋肾精血,安胎去冷"。故鹿角胶配以六味地黄补肝肾,配四物汤、太子参、炒白术、黄芪以益气养血。再加桂枝、桃仁、红花活血通经。全方组成,益气养血和阴阳,正所谓"善补阳者,必于阴中求阳,则阳得阴助而生化无穷;善补阴者,必于阳中求阴,则阴得阳升而泉源不竭"。四十余剂后,诸证自退。

案5. 坏死性淋巴结炎。张某,男,41岁。2003年8月20日初诊。

三个月来,患者每于午后晚间发热,测体温38℃左右,查血常规示白细胞减少,B超示两侧下颌下淋巴结及腮淋巴结肿大,最大约2.1 cm×1.9 cm,淋巴结质地软,无压痛,即住院手术取出1枚送病理科,报告显示坏死性淋巴结炎,应用激素治疗后,热虽暂时退于一时,不久又起,邀梅老诊治。刻下:发热,无无恶寒,脸色微红,神疲乏力,头晕,口渴,每日5~6点发热明显,热退伴汗出,纳食、二便可,舌红,苔薄白,脉浮滑,拟从气虚发热进治,仿甘温除热法。处方:生黄芪30 g,当归10 g,鹿角胶(烊)10 g,桂枝10 g,赤芍20 g,太子参30 g,茯苓15 g,生白术20 g,绿升麻6 g,炙甘草8 g,知母20 g,大枣5枚,炒柴胡10 g,陈皮10 g。

上方共进二十余剂,热退,停药半年观察未复发。

按语:本病发热,是由气虚,阳气上越,阴火内生而发热。《黄帝内经》中已有提及:"劳者温之,损者益之。盖温能除大热,大忌苦寒之药泻胃土耳。"李东垣在《脾胃论》中记载:"脾胃气虚则下流于肾……脾胃之气下流使谷气不得升浮,是春生之气不行,则无阳以护其荣卫,则不任风寒乃生寒热,此皆脾胃之气不足也,然而与外感风寒所得之证颇同而实异。"并创立了以补中益气汤为代表的甘温除热方剂,而补中益气汤中用辛、甘、温的药物,补益脾胃之气,调理脾胃之升降,而达到治疗发热的目的。而梅老认为,甘温除热,确实有效,加入血肉有情

 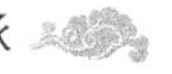

之品，提高疗效。鹿角胶，性温热，为温阳益气之佳品，为血肉有情之物，润而不燥，滋而不腻，出阴入阳，有交通天地之效，用于甘温除热方中，实乃提高疗效，是创新之笔。

临证时，梅老常常叮嘱患者，要到正规的药店或医院购药，不要贪得一时之便宜贻误了大事；平时也经常深入药房，仔细查看药物的品质，询问药源。如今市场鹿角胶质量参差不齐，许多时候处证无误，然不见疗效，非处方之不对证，而是劣质药物所致。劣质药物，非但于疾病无益，甚则损害健康。

十三、"清渠饮"治疗漏下病的临证体会①

吾师梅九如，江苏省名中医，海安县中医院副主任中医师，行医近八十载，学验俱丰，临床擅长治疗中医内科、妇科疾病，尤其对中医妇科经带病、肝经郁热有独特见解，主张辨证与辨病相结合，基础理论与临床经验相结合，经方与时方化裁运用，能应变创立新方，解决不少疑难重症。自拟"清渠饮"治疗漏下病，余验之临床，疗效颇佳，深受患者好评，兹整理介绍如下，以飨同道。

崩漏是指妇女于非行经期间阴道大量出血，或淋漓下血不断，前者谓之"崩中"，后者谓之"漏下"，正如巢元方《诸病源候论·妇人杂病三》说"妇人月经非时而下，淋漓不断，谓之漏下，忽然暴下，谓之崩中。"临证中常可见于经后期出血，如每在月经五六天后发现似经非经、似带非带，分泌褐色或暗红色少量水液，淋漓不尽，拖延十余天才净，甚者拖时更长，伴有头眩、胸闷、腰酸、少腹隐痛，阴道分泌物时多时少，有下坠不适感；经间排卵期出血，如月经干净后 1 周左右排卵期出血，红白相兼，少腹胀满，分泌物量偏多，有时五六天红色带下才减少；还有无月经周期的出血，如月经经期紊乱，先后无定期不规则出血，超前十余天先见暗红色分泌物，四五天后月经才至，推迟十余天先见胸闷、腰酸、腹部隐痛，月经来潮先少后逐步增多，十天才渐减少等。本病多发生于青中年女性，是妇科常见病、多发病。

梅老认为此病多属肝郁气滞，郁热下注于阴，引起冲任功能失和，气郁于血，冲脉妄动失控，任脉制约失衡，故经行紊乱、妄动无度，不能按正常规律是病变之因也。因肝恶抑郁而喜条达，肝气平衡，冲任和谐，则月事按时而至，无超前落后之现象。梅老积七十余年的行医经验，治以疏肝抑冲，解郁调经，自创"清渠饮"。药用女贞子 15 g，墨旱莲 15 g，仙鹤草 30 g，粉丹皮 10 g，紫丹参 20 g，炒山

---

① 本文由刘华骅(海安怀仁中医诊所)整理。

栀子 10 g，茜草根 15 g，当归身 15 g，赤、白芍各 10 g，失笑散（包）20 g，生卷柏 10 g，光桃仁 10 g，茺蔚子 10 g，炒柴胡梗 10 g。经水淋漓不尽如屋舟有漏，妄行无静止，故名“漏下病”。运用“清渠”是清除胞宫滞留之余血，冲脉肆横故胞宫及阴道渗透溢血不能自止，如渠道不清许。此方既能消除稽留余血病变，又能恢复胞宫正常功能，俾瘀去则新自生，气调则血不妄行，如渠道得以清如许之意也，故定名“清渠饮”，正如朱熹诗云：问渠哪得清如许，为有源头活水来！

案 1. 韩某，女，42 岁，已婚。2011 年 2 月 10 日初诊。

患者月经紊乱十余年，素体性情易于抑郁，初因家庭琐事，暴怒后闭经 5 个月，用中西药物调理后月经来潮，继之先后无定期，经期延长，淋漓不断，长达 10~20 天，量多少不等，时轻时重。曾住院治疗 2 次，刮宫止血，病理报告示子宫内膜增生，妇科检查及 B 超未发现器质性病变，诊断为功能性子宫出血。刻下：末次月经 1 月 13 日，迄今 20 多天未止，经量时多时少，多则如泉涌，少则如屋漏，血色紫黑，有少量血块，伴小腹胀痛，腰酸乏力，头晕口干。自述不出血时，有少许黄赤带下，苔薄黄，舌偏红，边有瘀斑，脉弦细。证属肝郁气滞化火，迫血妄行无度，治拟疏肝解郁抑冲，行气化瘀止血。处方：女贞子 15 g，墨旱莲 15 g，仙鹤草 30 g，粉丹皮 10 g，紫丹参 20 g，炒山栀 10 g，茜草根 15 g，当归身 15 g，赤芍 10 g，白芍 10 g，失笑散（包）20 g，生卷柏 10 g，光桃仁 10 g，茺蔚子 10 g，炒柴胡梗 10 g，5 剂，每天 1 剂，早晚水煎温服。

2011 年 2 月 16 日二诊：患者服药后经量大减，色转鲜红，腰腹疼痛亦轻，脉沉细。拟前法续进，中药原方加煅乌贼骨 30 g，5 剂，每天 1 剂，早晚水煎温服。

2011 年 2 月 21 日三诊：上方服后，出血已止，纳谷亦增，体力渐复，稍感腰酸，苔薄，舌淡红，脉沉细。拟方调补脾肾以固冲任。观察 2 个月，月经周期和量色均恢复正常。

按语：本例患者中年已婚，月经先后不定、量多不止、烦热口干、腰酸乏力等症，皆系肝肾阴虚；兼之素体性情抑郁，暴怒伤肝，郁久化火，虚火乘扰，迫血妄行，失其常轨所致，即《素问・阴阳别论》所谓“阴虚阳搏谓之崩”；小腹坠疼、下血紫黑有块，则因离经之血阻于络中引起。初诊用“清渠饮”全方，以女贞子、墨旱莲、当归、赤芍、白芍柔肝养血为君；丹皮、炒山栀子、茜草、丹参清肝解郁为臣；茺蔚子、桃仁、生卷柏、失笑散能清除离经之血气滞不净，使瘀滞消退为佐；仙鹤草能抑冲止血，炒柴胡梗能引药入肝以和冲任为使。诸药配合共奏清肝柔肝、调和冲任之功，能清除宫中秽浊稽留残余之血，清肃阴道不洁分泌液，如渠道清净。药后出血大减，血色转红，二诊加煅乌贼骨增强固涩功能，合《黄帝内经》“四乌

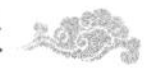

贼骨一藘茹丸”之意，后继健脾补肾，以善其后。十余年之顽疾，治疗获得满意效果。

案 2. 朱某，女，24 岁，未婚。2012 年 5 月 4 日初诊。

15 岁初潮，初起量色质均正常，19 岁大学军训期间月经来潮，不慎淋雨受凉，初起腹痛，月经量多如注，继则淋漓近四十天，肌内注射丙酸睾酮等方止。之后每逢经汛量多拖延时长，常服甲羟孕酮，近均失效。此次 3 月 20 日经潮，初起色黑有块，迄今未净，甫一月半，伴头晕目干，烦躁易怒，胸腹胀痛，腰酸，脉弦细，苔薄白，舌偏红。证属肝郁气滞血瘀，治拟疏肝理气、活血祛瘀。处方：女贞子 10 g，墨旱莲 15 g，仙鹤草 30 g，粉丹皮 10 g，紫丹参 15 g，炒山栀子 10 g，茜草根 15 g，当归身 15 g，赤芍 10 g，白芍 10 g，失笑散（包）15 g，生卷柏 10 g，光桃仁 10 g，茺蔚子 10 g，炒柴胡梗 10 g，荆芥炭 10 g，5 剂，每天 1 剂，早晚水煎温服。

2012 年 7 月 22 日二诊：上方服后第 4 天出血即止，因事未能连续治疗。月经 7 月 10 日来潮，迄今未净，血量时多时少，颜色时鲜时紫，或夹血块，伴少腹胀痛，腰酸乏力，时有潮热出汗，咽干，寐少梦多，二便尚调，偶有白带，舌偏红，苔薄腻，脉细数。证属肝肾阴虚、气滞血瘀，治拟滋阴凉血、理气化瘀。中药原方去荆芥炭、生卷柏，加生地黄 15 g，侧柏炭 10 g，5 剂，每天 1 剂，早晚水煎，温服。

2012 年 7 月 28 日三诊：下血已止，潮热亦清，精神较振，纳谷有加，睡眠亦安，二便如常。仍守清渠饮方调理 2 个月，随访经量色质恢复正常。

按语：本例久患漏下，色黑有块，少腹胀痛，烦躁易怒，乃相火妄动，血海失藏，离经之血阻滞胞宫所致。初诊以清渠饮全方疏肝理气抑冲、活血化瘀生新，加入一味荆芥炭，既能疏散血中之热，又能苦涩止血。药后出血即止，因故未能巩固疗效，月经来潮又见淋漓不尽，兼有潮热、夜寐多梦等肝肾阴虚之象，故加生地黄、侧柏炭等滋阴补肾、清热凉血之品，使水足而火自消，血调而经自顺。俟热清瘀化，则补肝肾、固冲任，是治病求本之法。肝肾充沛，冲任得固，则崩漏无再发之虞。

“漏下”病证，前后情况各异，皆用“清渠饮”而获良效，在临床上善能掌握病情的真谛，分清标本，辨证施治，运用自如，才能效若桴鼓，多年沉疴，得以康复！

十四、中药酒剂在治疗痹证上的应用[①]

江苏省名中医梅九如，从医八十载，治学严谨，学验俱丰，临床擅长中医药治

① 本文由刘华骅（海安怀仁中医诊所）整理。

疗内科、妇科常见病、疑难病，主张辨证与辨病相结合，理论与实践相结合，经方与时方相结合，并不拘泥成方，随证灵活运用。如治疗需长期服药的关节痹证，除草药汤剂外，还擅长运用酒剂，不仅方便了患者，还提高了疗效。笔者有幸跟随梅老侍诊十余年，在临床上收录多例，兹举1例以飨读者。

陈某，女，46岁。2006年12月10日初诊。腰痛十多年，近两个月症状加著，症见患者以往从事冷库工作，十多年来患腰痛，伴双膝酸软无力，隐痛不适，尤以吹风或天气变凉时明显，近两个月来时有下肢麻木，甚则双膝刺痛，影响行走。曾经西医检查风湿四项示正常范围；MRI示L_3/L_4、L_4/L_5腰椎间盘突出，骨质增生。服止疼药及活血化瘀类成药当时有效，但停药即发。苔薄，舌淡红，脉细濡。患者畏服汤药，故予酒剂缓调。

处方：潞党参100 g，独活60 g，桑寄生60 g，杜仲60 g，怀牛膝60 g，细辛15 g，秦艽60 g，茯苓60 g，川桂枝30 g，防风30 g，川芎60 g，粉甘草20 g，全当归100 g，赤芍药60 g，熟地黄60 g，生黄芪200 g，明天麻100 g，金狗脊60 g，制草乌30 g，制乌梢蛇30 g，炙地鳖虫30 g，蜈蚣6条，1剂。

制法：上药合并放入大瓷盆内，洒少量水，隔水蒸煮半小时，然后用50°左右粮酒7 500 g和入，用瓷罐密封10天后服用。

服法：每日早晚各30 mL，炖温服用。

患者2008年冬季来诉：上药酒剂服后疗效颇佳，又自配3次服用，刻下已无明显疼痛，畏寒畏风亦不明显，自觉周身温暖舒适。并介绍多位患关节痹证的朋友服用，反映很好。

按语：痹证常见于西医骨关节椎体肌肉病变，如颈腰椎病、风湿性关节炎、类风湿关节炎等，多因风、寒、湿、热等外邪侵袭人体，闭阻经络而导致气血运行不畅的病证。主要表现为肌肉、筋骨、关节等部位酸痛或麻木、重着、屈伸不利，甚或关节肿大灼热等。临床上以久受风寒者或体力劳动者多见，具有渐进性或反复发作的特点，西药治疗难于根治，迁延日久，缠绵难愈，影响生活。治疗上有时候需要长期中药调理，现代人生活节奏快，劳动强度大，畏惧汤剂煎煮麻烦，口感不适，很多病例难以坚持。此例患者久受风、寒、湿邪，客于肢体关节，气血运行不畅，故见腰膝疼痛；痹证日久，久则肢节屈伸不利；肝肾两虚，气血不足，则见腰膝痿软无力，梅老处方以独活寄生汤为主加味，方中用独活、桑寄生、天麻，祛风除湿，养血和营，活络通痹为君药；牛膝、杜仲、熟地黄、狗脊，补益肝肾，强壮筋骨为臣药；川芎、当归、赤芍补血活血，黄芪、党参、茯苓、甘草益气扶脾，均为佐药，使气血旺盛，有助于祛除风湿；又佐以细辛以搜风治风痹，桂枝、制草乌祛寒止痛；使以秦艽、防风祛周身风寒湿邪；并酌加乌梢蛇、炙地鳖虫、蜈蚣等虫类药以助搜风通络，活血止痛；兼之酒本有通血脉，御风寒，行药效，易于发散的特性，酒剂在中国已有数千年的历史，《素问》载有“上古圣人作汤液醪醴”。“醪醴”即指治病的药酒，故梅老在临床上治疗此类病证多喜用酒剂代煎，诸药合用，是为标本兼顾，扶正祛邪之剂，对风、寒、湿三气留注筋骨的痹证，临床验之确有疗效！

第四章 访谈录

一、海安之子 苍生大医[1]

读完《江苏省名中医梅九如临证经验选》初稿，深深为梅老高明的医术、精湛的医技所倾倒。他药到病除，妙手回春，可谓杏林独枝一秀。早在1999年，海安县委、县宣传部、县广播电视局就精心制作了纪录片《海安之子——梅九如》。该纪录片生动地介绍了梅九如立志杏林、敬业为乐、继承创新、普惠众患的一生。但还有许多为人共知，或鲜为人知的饱含仁爱之心的事迹，未能收入这两部作品中。

作为从小在梅老周围长大的晚辈，深深地为他高尚的医德、清正的医风感动。现为亲眼所见，亲耳所闻的感人事迹陈述于后，以补漏于万一。

从笔者有记忆时起，就看到他终日忙碌着。他心中只有患者，唯独没有自己。不管在哪所医院工作，因慕名求医者蜂拥而至，他就早上班，晚下班，几乎忘记了时间，忘记了吃饭。每到下午2时才到食堂就午餐，餐后又立即回到诊室继续就诊。时任县人民医院的领导江波平、吴庆云等知情后，特地嘱咐食堂留饭，并安排职工华宝旺专门负责加热饭菜。更为感人的是，梅老还常常带着素不相识、饿着肚子候诊的穷苦患者，去食堂吃饭，为他们付饭菜票，真是视患者如亲人。

夜幕降临，华灯初上，别的科室早已人走室空，而梅老门诊室内依然灯火通明，还围坐着许多候诊患者，患者不离开，他绝不关门。有些患者常常拖到单位下班后才看病，唯恐梅老已下班，便摸到他的住所求诊。和梅老同住一个大院的邻里们常常告诉那些患者：赶快去医院门诊楼，哪个窗口现在还亮着灯，哪里就有梅老！

夜已深沉，梅老的卧房内还有明亮的灯光，他不是在整理医案，就是在撰写

---

① 本文作者：史友鹏。

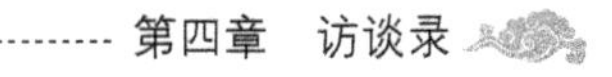

论文或阅读医书、医刊。每到冬至前一两个月，他都要为数十位慢性疾病的患者拟写膏方，白天抽不出时间，就在深夜仔细推敲方剂，常常熬夜到凌晨两三点才上床就寝。

梅老如此不知疲倦的工作，家人和亲友都认为这太辛苦了，但他总是这样说："苦中也有乐啊，给人治好病，我有成就感，心中感到很快乐。我勤于学习，向书本学习，向他人学习，不断充实自己，天天有长进，这不也是很快乐的事吗？我有许多朋友，有做官的，有富人，也有平民百姓，他们经常和我交流，他们事业有成，我为他们高兴，他们有困难，我尽力帮助。帮他们摆脱了困境，这叫作积善为乐。我的一生，也有坎坷曲折，也有悲欢离合，能有今天这样幸福的晚年，这三乐让我保持了一个健康的心态，顺其自然，随遇而安，这也是我的长寿之道！"

梅老古道热肠，大爱无疆。70岁退休之前，他深夜出诊是家常便饭。每遇穷困家庭，他不仅分文不收，还常常自掏腰包，亲自敲开药店的门，为患者抓药，让其及时喝下救命药。

20世纪60年代，住河北招待所西边的汪老爹发高热，神志不清，卧床不起，某日深夜病危，家人告急请求梅老出诊，他随即赶到，问诊把脉后开了药方，连夜为一贫如洗的这家老人抓了药付了款，服用方药第2天老人高热退神志清，3剂药服完即痊愈。

又如原住海北红庙头的王某之妻患崩漏月余，已经奄奄一息，也是梅老出诊、开处方，为其付钱抓药，服用3剂血止，再服5剂诸恙均解，将其从死亡线上拉了回来。

还有原南屏曙光七队董某的女婿患伤寒病1个月，梅老3次出诊，分文未取，为其治好病。

再如东台富安九里村的周某患肝硬化肝腹水、县城蒋某之妻产后恶露不净等，都是梅老多次夜晚出诊，为他们治好了疑难杂症，而且拒收钱物。诸如此类事例不胜枚举。

梅老能治好那么多的疑难杂症，既是基于对中医理论的继承，又有对中医理论的开拓，他在国家级、省级医药报刊上发表了四五十篇学术论文，总结其学术核心思想，集中反映了如下三点：第一，百病均生于气。正气为本，正气存内，邪不可干。他常用理气的方法医治各种病症，有的病先补气，有的病则先调气，以达到阴阳平衡，阴阳平衡则病安。第二，祛邪务尽，邪去则正安。看准沉疴，施与猛药，将邪除尽，患者则转危为安。第三，辨证施治。对不同的患者，不同的疾病，不应该拘泥于框框，需要辨证与辨病相结合，可同病异治，亦可异病同治，这在临床上屡见不鲜,每收奇效。

早在20世纪80年代中期,梅老就建言义诊,普惠众患。他认为,一个人的力量是有限的,特别是我国广大农村缺医少药的现状还未根本改变,需要广大医务工作者,尤其是大医院的专家们定期深入农村,特别是我县的高沙土地区和偏远的里下河一带,为那里看不起病的患者义诊,发挥强大的集体力量,为解决看病难、看病贵的现状做一份贡献。作为时任县政协副主席的他,率先提议送医下乡,并身体力行,积极组织县政协医卫组每季下乡巡回义诊。那时,他已过古稀之年,不管是酷热的夏天还是寒冷的冬天,他都和年轻的医务工作者一道几乎走遍了全县的各个乡镇,使成万上千的患者获得了救治。为此,他受到南通市委、市政府的表彰。

"春蚕到死丝方尽,蜡炬成灰泪始干"作为海安之子之一,99岁高龄的梅老悬壶济世的初心不变,而今仍坚持在临床第一线,每周3次在市中医院名医堂专家门诊,这在当代医药界实属罕见,令人敬佩,赞叹不已!

诚如唐代名医孙思邈所言:"凡大医治病……无欲无求,先发大慈恻隐之心,誓愿普救含灵之苦……昼夜寒暑,饥渴疲劳,一心赴救,无作功夫形迹之心,如此可为苍生大医。"

梅老就是这样好的"苍生大医"。

二、承传岐黄　妙手回春[①]

一

海安人提及梅九如这个名字,感到陌生的并不多。人们即使未曾谋面,而在亲朋故旧相聚闲聊时,也常听到他精于岐黄,妙手回春的故事。

副主任中医师梅九如先生,其高超的医术,高尚的医德,以及热心服务社会的奉献精神,可谓家喻户晓,医界敬慕,因而被推选为海安镇人民代表、海安县人民代表、南通市人民代表、海安县政协委员。1982~1989年任海安县政协第五、六届委员会副主席。1983年任南通市第八届人民代表大会常务委员会委员、市科学技术协会理事、市中医学会理事。1994年荣获"江苏省名中医"称号。

梅九如,曾用名梅有保,1921年阴历11月11日生于海安镇东街一寒儒之家。祖上几代均坐馆私塾启蒙幼童。其高祖梅观成清末举人,为当地名贤,曾参与海安镇东街石板敷设的义举,里间勒石记其功绩,并被载入《海陵丛刻》。至

① 本文作者:王忆东。

梅九如父亲梅海秋先生时，废除科举，兴办学堂，塾馆渐趋没落，生计日显窘迫。梅海秋文学基础坚实，平时喜欢诵读诗文，嗜爱医学，常阅读医学典籍，通晓医理，梅老自幼受其影响，经常跟着朗读。梅海秋见梅老聪明好学，便省吃俭用，供其上学读书，以图日后从医，成为一代名医，光耀门庭。梅九如从《三字经》《百家姓》《千字文》，直至四书五经，都曾熟读背诵，对书中文句虽不能尽解其意，但为后来学医打下了扎实的古文基础。梅老从风山高小毕业后，因家中无力供其外出深造，因而辍学在家，随父学习古典文学、诗词等，同时练习书法，写得一手好字。

梅海秋与中医前辈施少秋先生交往甚密。施常来梅家探访，与其谈论诗文，磋商医理。梅老恭敬侍立聆听他们唱词和诗，谈医论治，耳濡目染，方知医乃仁术也，故有志于从医。一日，梅海秋与施老闲谈时提及此事，谓："小子喜爱岐黄之术，奈我家贫无力让其负笈"。施老念其子聪明好学，思及两家友谊，当即慨然应允，不计束脩，收为门徒。梅老 15 岁时，投施老门下学中医内科、妇科，前后达四年，尽得真传。后施老移埠上海，两家仍常往来。施老长孙施杞教授，是上海市名中医，当代中国著名中年中医学家，曾任上海市卫生局副局长，现任上海中医药大学校长，与梅九如常有书信往来，互通音讯，切磋医学，梅老受到不少启迪。

施老授徒甚严，规定必须通读《素问》《灵枢》《伤寒杂病论》《本草纲目》，以及《难经脉诀》。施老自编的方药歌诀等书均要背诵。对历代医论医案要求广泛浏览，并令其随诊。梅老焚膏继晷，兀兀穷年，勤学苦练，深得施老费许。梅老在临诊时能触类旁通举一反三，施老喜形于色，谓九如曰："汝已学成，可医矣。"其时，梅老一家避居海北乡中。适有外科医生陈尔山先生同时避难海北，并为乡村百姓疗治疮疖，疗效显著，倍受欢迎。梅老又拜陈尔山为师，学习中医外科，研读《外科正宗》，治疗各种外科溃疡多能收效。后因陈尔山弃医经商，将部分医疗器皿赠予梅九如，遂于家开诊。

1941 年底，梅老在东街正式挂出"梅九如诊所"的牌子。其时，海安已有西医，人们仰慕西医打针吃药片，中医渐受冷落；加之老中医有多年的名声，有较稳固的群众基础，因此，梅老开业伊始求诊者不多。梅老对此并不气馁，认为医疗效果是业务开展的关键。他一方面加强学习，阅读《证治汇补》《柳选四家医案》《叶天士医案》《温病条辨》和《名医类案》等书籍，广取博学，以增加已有的知识积累；另一方面对求诊患者不计诊金多少，贫苦者免费诊治，赠送膏药。由于医疗效果较好，就诊患者日渐增多，医名渐播。

行医不久，有海北明道(旧称二里甸)一农民来梅老诊所，诉其妻传血不止，不能亲来，央求出城诊病。其时，海北系解放区与敌伪接壤边缘，其他医生不肯前往，恐遇枪战遭受不测。梅老急患者之所急，不计个人安危，毅然随来人前往。患者王氏，经水月余不净，或急或缓，或多或少，并伴腹痛，下有瘀块，延请乡间医生服药无效。梅九如阅原诊处方，纯属凉血止血之药，论药并无大错，何以矢不中的？寻思良久，再望患者虽病足月，尚能勉力料理家务，偶因活动骤增血块流至足踝。梅老恍然曰："乃崩漏症，暴崩宜止，久漏宜通，瘀血残留，新血不生。"是以凉血止血无效也。当即处方遣药，以桃红四物汤加大黄炭、失笑散，药后传下三大四小血块，出血即止，后用养脾胃调气血药收功。该妇病瘥后，乡中医生为奇，索方察看，见用桃红等破血攻下之药，结舌大呼虎狼之药，险！险峻！看其后用调补药方，当地医生自语：有胆有识，善哉！善哉！

一日，家住南门外(洋油池)现曙光东路的戴四爹来梅九如诊所，戴说其亲戚徐水华高热已有月余不退，因为家贫，无力就医，现在人已昏迷，想请阁下去看一看。梅九如不谈出诊金，当即包裹行囊随其出城，步行至南屏凤凰地界患者家。问、闻、望、切后，诊断为伤寒，这是个"缠手症"，当时患此症而伤命者不计其数，当即投以连朴饮并三石汤，三剂热退神清，二诊即化险为夷。

又如，南陆家巷王季周其子高热抽筋昏迷，请梅九如诊治，确诊为暑温(乙型脑炎)，处方以白虎承气汤加味，三诊霍然而解。

再如，东街黄强患"缠喉风"，至诊所求医，梅九如施以针刺出脓，外吹由玄明粉、月石等组方的"开关散"(自创)，立见神效。

家住长沟(现海光)的崔恒太之子，浑身水肿已奄奄一息，家人绝望。后经邻人提及，邀梅老往诊，其断为急性肾炎，方取"舟车丸"加减，依实证宜攻之理，以攻下逐水之法，3 剂大小便通畅，三诊后即转危为安，后取调理脾胃获得痊愈。

由于多例疑难重危病症的治愈，口口相传，海安镇及四乡邻里的患者求治者日渐增多，心悦诚服地说：梅老确实是一个很了不起的好医生。海安一些名人志士也前来邀其诊病，如"谭复盛"店主谭鹿平(谭政民之父)，"王义昌"店主王杰甫，以及朱慎余、韩忠义、杨银、高贤等，患病亦请他诊治，都能得心应手，深受患者的尊重。由于他对医术的精益求精，名声大振。

二

海安解放后，海安县委机关进城驻韩公馆，在梅老诊所斜对面。随机关进城的部门中，卫生医疗最为薄弱，仍如战时状况，设备只有 1 只药箱而已，不适应当时的卫生医疗需求。县委机关决定筹建县人民医院，同时特邀梅九如为特约保健医生，定点梅九如诊所为特约诊所，相当于现在公费治疗指定门诊一般。戴盟、邢白等都曾在此治过病。当时的邮电局驻东湾口，也前来梅九如诊所挂钩为特约门诊。由此，来所求治的患者各阶层、农工商各行业都有，梅老均礼貌相待，一视同仁。白天日诊量达五六十号，有时夜间还要出诊，可谓是不辞劳苦勤奋工作，受到党群的一致好评。

1952 年冬，县委召开三级干部大会时，聘请梅老为大会保健医生。其时气温骤降，发生流行感冒，出席干部有一半受传染。患者服西药片效不显著。梅九如自拟加味羌兰汤，先有十数人自行煎药，服 2 剂诸恙均退，很有成效。其他患者也要求服中药。当时因无煎药工具，梅老想方设法与泰山堂药店老板赵鹤琴商量，请他为代表们代为煎药（将中药煎好分装 2 个小保温瓶内），然后送到代表们的宿处（原党校及华丰米厂内）。患者有近百人，由于服药及时，病症也就霍然而意，大会开幕时，代表们全部参加了会议。梅老此次为患者看病服药，三天三夜没有睡觉，受到县委的表扬，同时也得到农村基层干部的一致好评与称赞。

1956 年，农村合作化高潮进入高级社时，梅老与吴大明等商量建联合诊所。联合诊所以月薪计酬，不似单独行医时收入均归自己。医名不显，门诊人数稀少者，自当愿意，而名望较高，日诊几十号的医生并不太愿意。但梅老带头参加，以身示范，大家皆心悦诚服。一时十三四个医生聚集一起，组成海安镇东街联合诊所。1957 年又与西街联合诊所合并，并将全镇其余医务人员一并收编，嗣后扩成海安镇联合医院，即今海安镇医院。梅老将其已购置之药品、器械、桌椅、药，悉数带入诊所以示决心。历任副所长、副院长之职，吴大明外出、进修期间代其行院长之职。

1958 年，梅老作为海安中医界代表之一，参加南通专区行政公署“名老中医座谈会”，同时参加的还有焦碧亭、黄子丹、李企白、王河清等名中医。会上，名老中医们畅谈党的中医政策，参与献方献宝活动。季德胜蛇药方，陈照治疗瘰疬方，即在这次座谈会上献出的。这次会议上，梅老有感于党的中医政策的温暖，目睹了中医前辈如季德胜等无私精神，为推动中医事业的进一步发展，遂将十余篇验方秘方献出。会后，政府除将季德胜、陈照等人所献秘方另录珍藏外，所有临床有效之验方，汇辑成《验方汇编》推广应用。梅老的无私奉献，得到领导和医界同仁的赞扬，一时传为佳话。

1959 年，梅老考取南京中医学院师资训练班，全面系统地学习了中医经典著作和各科理论知识，提高了专业知识和诊治水平，完成了一个飞跃。梅老自从施少秋、陈尔山先生学习后，将理论运用于实践，又将十几年的经验带到课堂对照理论，深钻精研。这样的循环并非是简单的重复，而是一个螺旋的上升。这为他后来在传统中医领域里的发展（临床的发挥、科研的开展），起到了极大的推动作用，对他后来培养中医接班人大有裨益。

1960 年，灾害、饥荒、疾病，在中国大地上流行，海安也不例外。那时海安县人民医院中医科只有焦碧亭、朱明轩两位医师，患者又多，难以应付门诊。梅老毕业后，正面临着分配的选择。当时许多毕业生都选择了留在大城市科研单位，梅老不忘养育他成长的海安人民，想念那些经他治愈的普通老百姓，面对农村缺医少药的现实，他毅然决然选择了回到海安。他拿着介绍信来到海安县卫生局，局领导们非常欢迎，传达县领导的意见说，海安镇医院你就不必去了，到县人民医院中医科吧！县委宣传部、人民医院为梅老来院工作，还专门召开了欢迎大会。

梅九如在县人民医院上班的消息，很快传遍四乡八镇及邻县乡镇，求治者络绎不绝，门庭若市，每天上班总是一堵人墙将其围在当中，只听他问病之声，而不见其人，中午吃饭往往滞后 2 小时。吴庆云院长知梅老不得准时下班就餐，嘱食堂备餐，梅老匆忙吃完饭即回科室，直至满天星光才赶回家。每天夜晚还得阅资料文献，撰写论文，或进行科研及备课等，一直工作到深夜 12 点钟方能就寝，一年四季如此。由于梅老工作努力，入院以来年年被评为先进，1982 年被评为“江苏省卫生系统先进工作者”。

三

中华人民共和国成立后，各地群众性组织相继建立。海安医界组建“医联会”，定期学习党的团结中西医等四大方针，同时鼓励中医学习现代医学知识，学习西医诊疗技术。梅老认为中西医应该结合，互相学习，取长补短。自日有三乐：以看好患者为乐；以多读书勤学习为乐；以多交友多交流为乐。政府提倡学习西医技术正与梅老心想之事吻合，遂在“医联会”组织的学习会上虚心向西医生学习，并购买西医基础书籍，利用业余时间自学一段时间后，基本上掌握常见病的西药治疗。

自然灾害期间，农村普遍发生浮肿、子宫下垂等症状。当时苏州医学院组织医疗队深入到海安县农村搞科研（这个医疗队有十余人都是西医，没有中医配合，县卫生局通知梅老与之配合，中西结合搞科研），住章郭乡崔母大队。梅老自拟炒苍术、皮糠方，经医疗队专家确认，研成粉剂分发给浮脚患者，服 1 周后，患者浮肿消退，精神恢复。配制升麻、黄芪二味药研成粉剂，每个患子宫下垂者

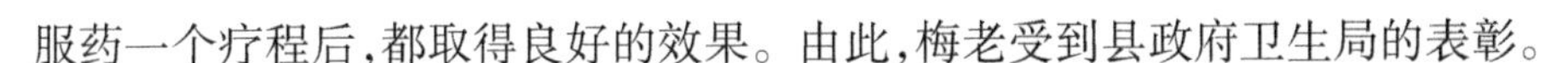

服药一个疗程后，都取得良好的效果。由此，梅老受到县政府卫生局的表彰。

1962 年为了贯彻党的中医政策，继承发扬祖国医学遗产，培养中医人才，县卫生局按照上级的统一安排，开办中医带徒班。南通行署招收 60 人，海安这个班 20 人，最后 17 人得以毕业。梅老将在南京中医学院师资班所学，结合多年临床实践经验，主讲《黄帝内经》《诊断学》《温病学》《内科学》《妇科学》和《方剂》等课程。由于其对理论有精细的研究，辅以临床丰富的例证，讲得深入浅出，有声有色，受到学员的一致好评。如今这批学员大都取得中级以上职称，成为当地医院骨干。

1962 年秋，海安县卫生局开办农村乡镇中医函授班（2 年制、函授与面授相结合），梅老担任辅导教师，主讲《黄帝内经》《伤寒论》《温病学》等课程，大大提高了乡镇中医人员的医疗水平。

1982 年南京中医学院主办中医带徒班，梅老带教吉加平。吉加平现任海安卫校教师。同时梅老还担任南京医学院主办南通地区承办的中医大专班教师，讲授中医内科、妇科。这些学生现在大多数已成为各医院医疗骨干。

梅老根据自己多年的临床经验，与县人民医院中药师顾汉冲（现任县中医院院长、主任药师）共同研究探讨，生产出肝炎合剂、安神合剂、咳喘合剂、抗 K 合剂等中药合剂，以及片剂、膏剂、丸剂、散剂等不同剂型的成品中药，为患者服药提供了方便，广泛应用于临床，收到良好的效果。

四

“文革”期间，一生业医，声誉甚好的梅老，一生清白，并无不轨行为，却被莫须有地戴上“特务”帽子，1968 年被羁留渔业大队（现已拆除为团结桥北河滨公园）。肉体受尽折磨，精神受到摧残。其时 36 个“特务”中有 6 人被迫害致死，13 个月后，因系捕风捉影，无从定案，遂解除隔离审查，放出“牛棚”，梅老总算劫后余生，仍以劳动改造为由不让其为患者治病。最让梅老痛心疾首的是他多年积累的临床有效病案手录和一些论述手稿，以及伴读多年的医学著作，在“造反派”抄家时，均被视为“四旧”之物，一扫而光，为他日后整理医案，进行研究等带来诸多不便。

梅老虽被造反派诬以“特务”罪名，强制改造，每天在医院内打扫卫生，写思想汇报，但是，群众的眼睛是雪亮的，他们相信他，需要他，找寻他，请求他为其看病。这可难为了梅老。不答应吧，有违他急患者之所急的做人准则；答应吧，又授以“造反派”对抗改造的把柄，思前想后，终于向“造反派”汇报此情，要求为患者治病。可能由于群众强烈要求，“造反派”答复：“于劳动之余替患者诊病。”后经过内查外调，"特务"一事纯属空穴来风。

1972年夏，"造反派"找了一个体面台阶，让其与下放双楼劳动，现任中国中医药学会理事、江苏省中医药学会名誉会长的朱良春教授，共同为西医学习中医班授课。6个月后，恢复了朱良春和梅老的医务工作。直到1974年才在小范围内给予平反。"四人帮"垮台，真相大白，始得彻底平反昭雪。劫后余生的梅九如，将全部精力投入到救死扶伤的医疗事业中去，更加倍地努力工作，把失去的重新补起来。

由于梅老高尚的医德，精湛的医术，且在海安一生业医，享有较高的声望，遂利用其影响，为海安中医事业的发展做出了不懈的努力。那时，海安中医院附属县人民医院，只有王益谦一块副院长的牌子和一枚公章，连一间房子都没有。他和王益谦、陈趾麟等老中医一起，起早带晚，上下走，四处呼呼，八方求援，先从基地的建设着手做起。几位老中医的献身精神和不懈努力，终于感动了县领导，从困难的县财政中挤出少量资金，又经多方筹措，终于立项施工。1983年4月1日，县中医院正式成立，隆重开诊。梅老是当之无愧的功臣之一，海安人民不会忘记他。

五

梅老从医迄今80年，临床经验丰富，理论基础扎实。以理论指导实践，用实践充实理论、发展理论，这方面他心得颇多，常将其总结、撰写成论文，于中医期刊发表(在全国省刊以上发表有30余篇)，以求广益。统观其理论见解及用药特点至少有四点：常以气入手阐述病机，所谓"百病皆生于气"，此其一；邪气入侵而致病，以祛邪为主，并且祛邪务尽，"邪去正自安"，此其二；肝属木而为刚脏，肝病多从火化，此其三；用药如用兵，非骁勇猛将，不能夺关斩将，此其四。按此理论临床上诊治肝硬化、胃病、肾病、湿热病、妇科肝经郁热症等均卓有成效。

在诊治方面，主张辨证与辨病相结合，经方与时方化裁运用，同一症状而病机起因各异，当分别对待，区别用药；而病状虽异，但病理相同，可用方法主之，这叫同病异治，异病同治。梅老曾遇不少疑难杂症，取经方与时方，再创新方，皆收到良好效果。例证殊多，略举一二，以窥一斑。同病异治。20世纪80年代其多次遇到中年妇女因神情恍惚，头昏作眩，心烦易怒，夜寐多梦，而求治者。仅选取3例概述。案1，女，丁某，海安仁桥乡农民；案2，女，杨某，海安某厂工人；案3，女，王某，海安某公司营业员。三人都三十多岁，主诉都有夜梦纷扰，且多梦交。案1脉象弦滑有力，视舌红苔薄，口苦需饮，小便黄，大便秘结。按症情诊断为肝阳亢盛，肾间相火妄动所致，拟方龙胆泻肝合当归芦荟丸出入，调理2个月而愈。

案2间有盗汗，并面部渐红，脉弦细数，舌苔光剥，梅老认为气阴两虚之体，且1个月前做人工流产术后肾气受损，水不济火，相火无制，阴气不敛所致，拟方六味地黄丸合大补阴丸加味，调理2个月后，康复如常。案3面带愁容，沉默寡言，切脉弦细数而有力，苔薄黄，舌红赤，喜凉饮，善叹息，白带多，月红超前，详询私事不遂，脉症合参，认为情志不遂，肝气郁结，气有余便是火，肝失疏泄，郁久化火，肾水伤耗，水火失衡所致。方选四逆散合加味乌沉汤加减，3剂后肝阳相火渐平，再服5剂，诸症悉平，后以丹栀逍遥丸调理，月余痊愈。

为何三病同系梦交，而用药又不相同？案1为实证，用苦寒折热，泻肝火而获效。案2乃虚证，用壮水主以制阳光，养阴潜阳而收效。案3乃虚实夹杂之证，采用理气开郁治其标，佐以潜阳养阴治其本，阴平阳秘，而获痊愈。

异病同治。同治者乃取一方为主随症加减，治不同之病症，其例亦多。仅举梅老依张仲景《伤寒杂病论》中大柴胡汤，临床上应用几案说明之。案1中唐某，女，五十多岁，工人，右肋疼痛放射肩背部，厌食油腻，西医诊断为胆囊炎；案2中徐某，女，31岁，工人，症属蛔厥，西医诊断为胆道蛔虫症；案3中陈某，女，41岁，农民，头痛3年，西医诊断为血管神经痉挛性疼痛；案4中李男，四十多岁，工人，失眠4个月，西医诊断为神经官能症。四例患者，梅老均以大柴胡汤加减治之。

上举四例，既有新病，亦有久疾，病名不同，症状各异，为何大柴胡汤加减化裁而能治愈？皆因其病因病机相同，治法可以相同，正如梅老自述：无论外感时病传里，抑或内伤杂症，只要正气不十分虚弱，而有可下之症者，均可使用“通里攻下”法则，邪去则正安。轻重分治。

除上所述有同病异治，异病同治等法外，而于一病之中还有轻重缓急之分。就从气谈成起，单取肝经郁热证阐明之。此病大都系情志所伤，肝郁气滞而成“肝郁”。郁则气滞，滞久即塞，气滞久塞易化热，热郁导致升降之机失度，脏腑气血失调，而从本经部位开始出现病变。梅老临床录案大都是中青年为多，男女皆有，而以女子为常见，而症状各不相同，梅老将其归纳为轻、中、重三种类型，而后辨证治之。案例殊多，不一一枚举。三类虽皆从气入手治之，但分辨轻重，而遣药就有区别。虽然运用理气药，“令其调达，而致和平”，但是以中病即止，勿使过之为准绳，所以施方不一样。立志业医者可寻《医海拾贝》详加研讨，梅老细述之文已收其中。梅老临床善于处理疑难杂症，有其独特之处，非同一般见识，仅举一例以飨读者。

患者何某，“文革”期间梅老曾是他的“阶下囚”，后患高血压型心脏病心力衰竭，下肢浮肿，腹胀气急，不能平卧。住县人民医院治疗未效，病危重，想求梅老救治，因心有愧疚而转托他人延请。梅老不计前嫌，毅然往诊，详细辨析之后，认为痰饮内踞上凌心肺。用己椒苈黄丸作汤合禹功散加味，进服3剂乃平，迄今未有发作。人们称道梅老能起死回生，真神仙也！

三、江苏省名中医梅九如："我要为患者服务到一百岁！"①

当你走进海安市中医院综合大楼的名医堂，就会见到一位慈眉善目的国医泰斗，正和蔼可亲地接待着市内外慕名求治的患者，一边详细察看患者的面色、舌苔等表象，一边倾听患者的主诉，一边在患者手腕的寸、关、尺部位搭三根手指摸脉象，凝神细思，似乎同时用指尖在聆听，然后做出精准的诊断，求诊者无不交口赞叹其医术高明。他就是江苏省名中医梅九如，人们赞誉他是海陵中医梅派泰斗。

（一）名师门中出高徒，勤学苦钻成良医

梅老生于1921年，祖籍江苏海安。少年时代进私塾习读四书五经八年，国文功底深厚，为学习尽是文言编写的中医典籍打下坚实基础。其父梅海秋一生喜读诗文，嗜爱医学，通晓医理，梅老受其影响，父子经常一起同读医籍。长此以往，梅九如志于"不为良相，便为良医"的济世理想，于是立志拜师习医。

梅海秋与海安中医前辈施少秋乃良朋挚友，因及两家情谊深厚，又见梅老从小聪颖好学，于是收为弟子。梅老那年虽然刚刚15岁，但自觉约束少年时期贪玩之天性，每日清晨即往施家，一边背诵《黄帝内经》《难经》《伤寒论》《金匮要略》等中医经典，一边随师侍诊抄方。施少秋授徒甚严，门徒无论是背诵中医经典，还是抄方整理医案，都不容许出现丝毫差错，常以"人命关天"告诫。梅老每当忆及当年学医往事，无不感叹恩师严加管教而获益匪浅。他跟师学中医内科、妇科4年，尽得真传，既夯实了中医理论基础，又练就了娴熟的临床技能。

抗日战争时期，梅老全家避难海安镇北郊乡村，适逢中医前辈陈尔山亦避居此地。陈尔山精于中医外科，为百姓医治疮疖疗效显著。梅老矢志当全科医生，于是又拜陈尔山为师，在其指导下，钻研中医外科学，一边刻苦攻读《外科正宗》等中医外科名著，一边随师实践，尔后治疗各种外科溃疡都能收效。至此，成为通晓中医外科、内科、妇科的全才。

① 本文由唐秀涛（海安市中医院）整理。

 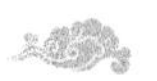

梅老深谙学无止境的哲理，时有"读书才恨知识浅"的感叹，为了继续增长才干，决心寻找机会外出进修。1959 年，他考进南京中医学院师资训练班，在诸位资深教授的指导下，全面系统地学习了中医经典著作和各科理论知识，提升了中医药专业知识和诊治水平，攀登了医学新台阶，实现了新飞跃，为摘取江苏省名中医的桂冠铺平了光明大道。

（二）宝剑锋从磨砺出，梅花香自苦寒来

1941 年底，梅老出师后在海安镇东街创建诊所，正式亮出"梅氏中医诊所"的牌子，悬壶济世，诊治百病，精益求精，一丝不苟。在长期的诊治过程中，他总是认真问清每一位患者的病情，看清每一位患者的舌象，摸清每一个患者脉象，用准每一味中药，开好每一张处方。他尊敬每个生命，从未与患者发生任何争执，始终心平气和地缔造了极好的医患和谐关系，赢得了广大患者的信赖和赞誉。

梅老从医先立德，丹心铸医魂；敬畏生命如履薄冰，总是妙手愈沉疴。由于多例顽疾沉疴的治愈，声誉卓著，县内外求诊者络绎不绝。仅举 2 例便可见其辨证精准，用方效奇。

张某，女，40 岁，月经不调，时多时少，淋漓不尽，夹有血块，小腹甚痛。患者病程日久，出血不止，心情郁闷。梅九如诊之，确诊为漏下证，其病因为气滞血瘀，瘀阻胞宫，故溢血不止。他运用"通因通用"的反治之法，先以桃红四物汤合乌药沉香理气活血化瘀，继之应用清肝抑冲止血法，患者服汤药十余剂即痊愈。

周某，女，30 岁。月经不调 14 年，婚后 4 年未孕，停经 8 个月而就诊。梅老据其病情诊断，病因乃肝郁气滞，湿困胞宫。他运用中医的"塞因塞用"法，应用苍莎导痰汤加减，并配合化滞法治之。患者服药 4 个月后月经正常，6 个月后怀孕，胎儿足月后顺利出生。

1952 年冬，县委召开三级干部大会，聘请梅老为保健医生。其时朔风凛冽，冰天雪地，严寒袭人，流行性感冒流行，出席干部感染者超过半数。梅老日夜操劳，精勤不倦，对症拟订了加味羌兰汤，一一精心诊治。十余位患者先服 2 剂方药诸恙即愈，随后诸多患者尽皆治愈。梅老得到与会患者一致好评，并受到县委的表扬。

自然灾害时期，全县农村普遍营养不良，多人发生浮肿、子宫下垂等疾病，当时上级组织医疗队到海安农村搞科研活动，县卫生局请梅老与之配合。他不顾劳累，走村串户详察病况，拟订了炒苍术、皮糠方，经医疗队专家认可后，研成药粉分发给浮肿患者。患者服1周后浮肿消退,身体康复。他又用黄芪、升麻等药研成粉末,分发给子宫下垂患者,服药1疗程后尽获良好效果。由于梅老贡献突出,又受到县卫生局的表彰。

梅老从医以来,始终以弘扬国粹、悬壶济世为己任,几十年的临床实践中积累了极其丰富的临床经验。为了帮助老百姓缓解看病难、看病贵的状况,他充分发挥中医药简、便、廉、验的特点,与顾汉冲等中药师协作,积极开展科研活动,先后研制了肝炎合剂、安神合剂、咳喘合剂、抗K合剂等中药合剂,还研制了片剂、膏剂、丸剂、散剂等多种中成药,广泛应用于临床治病救人,疗效都很显著。

梅老不顾自己年高体弱,始终心系百姓、情系患者。近年来,又自创"消坎汤"治疗盆腔炎,拟订"清肝抑冲汤"治疗崩漏等,亦广泛应用于临床,疗效卓著,同样深受患者好评。为了人民的健康事业,他又将众多高效的验方公诸省级、国家级医药报刊,让全国各地的众多患者得以疾愈,从而早日恢复健康。

(三)创佳绩,德技双馨结硕果

梅老不但精诚为医,而且富有无私奉献精神。为了推动海安中医事业的进一步发展,他尽心尽力,功不可没。1956年,他与吴大明等筹建联合诊所。1957年,又与海安镇西街联合诊所合并,并将全镇其余医生一并收编,创建了海安镇联合医院。与此同时,他将自己购置的药品、医用器械、药橱、桌椅等,悉数献出,毫不保留。他兼任副院长,处处率先垂范,毫不谋求私利。

1958年,南通专区行政公署召开名老中医座谈会,梅九如作为海安中医界代表光荣出席,会议期间开展了献方献宝活动。他深感党的中医政策的温暖,目睹了蛇医专家季德胜等主动献出家传秘方后,亦将十余则秘方、验方全部献出,这都是些能赚大钱的高效方,实在难能可贵。

1978年,县委批准创办县中医院,他与王益谦等积极参与筹备兴办工作,共同商讨绘制医院工程蓝图,多方筹集资金,联系工程建设单位,为如期完成建院工程挥洒了辛勤的汗水。

梅老作为县政协副主席,和市(县)人民代表大会代表,积极组织县政协医卫组,每季度下乡巡回义诊,解决了贫困地区许多疑难病症。他关心革命老区人民的贫困疾苦,首先向县委、县政府提议,由老区扶贫促进会主办"三下乡"活动。此提案受到县领导的重视,在南通市海安县第1个开始送医下乡,为老区患者热情服务,受到南通市委、市政府的表彰。

梅老作为市(县)人民代表大会常务委员,一向认真履职,在任职期间,积极

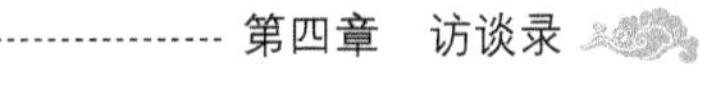

为地方城市建设及保存古迹献计献策。他联合韩忠义等同志向省政府要求拨款,拓宽了海安镇中坝南路,修复了韩紫石故居,修整了紫石公墓。

历年来,梅老为中医传承工作,为培养中医接班人呕心沥血,无怨无悔。他年年带教中医药大专院校实习生,带教乡镇医院的进修生、带教本院年轻见习生。在传帮带工作中不遗余力,真传不保守,先后带教百余人,多数学生和弟子都已成为各医疗单位的骨干,其中不少人晋升高级职称。

梅老原在海安县人民医院中医科工作,1983 年海安县中医院正式开业后,调至该院住内科副主任中医师。2009 年,县中医院成立中医药研究所,被聘为顾问。几十年中他痴心研岐黄,不但治病救人,而且始终潜心科研,先后在全国、省级刊物发表科研论文 45 篇,其中 5 篇获市级以上优秀论文奖。

梅老的从医生涯历史悠久,至今已长达 76 年。他学验俱丰擅长中医内科、妇科,诊治脾胃病、肾病、温热病、肝硬化、妇科病均有卓效,尤其对妇女经带病和肝经郁热症等疑难杂症,既有对病因机制的独特见解,又有高效的专病专方。县内外预约他专家号的患者不计其数,他都一一精心诊治,因此,经常拖班,不能按时就餐,并习以为常。

梅老矢志潜心岐黄之术,历经七十多年的磨砺,形成辨证与辨病相结合,基础理论与临床经验相结合,经方与时方化裁运用的中医治疗特色,拥有众多疗效独特的专病专方。由于他造诣精深,声誉卓著,德技双馨,1982 年冬被评为“江苏省卫生先进工作者”,1994 年又荣获“江苏省名中医”称号。

2011 年在梅九如先生九十寿辰,也是其从医七十年之际,县政协赠《万寿典》以示祝贺,县卫生局赠送“德艺双馨”金字的巨匾,友人赠对联“九转成丹济世,如斯妙手回春”,颂扬其丰硕业绩。

梅老退休后不忘初心,欣然接受返聘,仍在县中医院名医堂上专家门诊班,每周 3 日,风雨无阻。特别是外地的患者哪怕再多,他都坚持一一精心诊疗。他总是说:“患者远道而来,实在不容易啊!”梅老退休后在家颐养天年,谁也无可非议,然而他认为人生没有休止符,生命不息,为人民服务则不停止。

书墨飘香,一生岐黄。四万余例的门诊医案记录了这位海陵中医泰斗的辛劳。梅老 98 岁,已近期颐之年,仍坚持在一线行医和治学,不但全县独一无二,即使全国也寥寥无几。由于外地求诊者众多,梅老经常忙到晚上九点多钟才下班,对于一位年近期颐的老中医实在难能可贵。“我要为患者服务到一百岁!”梅老如是说,亦如此做,真是老骥伏枥,志在千里。梅老德隆望尊,医术高超,从医以来,即以“仁爱、方精、效奇”蜚声江海平原。自古善者长寿,他悬壶济世,仁爱之至，至今红光满面，精神矍铄，安然无恙，长寿百岁乃属当然。谨祝梅老寿比南山，神如劲松，在发挥余热造福百姓健康之际，庆贺百岁生辰。

四、为人师表的品质，永远激励我前行①

——记我的恩师梅九如兼海安县人民医院中医学徒班回顾

笔者1944年出生在本县南屏乡双桥村的一个贫苦家庭，祖祖辈辈靠种田为生。祖母看笔者从小天资聪明，记忆力好，便殷切希望长大后能以医为业，成为一名能为广大人民服务的医生。祖母的愿望从小就在笔者的脑海里留下了烙印，笔者也一直为此不断努力。

1961年夏天，友人告诉笔者，国家有政策，现在正在报名招收中医学徒学生。笔者大喜过望，立即到当时海安县卫生科，正好遇到笔者另一位恩人王益谦科员，他将笔者带到当时海安县医协会秘书夏锦枫老爹那里，夏老看到笔者求医心切，立即应允报名，安排考试。考试如期进行，在期盼与不安中，笔者终于收到了海安县人民医院录取通知书，告之1961年11月15日到海安县人民医院报到。

感谢党的中医政策，笔者遇到了梅老等一批恩师，从此走上了继承和发扬祖国医学遗产的生涯，并结识了马世钰、黄龙根、梅周元、吴迪龙、陆美仪、顾佩玲、缪祖义等十多位同学。

开学第1天，梅老等各位老师一同见了我们，给我们上了一堂如何继承祖国医学遗产的课，宣布了教学大纲，主采用南京中医学院本科教材，集中统一授课，分师带教。健全了班级组织，推荐黄龙根同学为班长。

《黄帝内经》《内科学》《妇科》《方剂学》《温病学》由梅九如老师担任，朱明轩老师任《伤寒论》《金匮要略》；陈克功老师任《中药学》，王谦老师任《针灸学》，李企白老师极力推崇清雷少逸主编的《时病论》，便将该书作为学习中医理论的必修参考书。

梅老由于医德高尚，医术精湛，当时已是名噪一方，县内外求诊者络绎不绝。他每天准时上课，两节课连续完成，再到门诊应诊。到门诊时患者已排了长队等候。一天门诊既紧张有序，又慎微认真。他详细询问每一个患者病情，看清每一位患者的舌象，切清每一个患者的脉象，进行综合辨证诊治，方立法处方。如果是学生抄方，他总是一丝不苟地进行校对、签名。上午诊完全部患者时，往往已

---

① 本文由赵正德（南通卫生高等职业技术学校）整理。

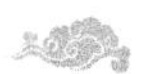

是下午医院上班时间了，然后才到食堂就餐。食堂工作人员也习惯了他的工作作风和生活方式，每天都把他喜爱吃的饭菜留在蒸笼里。有一天一位工作人员与他开玩笑地说："梅医生你每天都是如此，你的身体怎么吃得消的?"他笑嘻嘻地说："患者的需要，就是我的追求和幸福。"午饭过后又到病房处理邀请中医科会诊的患者。会诊结束后即上门诊处理下午的门诊患者。不管多少门诊患者，处理完毕才下班，有时已是晚上医院政治学习开始。晚餐后，还要走街串巷到年迈行动不便的患者家出诊，出诊结束才算一天工作完成。日复一日，年复一年，这就是梅老崇高的敬业精神。数十年来，笔者从未听说梅老与人发生过任何争执，始终以优质服务缔造了良好的医患关系，赢得了广大患者的信赖和赞誉。

1962 年 5 月 2 日，接到上级通知，全体同学与卫校同学同去海安电影院听县委副书记韩藩的报告，报告的内容是大办农业，大办粮食，动员所有人员支援农业生产第一线，听完报告组织讨论，要求人人打报告，表决心，要到农业生产第一线。5 月 4 日县委批准了卫生学校所有同学支援农业生产的申请，撤销海安卫生学校。我们班因为是自费学中医的，所以得以保留，继续学习。302 班城镇户口的朱秀兰、潘文奇转到我们班学中医。

通过一年的理论学习，我们已对中医理论和中药方剂有所了解，随师见习，传诊抄方，梅老总是手把手地教，总让我们体验每一位患者的望、闻、问、切。对特殊病种和患者都是重点讲解，不厌其烦。

时间过得真快，转眼三年过去，1964 年春，上级派来社教工作队，其中有江苏省柳营疗养院中医师李友春老师，笔者暂分在他处抄方实习。李老用药的风格辨证与辨病相结合，用药量大，其中印象最深的是一位全身浮肿肾炎水肿患者，制附片用量高达 20~30 g。李老认为附子用量要掌握三条：一是患者舌苔水滑，舌淡；二是口不渴；三是久煎 2 小时。果然效果不错，社教结束时，李老赠送给我一本《笔花医镜》，可惜在几次搬家中遗失。

为适应农村医疗工作，培养又红又专的新型医务工作者，根据教学大纲，由海安县人民医院各科安排专人，对内科、外科、妇产科、五官科等课程进行集中授课，安排实习。

1966 年春，由县卫生科和县卫生协会，组织全县 100 多名中医学徒学生进行统一命题，统一考试，结果我们班上考试成绩全县第一。所有成绩的取得都是与诸位老师辛勤耕耘分不开的，特别是梅老的谆谆教诲："书到用时方恨少""平时开卷有益，临证博采众方"有关。

“文革”开始后,我们已完成了全部学业,1966 年 11 月由县卫生行政主管部门分配到全县各公社医院工作。

(一) 师徒情深,胜似父子

刚刚走上工作岗位,单枪匹马作战,在工作上难免会遇到这样或那样的困难。特别是遇到疑难杂症时,自己处理有困难,就想起梅老。因为笔者在南屏靠近县城,经常来请教老师,梅老总是热情接待,随时丢下手中工作,指导笔者如何处理。有时直接把患者带来,请梅老诊断,这样既很快地解决患者病痛,又在群众中提高笔者的威信。

1984 年腊月底,笔者夫人在县人民医院诊断为肝癌,当时笔者绝望无助,走投无路时,笔者第一时间就想到梅老,向梅老汇报病情,梅老感到痛惜。第一时间他亲自出面,与上海肿瘤医院薛万程医师联系。正巧薛万程医师在家探亲,因梅老的关系,第 2 天下午薛万程医师专程从仁桥来到笔者南屏家中,帮助诊治,因家乡医疗条件有限,与薛万程医师约定正月初三到上海肿瘤医院找他,由于薛万程医师的帮助,到上海肿瘤医院顺利住院手术。

1992 年笔者大儿子在北京工作,患上乙型肝炎,从北京回家住院治疗,回来后立即请梅老诊断,连服中药八十余剂,很快恢复了健康,至今二十多年未复发。

2016 年梅老听马世钰同学传来消息,原分在角斜卫生院工作,现已退休在家的学生吕正富病故,梅老非常悲痛,不顾自己 96 岁高龄,当即表示要前往吊唁。后因吕家偏僻,无人认得其住所,未能启程,由此可见师生之情足见其深。

2017 年原在沿口乡卫生院工作,现已退休在家的学生缪祖义的夫人患脑梗死刚出院,梅老听说后,组织相关同学,买了礼品和营养品,亲自登门慰问,像这样感人肺腑的事例不一一再举。

梅老经常惦记着每一位学生,2016 年春节,他已是 95 岁高龄,不顾疲劳,欣然挥毫泼墨,写下了一幅墨宝赠送给笔者:“良友来时四座春,好书悟后三更月”,足以说明梅老的深情厚谊。

(二) 不忘初心,牢记悬壶济世的宗旨

梅老志于“不为良相,便为良医”的济世理想,高尚的医德情操,精益求精的医疗技术,数十年来为我们这些徒弟树立了良好的榜样,他真心传教不保守,为师为范,为海安的中医事业做出了巨大贡献。

今年父亲节,梅老邀请徒子徒孙在酒店举行晚宴,一进门便见到梅老打出的

 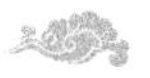

大横幅“我要为人民服务到一百岁”。笔者认为这是梅老豪言壮语，也是梅老向社会做出的庄严承诺。也是要求我们每一位弟子们要像老师一样，人活到老，就要为人民服务到老，生命不息，为人民服务不止。

中国共产党的第一个一百年的奋斗目标即将实现，梅老的这个目标也一定能实现。在梅老的这种精神鼓舞下，我们同班的马世钰同学今年80岁高龄仍在海北医院工作，梅周元同学在海安镇中心卫生院辛苦坐诊，吴迪龙在西场中心卫生院一线，笔者也在海安“一未堂”中医门诊部工作。我们这几位同学的儿子、孙子、孙女们都已大学毕业了，我们无为名利，而是为实现梅老的远大理想，为传承振兴海安中医，为海安人民的健康发挥余力做贡献。

晚宴会上梅老发表了热情洋溢的讲话，王健民同学代表徒弟们歌唱了一首《父亲》，唱出了我们的心声。

梅老给了笔者知识，给了笔者为人民服务的精神，笔者的一切都是梅老所赋予的，梅老的崇高品质永远鼓舞着笔者前行。

后　记

在苏中广袤的江海平原，提及海安市的梅九如先生，可谓有口皆碑。成千转危为安者无不刻骨铭心，感恩载德；万名沉疴痊愈者无不由衷谢忱，敬仰之至；不计其数求诊者无不赞其德艺双馨，至仁至善。由是观之，言其大名鼎鼎、誉满海陵，实不为过；至于荣获“江苏省名中医”桂冠，乃是实至名归，更是天道酬勤。

梅九如先生自小聪颖好学，然而无意良相，志于从医。幼随先父诵读诗书医籍，长达八年之久。十五岁时，拜名医施少秋研习岐黄，主攻内科、妇科，钩玄探微，焚膏继晷，兀兀穷年，笃行不倦，深受施老钟爱，尽得真传。四年后，又师从陈尔山先生专攻中医外科，遂成全科中医。梅九如先生随师侍诊，颇能触类旁通，举一反三，满师后即能独当一面，妙手回春。梅氏诊所开业不久，即声名鹊起，门庭若市。先生执业十多年后，深谙学无止境，又于1959年考取南京中医学院（今南京中医药大学）师资训练班，师从诸位专家学者，博极医源，学识飞跃提升。

梅九如先生步入医坛，迄今近八十载，发皇古义，融会新知，颇有特色。梅派风骚，昭然可鉴：一是探究病因病机，秉持“百病皆生于气”之宗旨，以理气论入手，多获高效；二是诊治百病，定法拟方，秉持“邪去正自安”之宗旨，祛邪务尽；三是言喻用药如用兵，非精兵猛将莫能擒拿病魔，因此挽救危重，胆大心细，拟方用药，应攻不怠，患者往往得以起死回生；四是认为肝属木乃为刚脏，治肝病常以平宣去火法治之，屡获奇效。本书所选医案全面地显示了梅九如先生拟方用药的特色和独到之处，全面地体现了梅九如先生极其丰富的临床经验。

梅九如先生通晓中医各科，擅长中医内科、妇科，诊治脾胃病、肾病、温热病、肝病、妇女经带病等尤有独到之处。在临床诊治中，力主辨证与辨病相结合，经方与时方相结合，方随症转，灵活运用，拟方用药，同病异治，异病同治，往往平中有奇，奇中有异，每每药到病除，例证殊多。数十年来，屡起沉疴，回逆膏肓，愈病无数，乃声名远播，显赫医坛。

书墨飘香，一生岐黄。梅先生以“仁爱、方精、效奇”蜚声海陵内外。四万余例的门诊医案记录了梅九如先生的精准诊疗、神奇效果和真知灼见，可谓杏坛的无价之宝。然而，令人扼腕叹息的是，日积月累的临床医案记录、医论手稿和医学典籍在“文革”中遭受浩劫毁灭，最使之痛心疾首。庆幸的是，拨乱反正，正本清源后，梅九如先生得以平反昭雪。

梅九如先生成名后，志于传承，甘为人梯，训诲后进，倾囊相授，桃李盈阶，学有所成。高徒后秀随师侍诊时，笔录了不少疑难危重病例，因而众多医案得以保存，皆成珍贵史料。

梅九如先生的高才弟子刘华骅、曹健等得知其心愿后，为谢忱先生指点教正之恩，矢志助力先生圆梦著书立说。二君合力，倾心协作，挑灯夜战，搜集整理，精心选粹，探究病因，剖析疗法，总结经验，升华理论。刘、曹二君拟成初稿后，反复修改，绞尽脑汁，精勤不倦，如此辛勤年余，方成一集医案医论。名医的医案是经验传授的范本，而医论更是临床经验的升华。纵观全书，可知梅九如先生是将中医学基本理论、前人经验与临床实践相结合，解决临床疑难问题的杏林典范，其学术思想和临床经验相当鲜活，颇具实用性和指导性，故本书可供医界同仁及后学之士借鉴，并恳请诸位同道及读者朋友提出宝贵意见及建议。

本书即将付梓之际，承蒙施杞教授、陆鸿元教授、夏治平教授等题词赐序，特此致谢！

编纂之际，众位挚友，多有进言，使本书增添亮点；刘华骅等提供资料、照片、书法等，在此道声大谢。

本书的编写，各位编委通力协作，在此一并感谢！

唐秀涛先生不辞辛劳，整理梅九如先生简历，校对文句标点，协助统稿，谨表诚挚谢忱！

由于时间仓促，水平有限，疏漏谬误，不足之处，敬祈见谅，恭候教正。

编写组

2018 年 10 月

附　图

一、各界友朋赠送书画留影

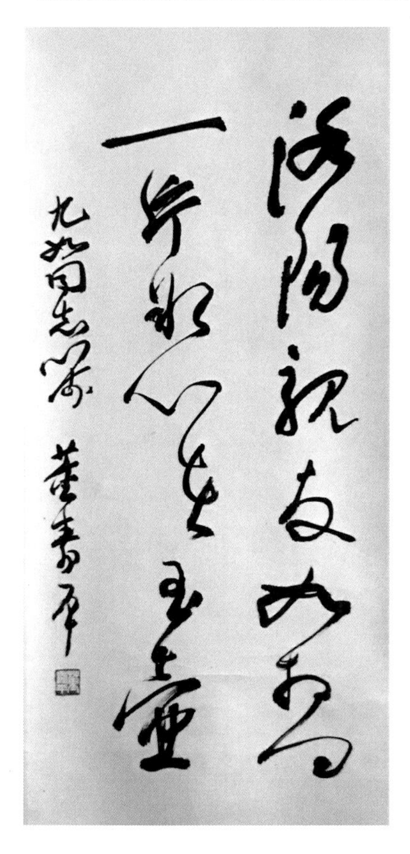

董寿平书赠挂轴

（著名书画家，全国政协书画室主任，北京中国画研究会名誉会长，中国书法家协会顾问，中国美术家协会会员）

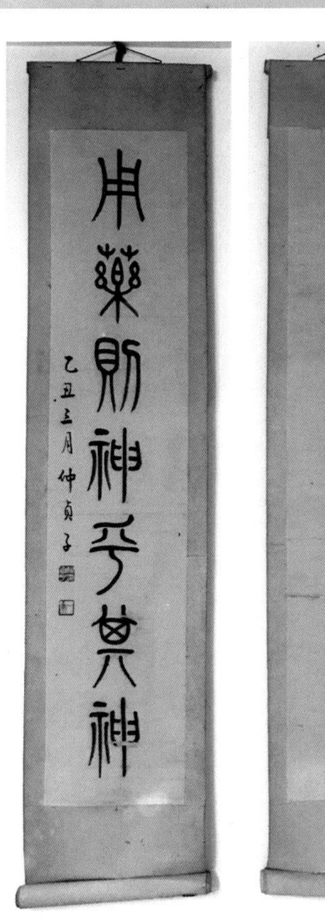

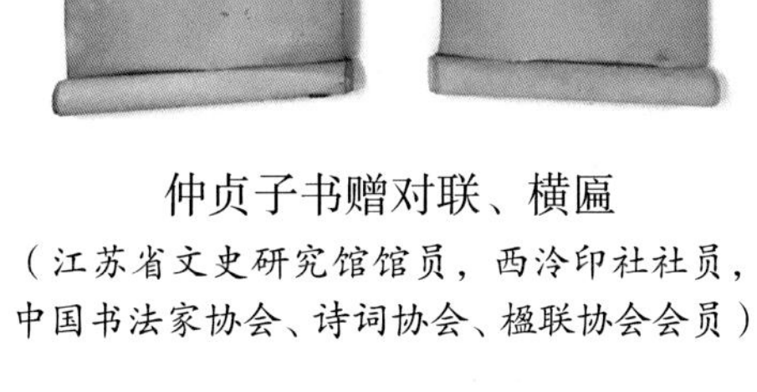

仲贞子书赠对联、横匾

（江苏省文史研究馆馆员，西泠印社社员，中国书法家协会、诗词协会、楹联协会会员）

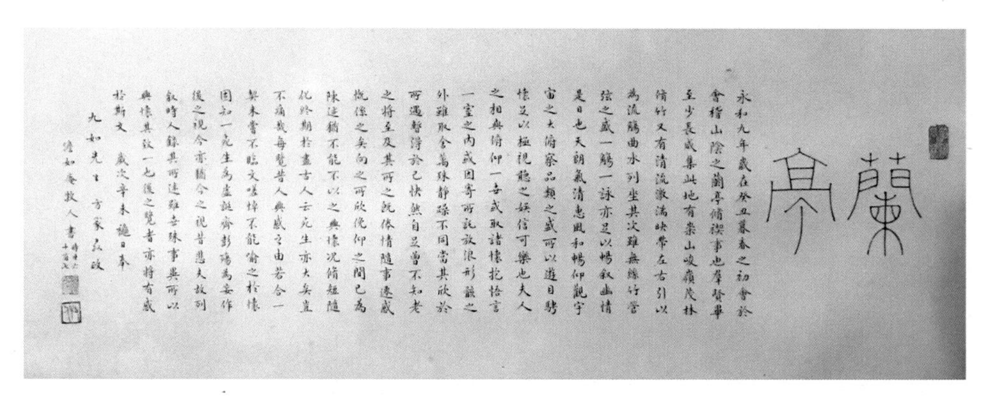

宋止安书赠《兰亭序》横匾

（扬州广陵古籍刻印社元老，著名书法家，工诗词，精擅小楷、铁线篆）

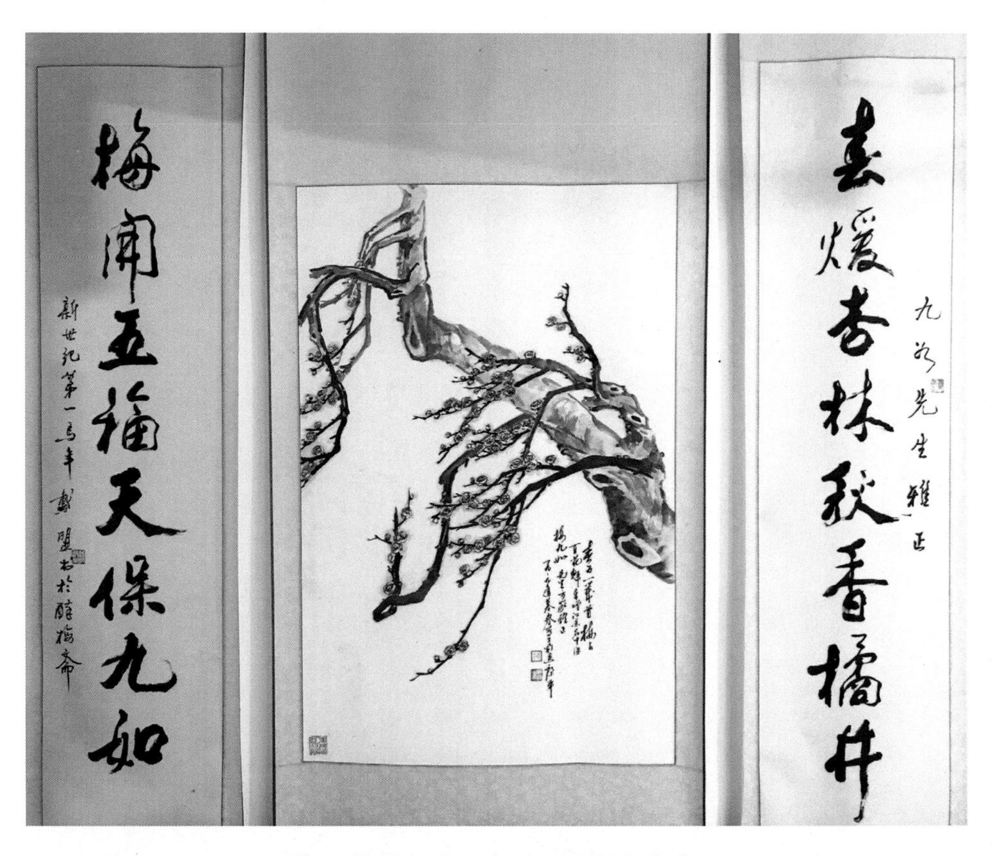

戴盟书赠对联、康平画赠梅花中堂

（戴盟：海安首任县委书记，浙江省委统战部原部长，浙江诗词与楹联学会名誉会长，中华诗词学会常务理事；康平：江苏省美术馆原馆长，南通书画院院长，中国美术家协会会员）

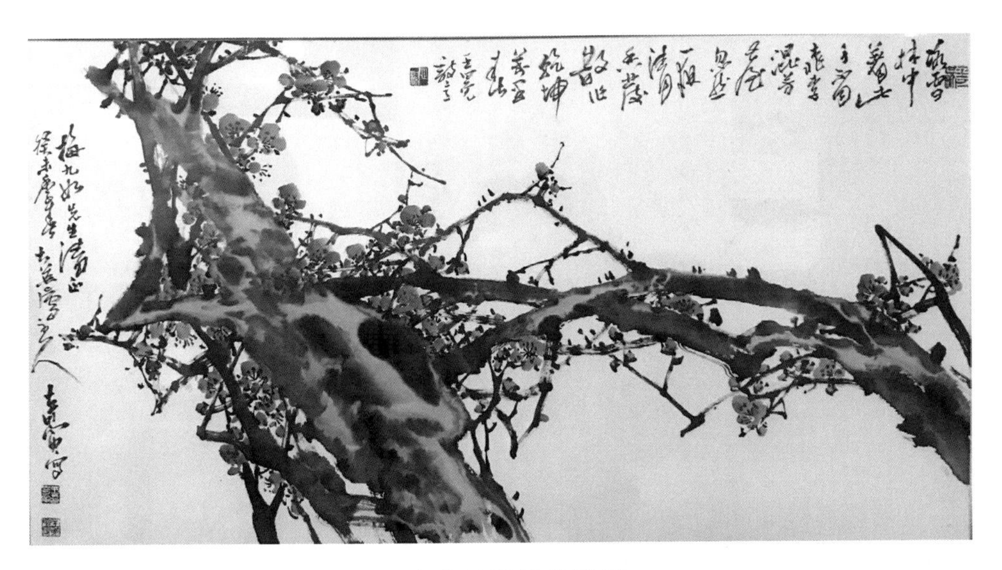

王奇寅画赠梅花横幅

（中国新水墨书画研究会会长，清华大学美术学院书画高研班导师，海安书画院院长，中国美术家协会会员，中国书法家协会会员）

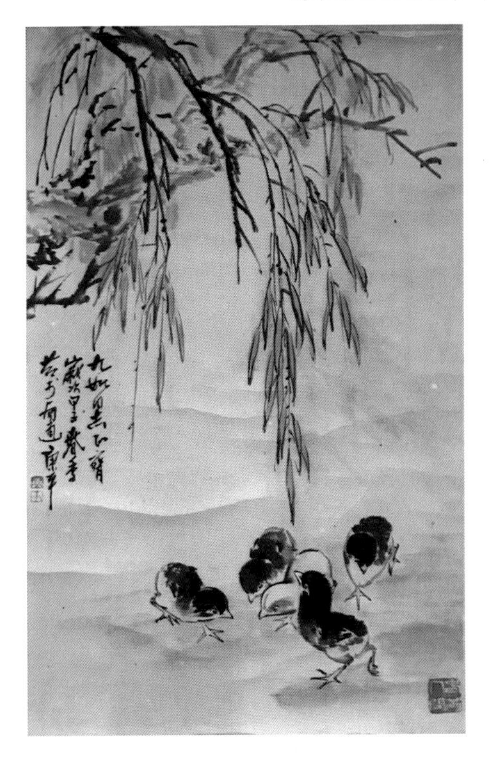

康平画赠垂柳小鸡图挂轴

（江苏省美术馆原馆长，南通书画院院长，中国美术家协会会员）

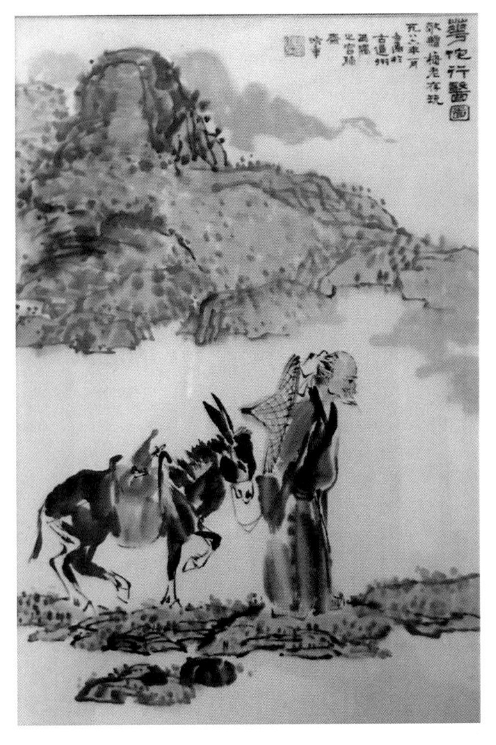

丁鸿章画赠《华佗行医图》镜片

（南通日报社主任编辑，南通市书法篆刻研究会副会长，江苏省美术家协会、书法家协会会员）

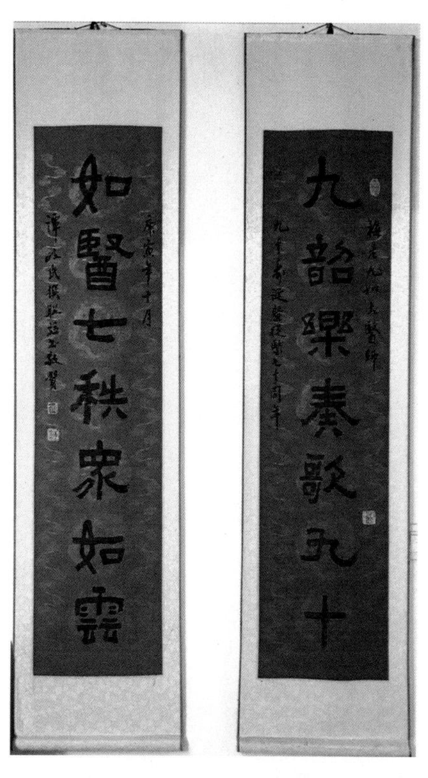

谭政民书赠对联

（中华诗词学会会员，中国书法家协会江苏分会会员，南通市书法家协会理事）

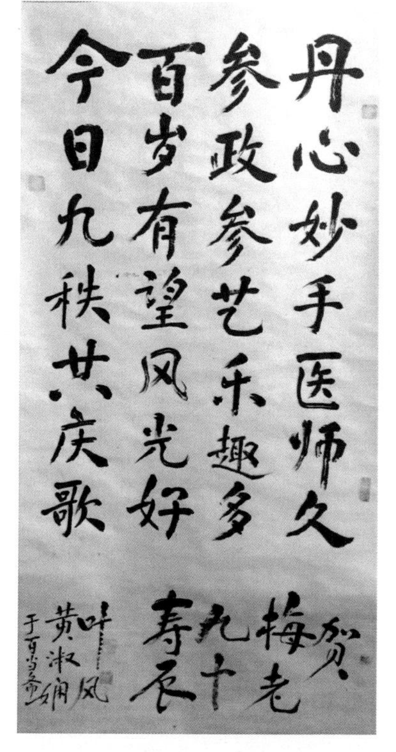

叶风、黄淑娴书赠挂轴

（南通市书协会员，海安高级中学原校长兼党支部书记）

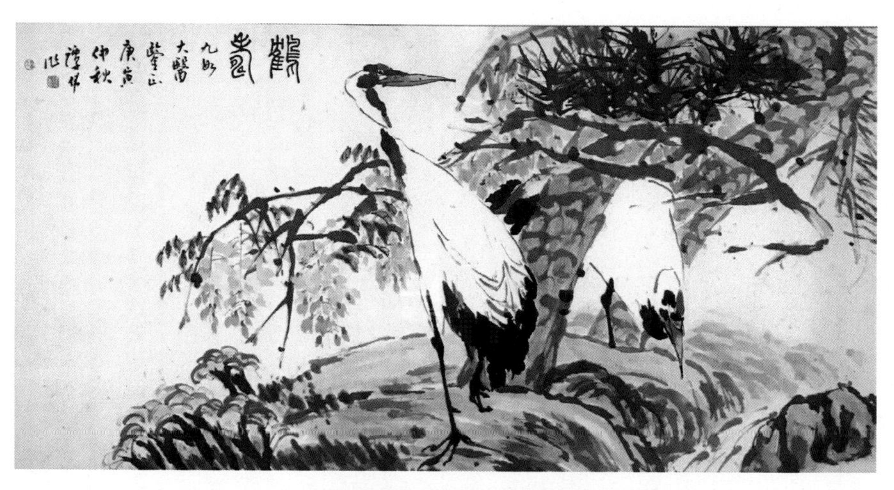

谭伟画赠《鹤寿》横匾

（海安高级中学美术老师）

二、梅九如书法留影

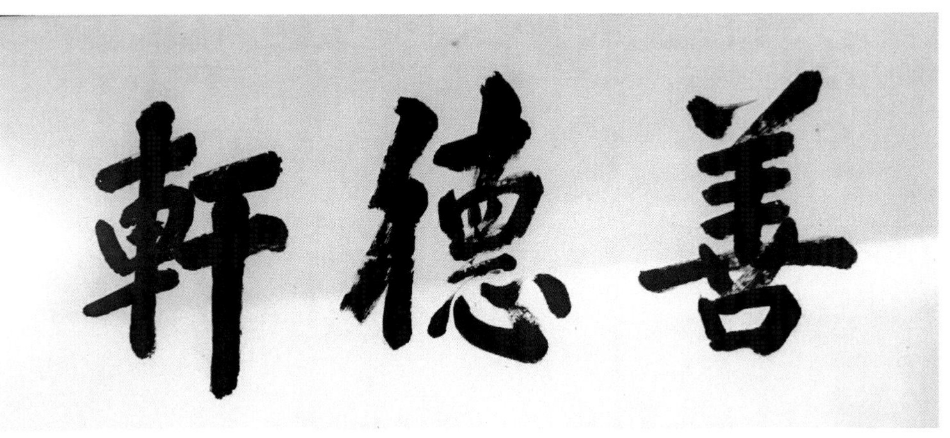

施杞賢弟 惠存

傳家有道惟存厚

處世無奇但率真

乙未年仲夏 愚仲梅九如敬書 時年九五

善哉良醫惟精誠

德厚載物須求真

丁酉年初秋 梅九如 時年九七 書

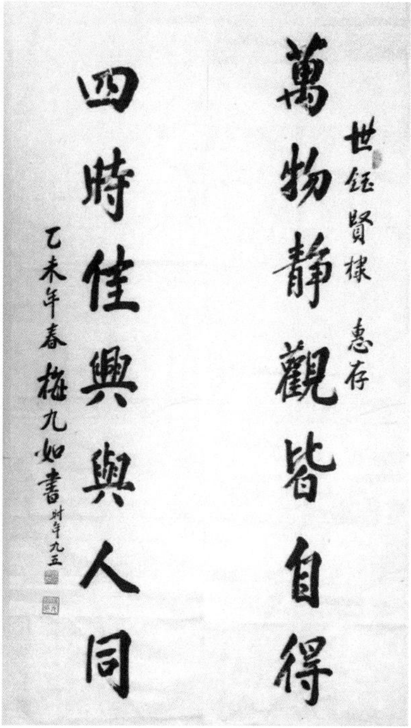

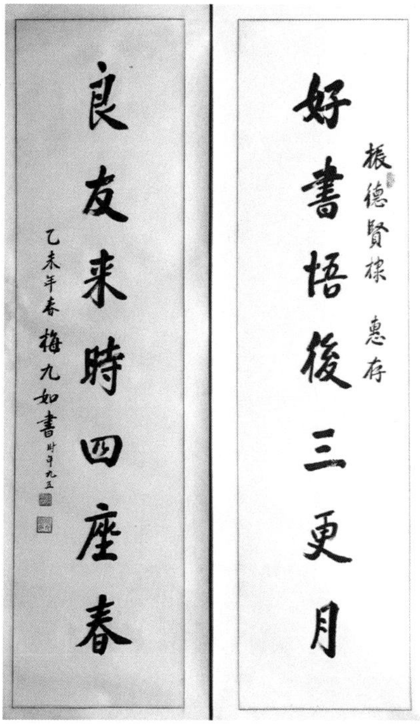

好書悟後三更月

振德賢棣 惠存

良友来時四座春

乙未年春 梅九如書 時年九五

萬物靜觀皆自得

世鈺賢棣 惠存

四時佳興與人同

乙未年春 梅九如書 時年九五

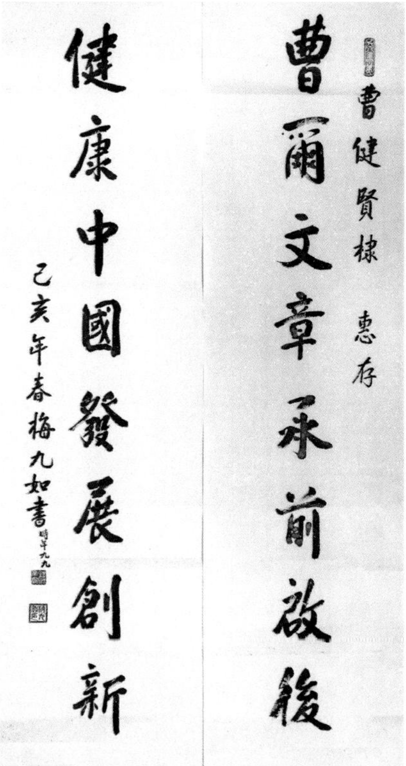

曹爾文章承前啟後

曹健賢棣 惠存

健康中國發展創新

乙亥年春 梅九如書 時年九九

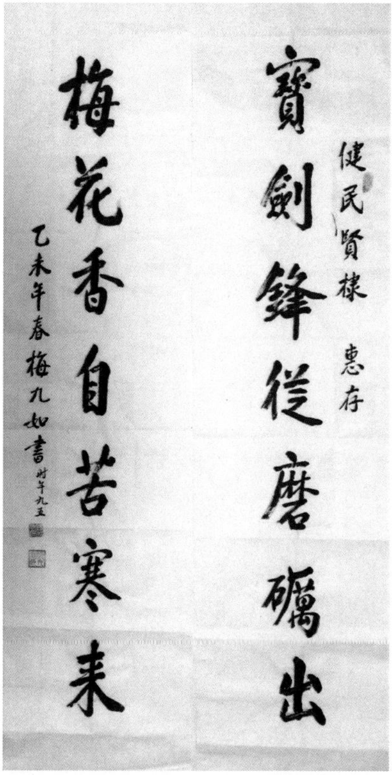

寶劍鋒從磨礪出

健民賢棣 惠存

梅花香自苦寒来

乙未年春 梅九如書 時年九五

顺其自然和谐幸福
随遇而安健康常乐
丁酉年初秋 梅九如 書

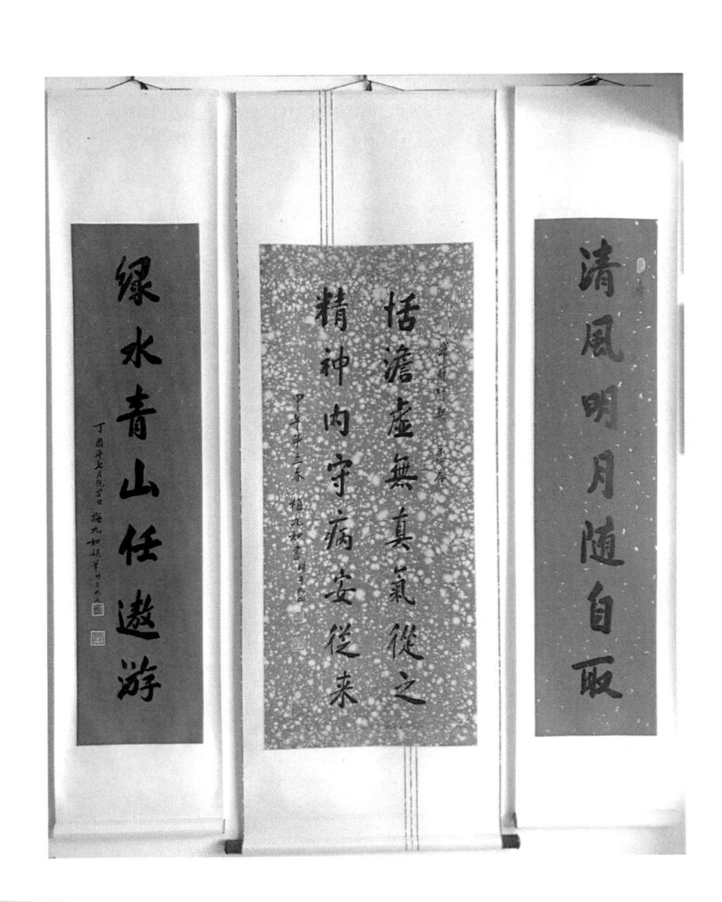

祝賀 中国共产党 九十华诞

物换星移九十春
神州崛起世无伦
高科发展迎新纪
特色中华主义真

辛卯年 梅九如撰書 年方九十

華驊愛徒 学正

人澹如菊
品逸于梅

丙申年夏 梅九如書

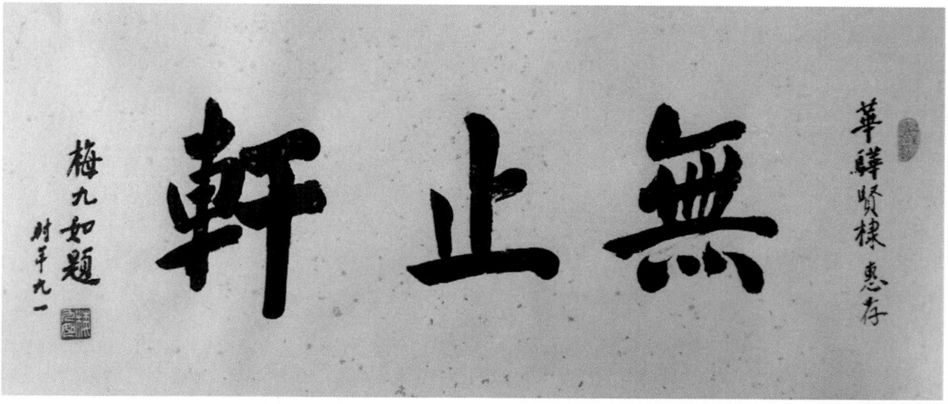

華驊賢棣 惠存

無止軒

梅九如題 時年九一

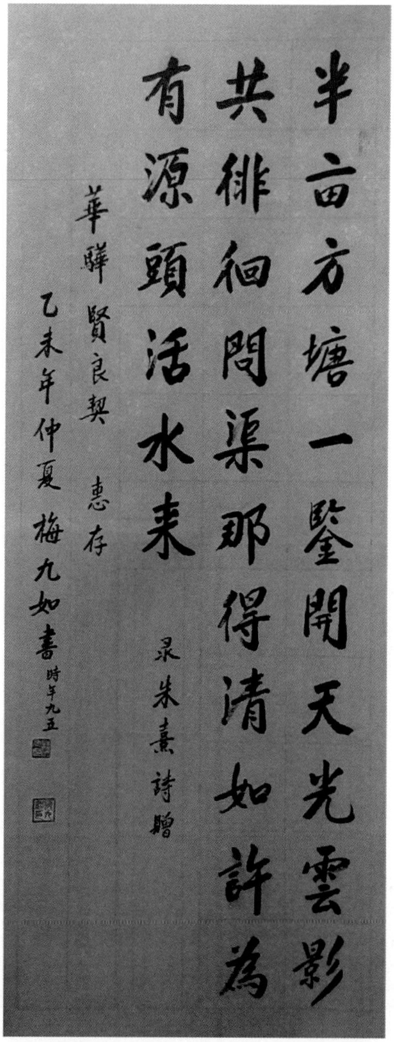

半亩方塘一鑒開天光雲影共徘徊問渠那得清如許為有源頭活水来

录朱熹詩贈

華驊賢良契 惠存

乙未年仲夏 梅九如書 時年九五

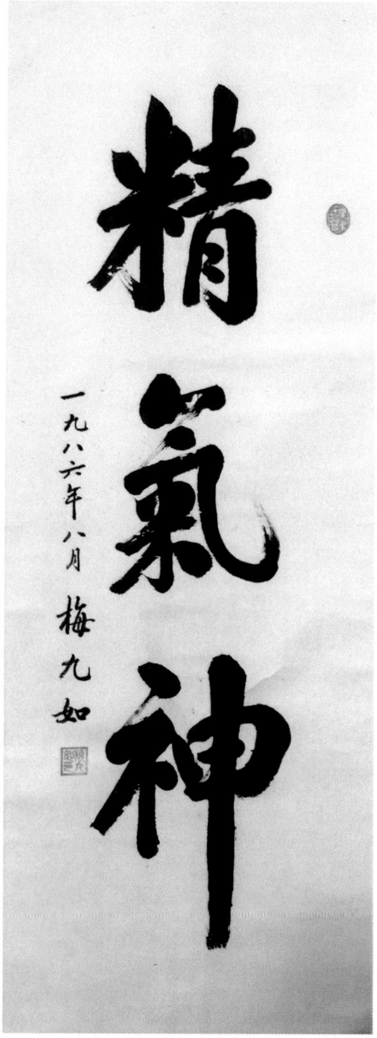

精氣神

一九八六年八月 梅九如